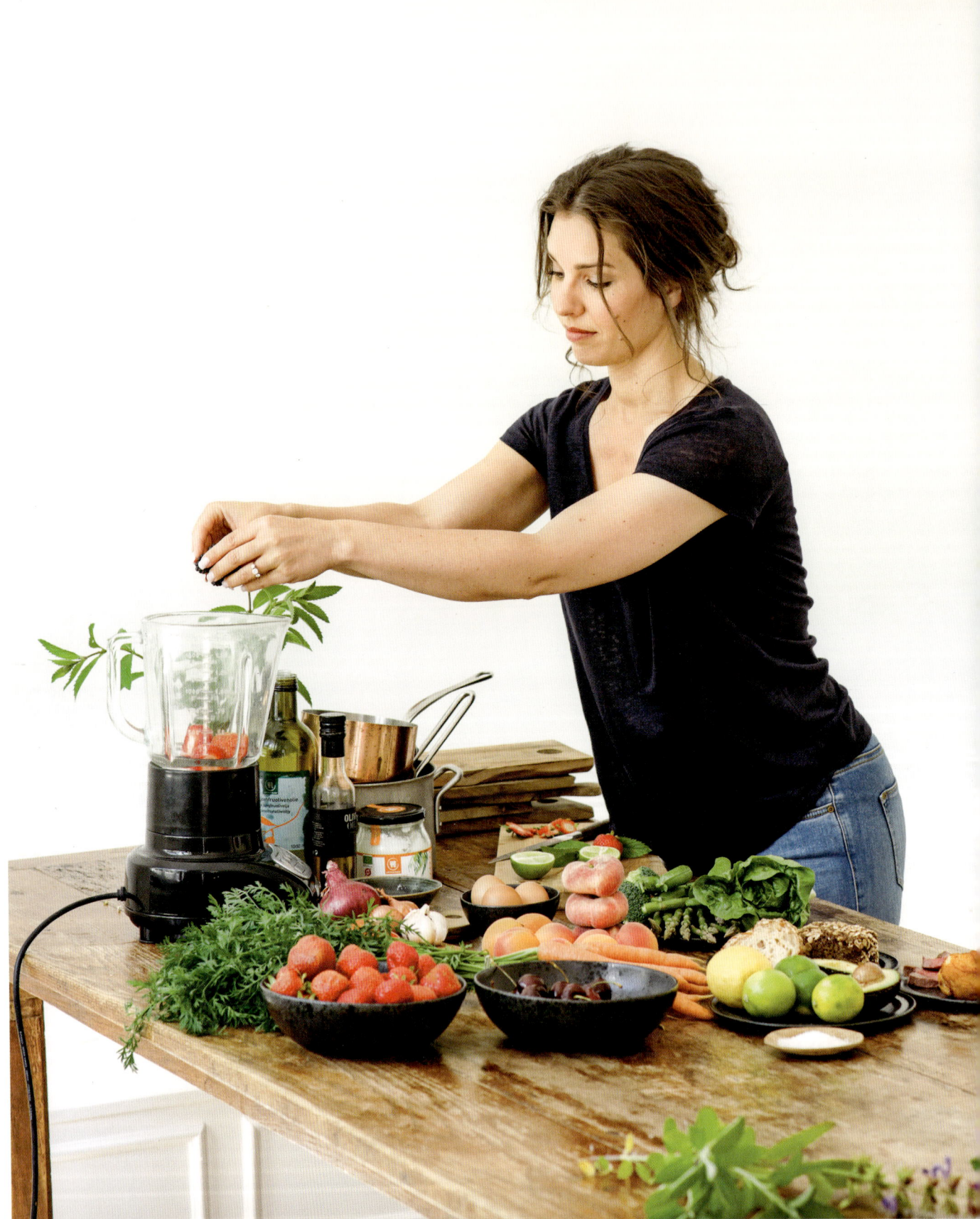

SUZY WENGEL

SCHLANK MIT DEM HANDVOLL-PRINZIP

DIE EINFACHSTE DIÄT DER WELT

Aus dem Dänischen von Dr. Annette E. Doll

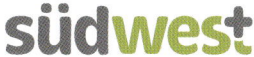

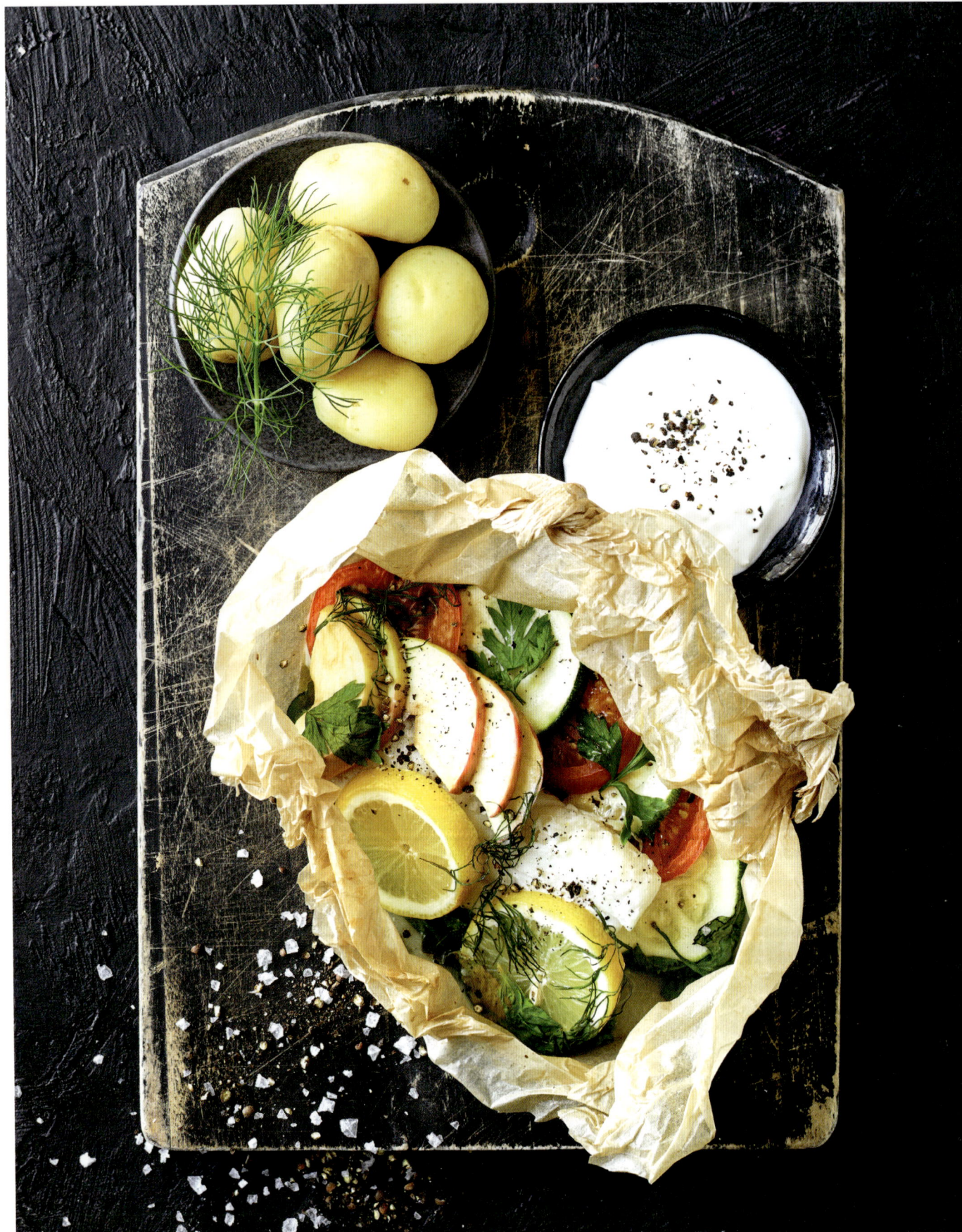

INHALT

EINLEITUNG

Liebe Leser,

ich gehe einmal davon aus, dass Sie ein einfacheres, glücklicheres und gesünderes Leben führen möchten, weil Sie mein Buch in Händen halten. Vielleicht sind Sie übergewichtig und kämpfen seit vielen Jahren gegen den Jo-Jo-Effekt an. Möglicherweise beabsichtigen Sie aber auch nur, einige Kilos loszuwerden. Oder Sie wollen gar nicht abnehmen, sondern lediglich Ihre ungesunden Ernährungsgewohnheiten umstellen. Was auch immer Ihr Beweggrund sein mag, ich freue mich, Ihnen meine Ernährungsweise vorstellen zu dürfen, die dazu führte, dass ich selber vor sechs Jahren mein Übergewicht endgültig überwunden habe.

> " DAS »HANDVOLL-PRINZIP« KÖNNTE MAN AUCH »ESSEN MIT VERNUNFT« NENNEN, WEIL ES AUF DEM GESUNDEN MENSCHENVERSTAND BASIERT. "

Im Frühjahr 2011 hatte ich mein persönliches Maximalgewicht erreicht – sowohl physisch als auch psychisch. Ich hatte gerade mein zweites Kind zur Welt gebracht und war so übergewichtig, dass ich gesundheitliche Probleme bekam. Ich wog um die 100 Kilo, und das ist für eine kleine Frau von 1,63 Meter eine ganze Menge. Ich hatte mich noch nie so unattraktiv gefühlt. Ich schnarchte. Ich war häufig erkältet. Ich hatte Herzprobleme und fühlte mich ständig schlapp und müde. Ich bekam meine Allergie nicht mehr in den Griff und nahm jede Menge Medikamente, um sie in Schach zu halten. Wenn es warm war, schwitzte ich – sogar so stark, dass ich Einlagen unter den Achseln tragen musste, damit sich keine Schweißflecken bildeten. Mein Busen war ungeheuer groß. Unter mei-

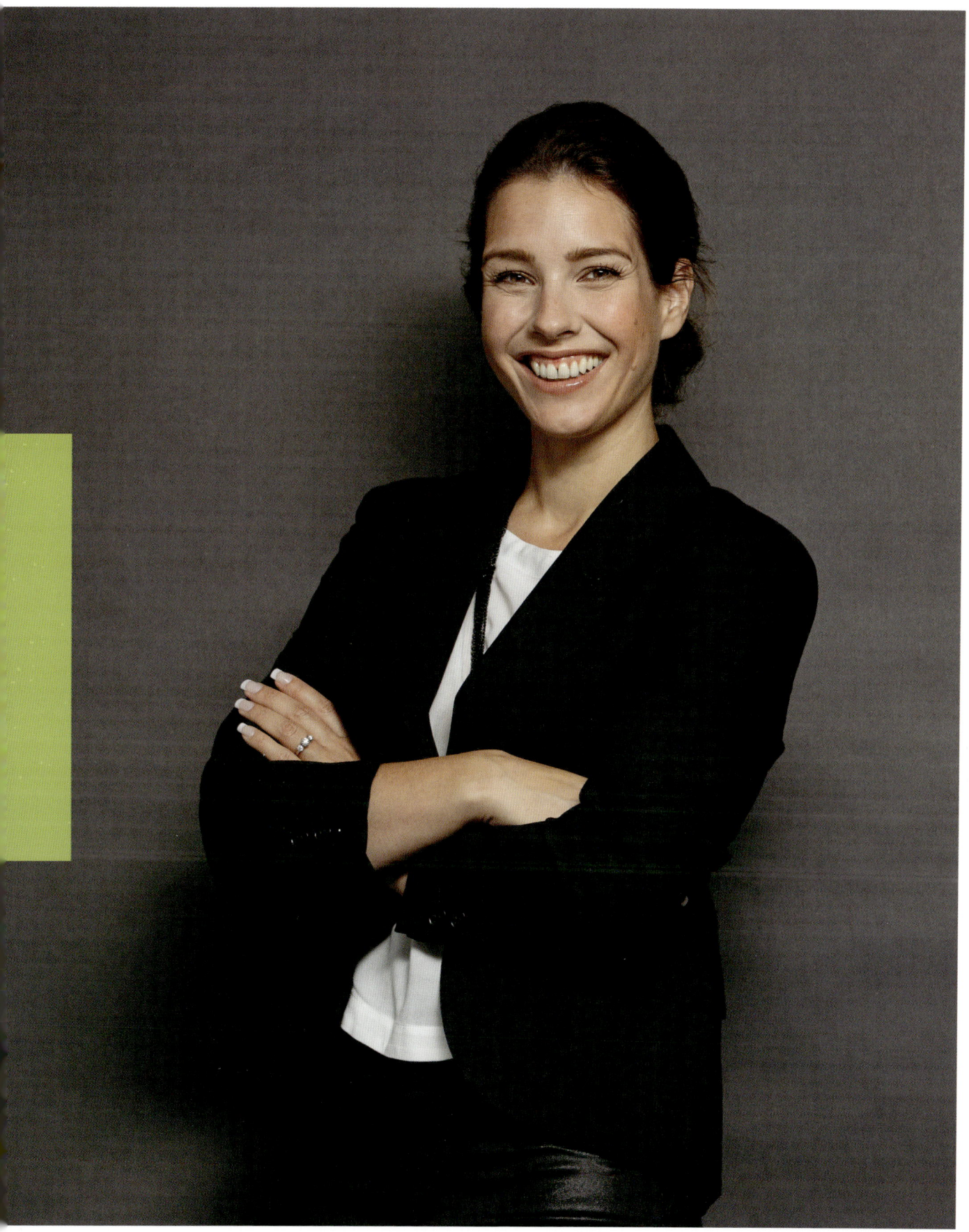

nen Speckschwarten am Bauch bildete sich ein Pilz. Legte man den Body-Mass-Index (BMI) zugrunde, litt ich unter Fettleibigkeit zweiten Grades.

Wenn ich heute an diese Zeit zurückdenke, sehe ich mich unter einer riesigen Käseglocke voll Fett sitzen. Mit diesem Bild verknüpfe ich zahlreiche Gefühle: Klaustrophobie, Verzweiflung und Einsamkeit – aber auch Geborgenheit. Wie konnte ich es zulassen, dass mein Gewicht so außer Kontrolle geraten war? Diese Frage habe ich mir immer wieder gestellt. Sie ist nicht einfach zu beantworten.

Aber ich kann mich genau daran erinnern, wie die Gewichtsprobleme angefangen haben. In der siebten Klasse wechselte ich die Schule. Auf der alten Schule war ich gemobbt worden und ich hatte mich nie richtig dazugehörig gefühlt. In der neuen Schule änderte sich meine Situation. Ich fand Freundinnen und Anschluss. Damals fing ich an, meinem Körper Beachtung zu schenken. Ich verglich mich mit den anderen Mädchen, die ich dünn und schön fand. Ich wollte wie sie aussehen – schlank und mit dünnen Beinen, weil ich merkte, dass man beliebt war, wenn man so aussah. Als ich mit 15 Jahren aufs Gymnasium ging, wog ich ungefähr 66 Kilo. Ich war nicht dick, eher gesund und wohlgeformt. Ich selbst sah das jedoch nicht so. Wenn ich in den Spiegel schaute, sah

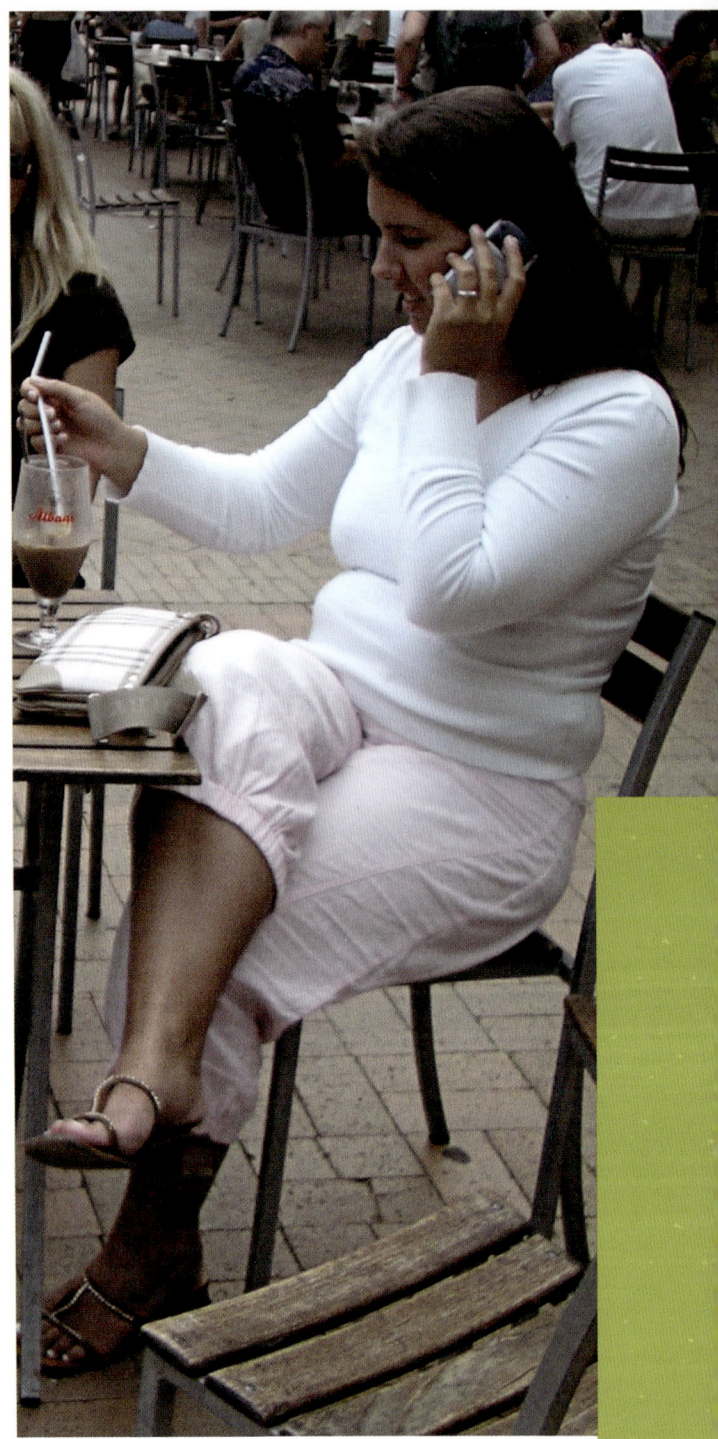

ich ein dickes Mädchen mit kurzen Beinen und schiefen Zähnen. So wollte ich nicht aussehen. Damals fing mein Kampf mit den Kilos an, der 18 Jahre lang dauerte – ein Kampf, der mit den Jahren immer anstrengender und aufreibender wurde, weil die Kilos mehr und mehr wurden.

Damals als Teenager rief ich einmal in einer Freistunde meinen Arzt an und erzählte ihm von meinem Problem: Ich wog zu viel und wollte abnehmen. Das Gespräch dauerte fünf Minuten und danach stellte er mir ein Rezept über Schlankheitspillen aus. Die Pillen verfehlten ihre Wirkung nicht und ich nahm ab. Doch sobald ich sie absetzte, hatte ich die Kilos wieder drauf.

Auf diese Weise verbrachte ich die nächsten Jahre. Zeitweise lebte ich ausschließlich von Nudeln mit Käse oder von Milchreis mit Zimt und Zucker, während ich dann wiederum hungerte. Unzählige Male habe ich bis zu 30 Kilo abgenommen – und wieder zugenommen. Jedes Mal nahm ich ein bisschen mehr zu. Auf diese Weise kamen im Laufe der Jahre schleichend immer mehr Kilos dazu. Genauso schleichend und kontinuierlich passte sich mein Leben meinem Körper an, der ständig sein Gewicht veränderte. In meinem Schrank hatte ich Kleidung von Größe 36 bis 44, und ich hatte es mir zur Gewohnheit gemacht, dasselbe Kleidungsstück in verschiedenen Größen zu kaufen, sodass es passte, egal wo auf meiner Gewichtsskala ich mich gerade befand.

Als junges Mädchen war ich immer aktiv, sodass die zusätzlichen Kilos nicht daher rührten, dass ich tagelang auf dem Sofa lag und ungezügelt aß. Die Ursache meiner Gewichtszunahme war wohl eher falsche Ernährung. Ich liebte kalorienhaltige Mahlzeiten: Weißbrot mit Honig, Nutella und Käse, Cornflakes mit jeder Menge Zucker, Nudeln, Pizza sowie Burger-Menüs von McDonald's oder Burger King.

Mit Anfang 20 änderte sich mein Ernährungsmuster, und es gab Perioden, in denen ich nur einige Kilos zu viel wog, und andere, in denen ich dezidiert übergewichtig war,

„MEINE FRESS-ATTACKEN WAREN MEIN GEHEIMNIS, EIN GEHEIMNIS, FÜR DAS ICH MICH SCHÄMTE."

"ICH FOLGTE DEM SCHLANKHEITS-IDEAL DER ZEIT UND MACHTE EINE KUR NACH DER ANDEREN."

wenn ich keine Diät machte. Im Rückblick sehe ich, dass ich schlicht zu viel aß. Ich lebte in einer restriktiven Welt, in der es nur Schwarz und Weiß gab. Entweder stopfte ich ohne Sinn und Verstand alles in mich hinein, worauf ich gerade Lust hatte, oder ich verbot mir alles, weil ich gerade auf Diät war. Wenn ich während einer Diät der Versuchung erlag – und das passierte früher oder später immer –, war es das reinste Fiasko. Ich begann, mich wieder zu überfressen, denn dann war sowieso schon alles egal.

Meine Essgewohnheiten änderten sich, als ich mich von einem Partner trennte. Aufgrund der Trennung lebte ich von einem Tag auf den anderen plötzlich allein. Das war eine große Veränderung, ich war einsam und hatte gleichzeitig mit Liebeskummer zu kämpfen, den ich mithilfe von Essen zu lindern versuchte. Und das war einfach zu bewerkstelligen – niemand bekam mit, was ich aß, wodurch ich problemlos die Kon-

trolle aufgeben konnte. Meine Trauer und meine Fressattacken behielt ich für mich. Ich war fast schon zur Expertin geworden, die Fassade aufrechtzuerhalten, wenn ich mit anderen Menschen zusammen war – ich war immer die Fröhliche und Lächelnde. Ich glaube nicht, dass jemand ahnte, wie unglücklich ich innerlich war und welchen harten Kampf ich führte. Ich war zutiefst unzufrieden mit mir und meinem Aussehen und ich war es bald leid und hatte es satt. Ich verkroch mich und schwelgte in destruktiven Gedanken, weil ich keinen Ausweg aus meiner Situation sah.

2005 traf ich Jesper. Wir wurden ein Paar und zogen bald zusammen. Damals wog ich ca. 86 Kilogramm und meine restriktiven Ernährungsgewohnheiten und der Jo-Jo-Effekt hielten an. Meine Gedanken kreisten ununterbrochen um mein Gewicht, und ich beschäftigte mich ständig damit, was ich aß oder nicht aß. Ich hatte Strategien ent-

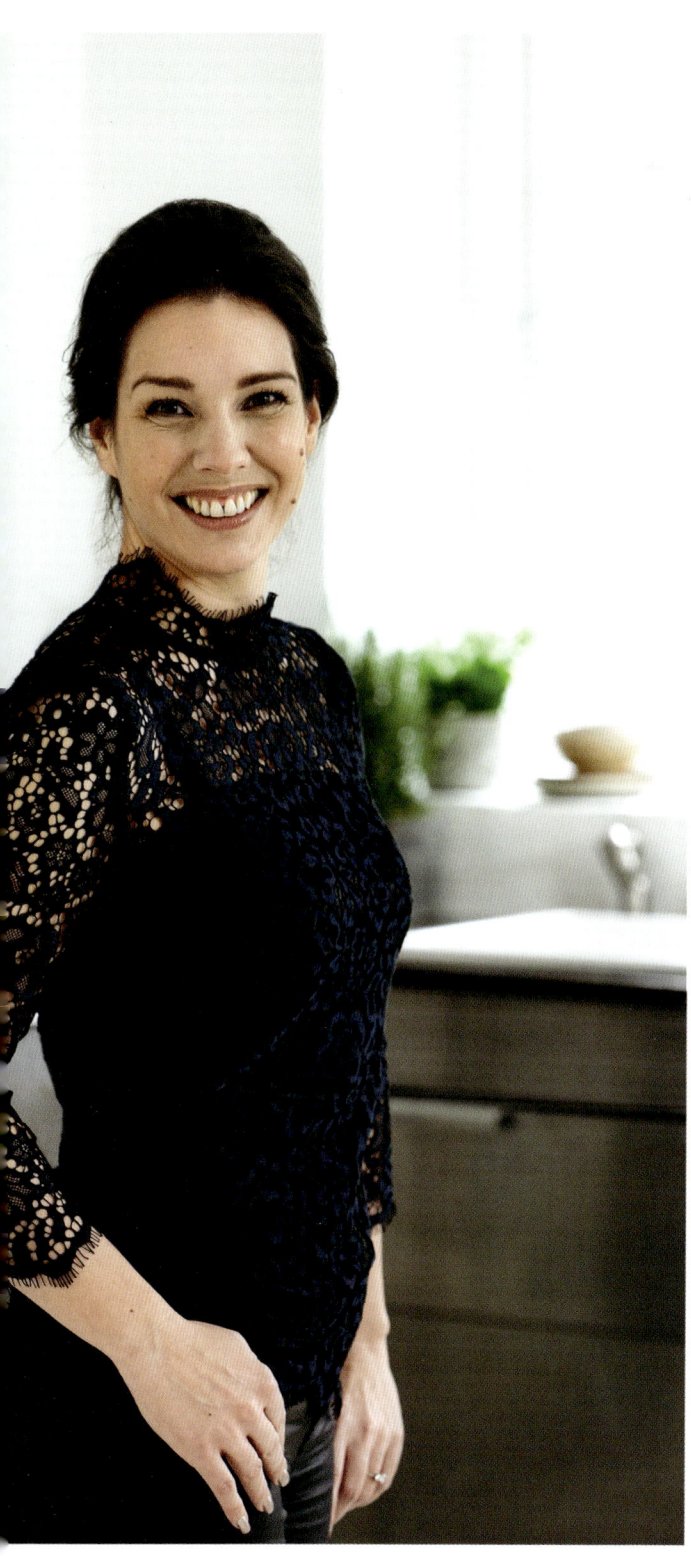

wickelt, heimlich zu essen und sämtliche Spuren danach zu vernichten. Beispielsweise konnte ich blitzschnell ein halbes Weißbrot mit Nutella verschlingen, wenn Jesper kurz aus dem Haus gegangen war. Ebenso geschickt und behände versteckte ich die Verpackungen, die verrieten, dass ich gerade vier oder fünf Eis am Stiel verspeist hatte. Ich kam auch auf die Idee, zwei Packungen Karamellbonbons zu kaufen und den Inhalt von der einen Packung in die andere zu füllen, sodass es aussah, als hätte ich nur eine Packung gekauft.

Während mich diese ganzen Strategien sehr beschäftigten, war ich zugleich bis über beide Ohren verliebt. Dieses neue Kapitel in meinem Leben animierte mich dazu, mich zusammenzureißen und abzunehmen. Ich hatte es richtig satt, ständig unzufrieden mit mir zu sein. Jedes Mal, wenn wir das Haus verließen, um auszugehen, überfiel mich das unangenehme Gefühl, nicht attraktiv zu sein – ganz gleich, wie viele Stunden ich vor dem Spiegel zugebracht hatte. Die Beine waren immer noch zu dick und die Augenlider umgeben von Fett. Mein ständiges Ziel war es, abzunehmen, und es kam mir so vor, als bestünde mein Leben aus einer einzigen Schlankheitskur. Dennoch veränderte sich mein Gewicht nicht wesentlich. Ich war gefangen in einem ungesunden Muster aus Hunger und Fressattacken, die sich abwechselten und dazu führten, dass mein Gewicht seinen Status quo beibehielt. Nichts änderte sich.

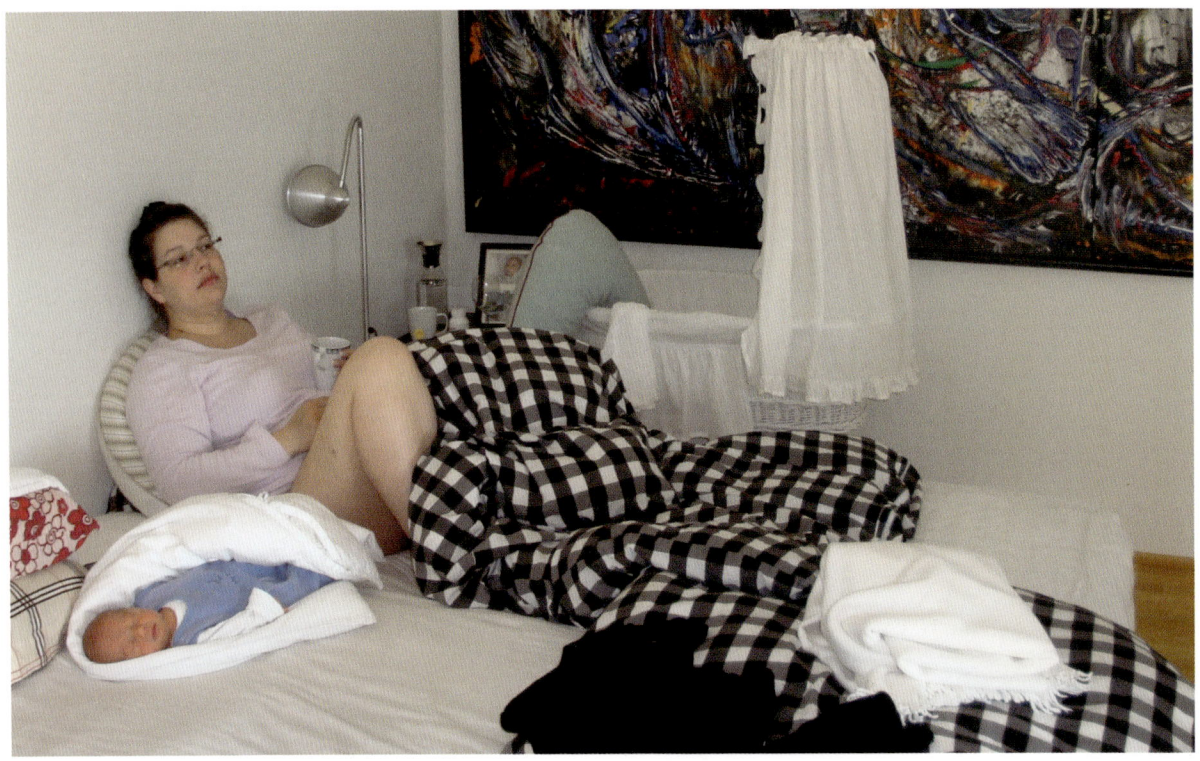

Doch dann passierte etwas. Weihnachten 2007 hielt Jesper um meine Hand an und ich sagte Ja. Damals hatte ich ein genaues Bild vor Augen, was ich bei unserer Hochzeit tragen wollte, und das war nicht meine damalige Kleidergröße 44. Ich hatte bis zur Hochzeit fünf Monate Zeit, um mein Übergewicht loszuwerden. Und mit größtem Einsatz schaffte ich es! Täglich ging oder joggte ich beinahe den gesamten Weg zur und von der Arbeit nach Hause und achtete peinlich genau auf meine Ernährung. Am 17. Mai 2008 heirateten wir. Mein Brautkleid hatte Kleidergröße 36. Es fühlte sich fantastisch an, mit Wespentaille mein Traumkleid zu tragen. Doch weder die Freude darüber noch

die Kleidergröße waren von Dauer, weil ich die strikte Diät natürlich nicht halten konnte. Bereits am Tag nach der Hochzeit fingen die Fressattacken wieder an – sogar heftiger als je zuvor. Ich hatte mein Ziel erreicht, und nun verlor ich die Kontrolle. Es war, als ob ich verzweifelt versuchte, alle Kalorien wieder aufzuholen, die sowohl meinem Körper als auch meiner Seele in den letzten fünf Monaten entgangen waren.

Innerhalb kürzester Zeit nahm ich 20 Kilo zu. Dann wurde ich schwanger, und als ich unseren ersten Sohn Valdemar 2010 zur Welt gebracht hatte, wog ich knapp unter 90 Kilo. Nach der Geburt war ich zusammen mit Valdemar bei einer Kontrolluntersuchung bei meinem Arzt und zum ersten Mal sprach mich ein Außenstehender auf mein Gewicht an. Mein Arzt fragte mich verwundert, weshalb ich meine Ernährung und meinen Körper nicht unter Kontrolle hätte, wo ich doch alle anderen Lebensbereiche sehr gut im Griff hätte. Diese Frage ging mir nach. Zwei Monate später wurde ich jedoch wieder schwanger, ließ erneut die Zügel los und aß ohne Hemmungen.

Die Worte meines Arztes hatten jedoch Spuren hinterlassen. Ich nahm mir vor, mein Übergewicht nach der Geburt unseres zweiten Kindes Albert ernsthaft zu bekämpfen. Dies sollte jedoch nicht einen Tag, eine Woche oder einen Monat später geschehen, sondern vom Augenblick der Geburt an.

Damals wog ich fast 100 Kilo. Ich beschloss, die Gewichtsreduktion diesmal anders anzugehen. Keine schnelle Diät, keine Hungerkur, kein übertriebenes Fitnessprogramm, das ich sowieso nicht hätte durchhalten können. Nein, dieses Mal wollte ich meinen gesunden Menschenverstand zu Hilfe nehmen und einen Weg finden, der zu mir passte. Ich war mir darüber im Klaren, dass ich meine Ambitionen herunterschrauben musste, und erkannte, dass die Dinge nicht entweder schwarz oder weiß sind. Und mir war bewusst, dass ich eine feste Struktur benötigte, um mein Ziel, eine dauerhafte Änderung meines Lebensstils, zu erreichen. Einen großen Teil meiner zwei-

ten Schwangerschaft verbrachte ich damit, Bücher über Ernährung zu lesen und mich mit Forschungsergebnissen zu dem Thema auseinanderzusetzen. Ich las, dass Proteine gut seien, Gemüse und Fett, wenn man gesund leben und abnehmen will. Und ich lernte, dass abwechslungsreiche Kost und eine dauerhafte Veränderung des Lebensstils entscheidend sind. Mit diesem Wissen im Hinterkopf fing ich noch einmal von vorne an.

Über einen langen Zeitraum meines Lebens habe ich nicht gemerkt, wann ich satt war. Deswegen aß ich ununterbrochen, ohne auf die Signale zu achten, die mein Gehirn aussandte. Jetzt ist alles so, wie es sein soll, doch es dauerte drei Jahre, bevor mein Körper gelernt hatte, ein natürliches Sättigungsgefühl zu entwickeln. Anfangs musste ich mich herantasten, und zu diesem Zeitpunkt war Struktur und Kontrolle besonders wichtig für mich. Ich merkte schnell, dass drei Mahlzeiten pro Tag ausreichend waren, wenn ich mich bei jeder Mahlzeit richtig satt aß. Zugleich schufen die drei Mahlzeiten eine Struktur, an der ich mich orientieren konnte. Wenn ich eine Stunde, nachdem ich etwas gegessen hatte, hungrig wurde, dann sagte mir mein Verstand, dass es sich nicht um richtigen Hunger handelte, und deswegen trank ich ein Glas Wasser, anstatt etwas zu essen.

Das klappte! Ich verlor innerhalb von neun Monaten 40 Kilo. Und ich habe mein

Gewicht seitdem gehalten. Je mehr Gewicht ich verlor, umso mehr Energie hatte ich. Ich hatte wieder Lust, mit meinen Kindern zu spielen, weil mich nicht mehr jede noch so kleine Anstrengung sofort aus der Puste brachte. Auf einmal musste ich mich nachmittags nicht mehr auf dem Sofa ausruhen. Die Gewichtsreduktion beeinflusste mein gesamtes Leben – ich hatte bessere Laune und mehr Energie, meine Haut wurde schöner und ich bekam meine Allergie in den Griff. Außerdem hatte ich wieder die Zeit und Kraft, über andere Dinge als Essen und mein Gewicht nachzudenken. Ich kann ohne Übertreibung sagen, dass ich bis zu dem Zeitpunkt, als ich abgenommen habe, zu 95 Prozent mit negativen Gedanken und Spekulationen über mein Gewicht beschäftigt gewesen war. Nachdem ich abgenommen hatte, war ich diese Sorge los, und das verschaffte mir eine Menge Energie. Ich weiß die physische und psychische Ausgeglichenheit sehr zu schätzen, die ich erlangte, nachdem ich meine Fressattacken überwunden hatte.

Nachdem der Knoten in meinem Kopf geplatzt war und ich mein Gewicht verringert hatte, wollte ich meine Erfahrungen gerne an andere weitergeben. Wie schön wäre es, andere Übergewichtige dabei zu unterstützen, die gleiche Freiheit zu erlangen! Ich machte eine Ausbildung zur Ernährungsberaterin und schrieb zugleich all meine Erfahrungen auf. Gesunder Menschenverstand und einfache Umsetzbarkeit sollten die Grundpfeiler bilden. Ich wollte weg davon, Kalorien zu zählen und Essen abzuwiegen. Das war viel zu anstrengend. Deswegen kam ich auf die Idee mit der Hand als Maßeinheit und den drei Esskisten – das System, das ich in diesem Buch vorstelle.

Ich hoffe, Sie haben genauso viel Freude an »Schlank mit dem Handvoll-Prinzip« wie ich.

Ihre Suzy Wengel

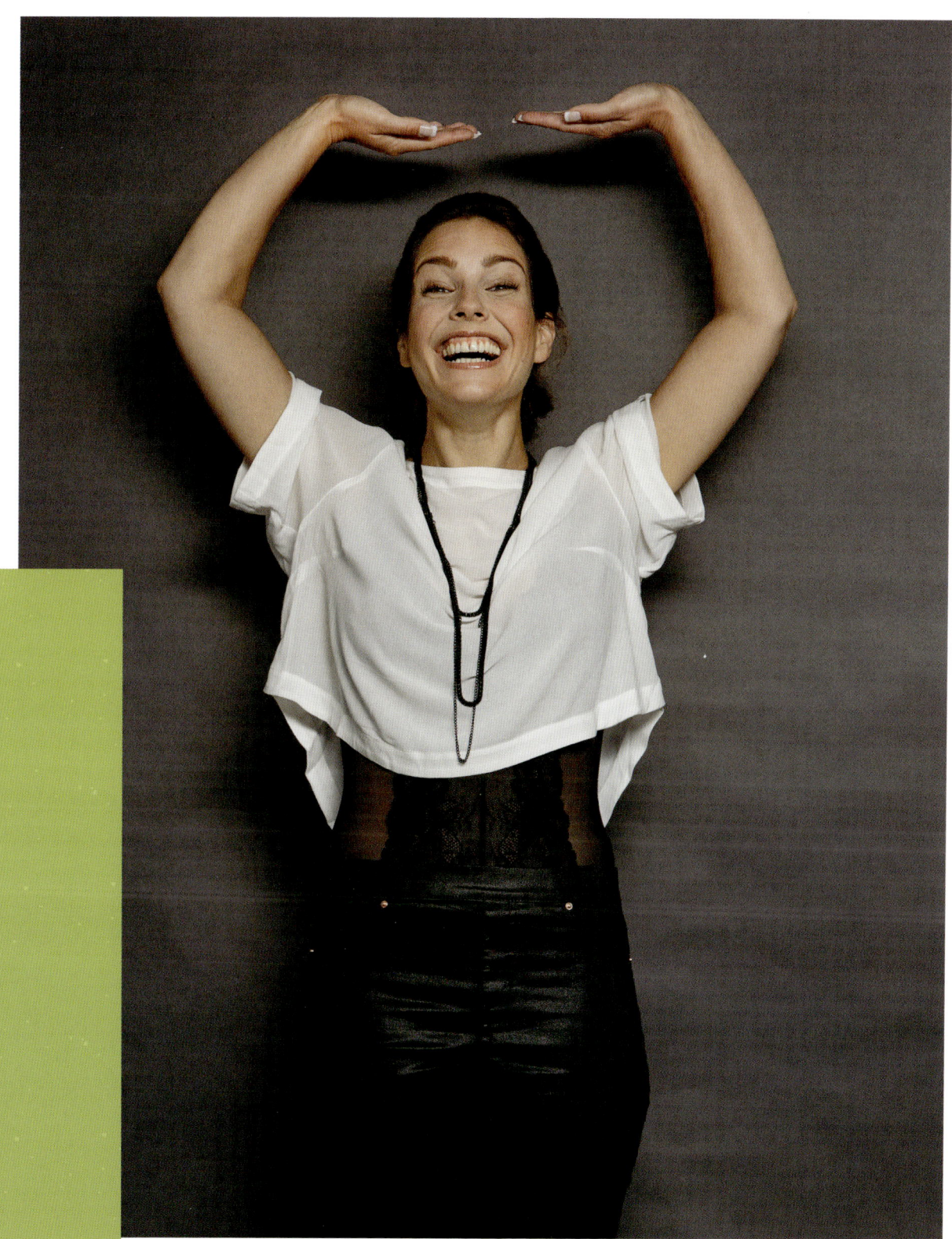

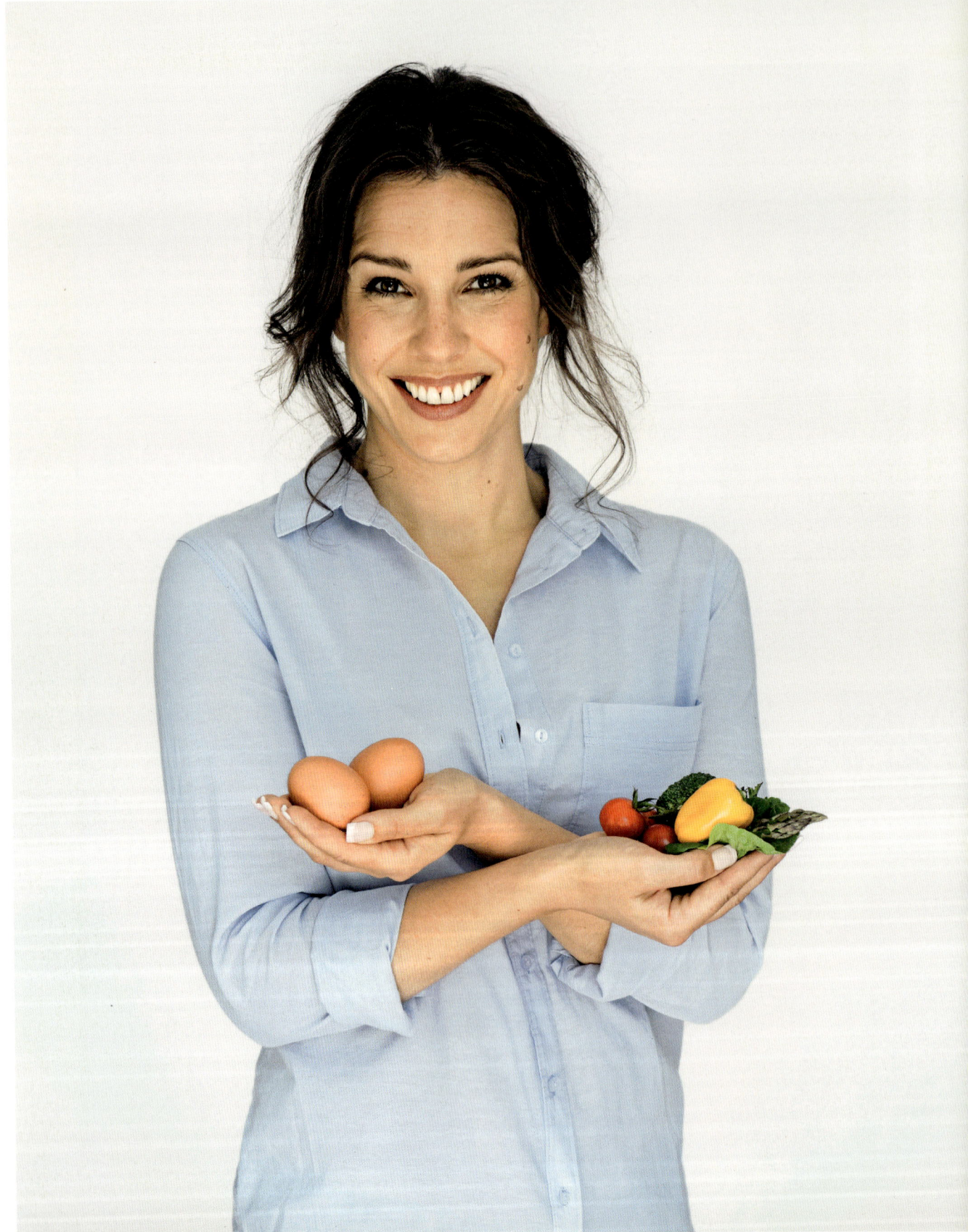

1

DAS HANDVOLL-PRINZIP

ESSEN MIT VERNUNFT

Wie in der Einleitung bereits erwähnt, beruht diese Methode auf dem gesunden Menschenverstand. Abgesehen davon, dass sie ganz einfach und unkompliziert ist, basiert sie darauf, dass man die Nahrung, die man essen will, eben mithilfe des gesunden Menschenverstands zusammenstellt. Mit Vernunft essen können alle, unabhängig von Größe und Gewicht. Es ist eher ein Lebensstil als eine Diät. Der Grundgedanke besteht darin, dass Sie wie immer essen, aber in einer vernünftigen Menge. Auf diese Weise müssen Sie nicht Ihre gesamte Ernährung umstellen, sondern nur die Menge anpassen. Die Wahrscheinlichkeit, dass Sie die Änderung Ihres Lebensstils auf lange Sicht durchhalten, ist somit größer.

Wenn Sie Spaghetti bolognese für die Familie kochen, bedeutet das, dass Sie weniger Spaghetti und mehr Bolognese essen als früher. Zugleich reichern Sie die Bolognese mit Gemüse an und servieren dazu grünen Salat. Sie dürfen auch reichlich Käse darüberstreuen, um den Geschmack abzurunden. Fett ist beim »Handvoll-Prinzip« nämlich nicht verboten – Fett in der richtigen Menge ist gesund für den Körper und verleiht dem Essen mehr Geschmack.

Unsere Methode beruht nicht auf einem vorgefertigten Ernährungsplan, sondern auf einfachen Regeln, an die Sie sich halten sollen. Durch die Regeln haben Sie eine optimale Nahrungszusammenstellung, die dafür sorgt, dass Ihr Blutzuckerspiegel den ganzen Tag über stabil bleibt. Ich orientiere mich dabei an den offiziellen Ernährungsempfehlungen des dänischen Gesundheitsministeriums. Die Idee besteht ganz einfach darin, sich an guter, gesunder Nahrung satt zu essen. Dadurch ist die Verlockung jener Nahrungsmittel, durch die Sie zunehmen, nicht mehr ganz so groß. Ich gebe Ihnen auch eine mentale Stütze an die Hand, die Ihnen helfen soll, wenn Sie ein Stück Kuchen oder eine andere Leckerei genießen, nämlich meine Esskisten.

Beim »Handvoll-Prinzip« ist nichts verboten. Allerdings gibt es Nahrungsmittel, die Sie nur in gewissen Mengen genießen oder durch die restlichen Mahlzeiten kompensieren sollten. Diese Nahrungsmittel sind Genussmittel. Das können Süßigkeiten sein, Kuchen, Eis, Chips oder Getränke mit einem hohen Zuckeranteil, aber auch Cornflakes zum Frühstück oder Kaffee und Tee mit Zucker oder Honig gesüßt.

DIE ESSKISTEN

Die Esskisten sind wie gesagt ein mentales Werkzeug, das Ihnen helfen soll, den Überblick über Ihre Mahlzeiten zu behalten. Jede Esskiste repräsentiert eine Mahlzeit. Stellen Sie sich vor, dass Sie täglich drei Esskisten zur Verfügung haben. Wenn einmal etwas mehr Essen in einer Kiste landen sollte oder Essen, das überhaupt nicht eingeplant war, dann schließen Sie diese Esskiste einfach und machen weiter, ohne sich zu geißeln und ohne schlechtes Gewissen. Denken Sie an Menschen, die immer normalgewichtig waren. Diese essen auch bisweilen zu viel oder zu kalorienhaltig, und das tun sie, ohne sich Vorwürfe zu machen. Kommen Sie weg von dem Gedanken: »Jetzt ist alles zunichte-gemacht, nun ist es sowieso schon egal.« Aber es empfiehlt sich, streng zu sein, wenn Sie zur nächsten Esskiste kommen.

Wenn Sie das Prinzip hinter den Esskisten erst einmal verstanden haben, können Sie diese variieren und anpassen, wenn Sie beispielsweise auswärts essen oder Gäste haben. Sie können sich zu den ersten Mahlzeiten des Tages mit zwei halben Esskisten

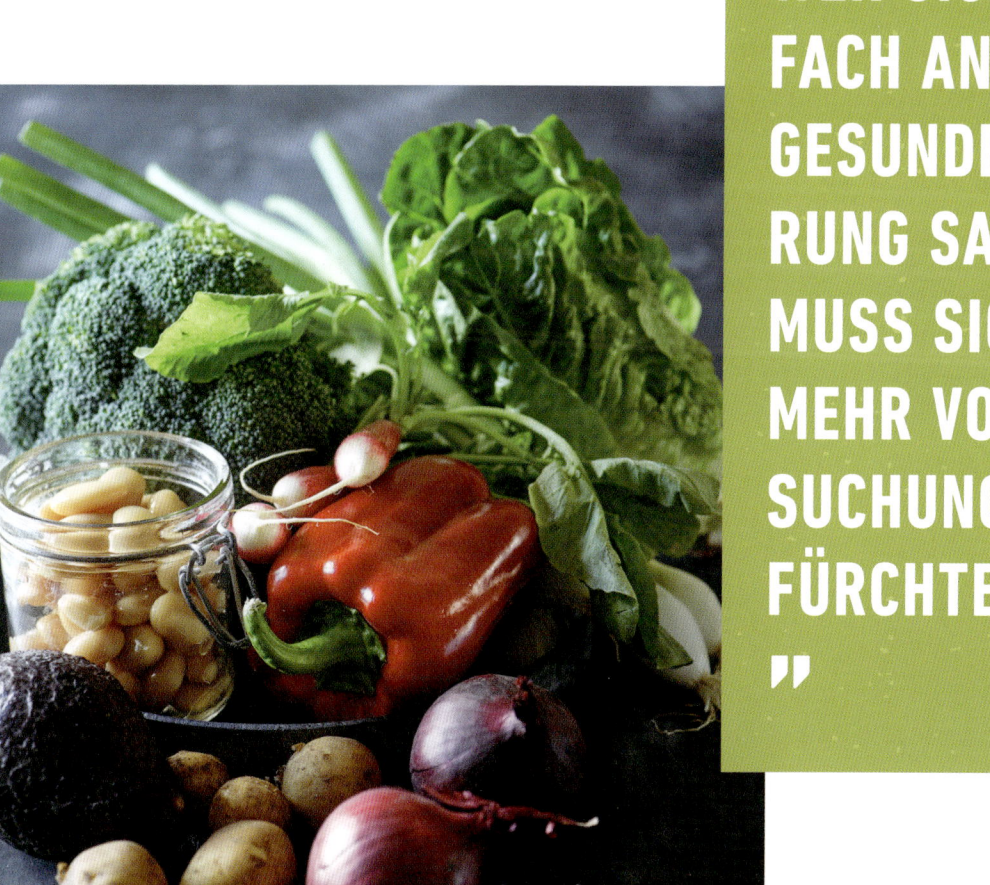

> **WER SICH EINFACH AN GUTER, GESUNDER NAHRUNG SATT ISST, MUSS SICH NICHT MEHR VOR VERSUCHUNGEN FÜRCHTEN.**

begnügen oder nur eine einzige Esskiste im Laufe des Tages öffnen. Somit haben Sie zwei Esskisten übrig, wenn Sie ausgehen oder Besuch haben. Sie können sich auch dafür entscheiden, Ihre Esskisten normal zu bestücken, auch wenn Sie am Abend zu einem Fest oder einem anderen gesellschaftlichen Anlass eingeladen sind. Je nachdem, wie viele Einladungen es sind, wird sich Ihr Gewicht auf diese Weise natürlich nicht ganz so schnell verringern. Das Entscheidende ist jedoch, dass Sie Vernunft walten lassen und nicht zu viel essen.

DREI MAHLZEITEN PRO TAG

Es ist nicht bewiesen, dass es besser ist, sechsmal am Tag zu essen anstatt dreimal. Einige Menschen benötigen mehr Mahlzeiten pro Tag, andere hingegen weniger. Dennoch besteht kein Zweifel daran, dass das Risiko, zu viele Kalorien zu sich zu nehmen, groß ist, wenn Sie häufiger essen.

Mit drei Mahlzeiten am Tag fällt es Ihnen möglicherweise leichter, Ihren Blutzuckerspiegel stabil zu halten, besonders wenn die Mahlzeiten vernünftig zusammengesetzt sind (siehe Tellermodell S. 24). Außerdem tut es dem Körper gut, sich zwischen den Mahlzeiten zu erholen, nicht nur was den Blutzuckerspiegel anbelangt, sondern auch die Sinne und den Darm.

Last, but not least: Es ist gut, zwischendurch richtigen Hunger zu verspüren! Dieser unterstützt eine natürliche Regulierung der Nahrungszufuhr. Wenn die Esskisten mit vernünftigem, nahrhaftem Essen gut gefüllt sind, dann haben Sie nicht den gleichen Heißhunger wie bei vielen Mahlzeiten am Tag, die unterschiedlich groß sind.

Ich empfehle Ihnen, in den ersten 14 Tagen das Tellermodell und die drei Esskisten genau zu befolgen. Schreiben Sie ruhig auf, was Sie essen, um sicherzustellen, dass Sie ausreichend Nahrung bekommen. Sie werden wahrscheinlich merken, dass Sie plötzlich keine Zwischenmahlzeiten mehr benötigen und es als Befreiung empfinden, nur noch dreimal am Tag zu essen. Nach den ersten beiden Wochen werden Sie imstande sein zu entscheiden, wie viele Mahlzeiten Sie benötigen.

DAS HUNGERBAROMETER

Wenn Sie nach den ersten 14 Tagen merken, dass es Ihnen immer noch Schwierigkeiten bereitet festzustellen, wann Sie Hunger haben oder wann Sie satt sind, dann orientieren Sie sich einfach weiter an unseren Regeln. Wenn Sie hingegen das Gefühl haben, allein zurechtzukommen, dann ist der Zeitpunkt gekommen, Ihr Hungerbarometer kennenzulernen.

Stellen Sie sich Ihren Appetit als ein Gefühl vor, das Sie mithilfe eines Hungerbarometers mit einer Skala von minus eins bis zehn messen können. Der Wert null bedeutet »überhaupt keinen Hunger« und zehn bedeutet »wahnsinnig hungrig«. Minus eins bedeutet,

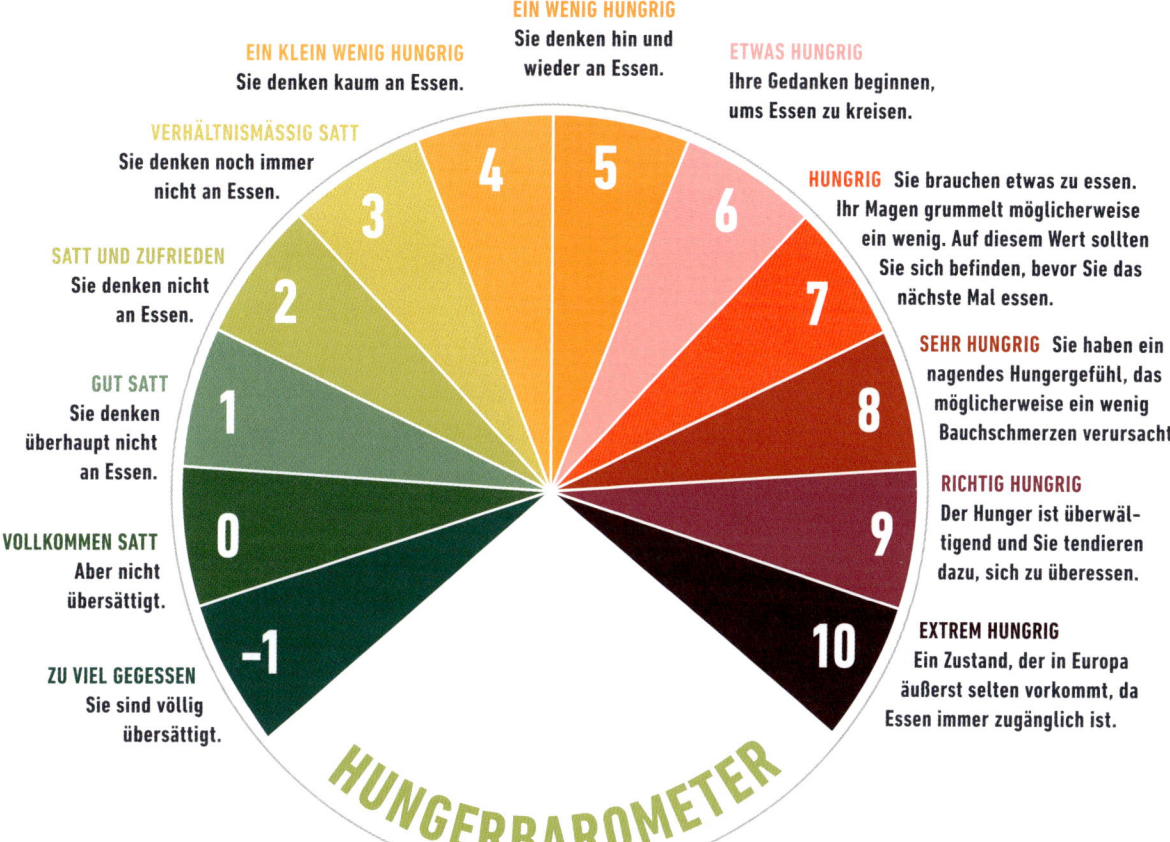

EIN WENIG HUNGRIG
Sie denken hin und
wieder an Essen.

EIN KLEIN WENIG HUNGRIG
Sie denken kaum an Essen.

ETWAS HUNGRIG
Ihre Gedanken beginnen,
ums Essen zu kreisen.

VERHÄLTNISMÄSSIG SATT
Sie denken noch immer
nicht an Essen.

HUNGRIG Sie brauchen etwas zu essen.
Ihr Magen grummelt möglicherweise
ein wenig. Auf diesem Wert sollten
Sie sich befinden, bevor Sie das
nächste Mal essen.

SATT UND ZUFRIEDEN
Sie denken nicht
an Essen.

SEHR HUNGRIG Sie haben ein
nagendes Hungergefühl, das
möglicherweise ein wenig
Bauchschmerzen verursacht.

GUT SATT
Sie denken
überhaupt nicht
an Essen.

RICHTIG HUNGRIG
Der Hunger ist überwäl-
tigend und Sie tendieren
dazu, sich zu überessen.

VOLLKOMMEN SATT
Aber nicht
übersättigt.

EXTREM HUNGRIG
Ein Zustand, der in Europa
äußerst selten vorkommt, da
Essen immer zugänglich ist.

ZU VIEL GEGESSEN
Sie sind völlig
übersättigt.

HUNGERBAROMETER

dass Sie zu viel gegessen haben. Ziel ist es, dass Sie eine Esskiste öffnen und eine Mahlzeit nach dem Tellermodell zu sich nehmen, wenn Sie bei den Werten sieben oder acht auf Ihrem Hungerbarometer landen. Auch ein spätes Frühstück ist völlig in Ordnung, wenn Sie gleich nach dem Aufstehen keinen Hunger verspüren oder spät zu Abend gegessen haben. Es ist ein Märchen, dass das Frühstück die wichtigste Mahlzeit des Tages ist, und es ist auch ein Märchen, dass sich alles in Fett verwandelt, was Sie nach acht Uhr abends essen.

Wenn Sie Ihren Hunger kennengelernt haben und nur essen, wenn Sie hungrig sind, werden Sie mit der Zeit mithilfe des Tellermodells genau die Nahrungsmenge zu sich nehmen, die Sie für fünf bis sechs Stunden sättigt. Wenn Sie so gegessen haben, landen Sie auf null, und nach fünf bis sechs Stunden werden Sie sich wieder bei sieben bis acht einordnen. Auf diese Weise finden Sie ganz natürlich ein Essensmuster, das zu Ihnen passt. Dieses Muster ist nicht statisch – es kann von Tag zu Tag variieren oder auch von Jahreszeit zu Jahreszeit.

DAS TELLERMODELL

Das Tellermodell zeigt Ihnen, was sich auf Ihrem Teller befinden sollte: Gemüse, Proteine, Stärke/Obst, Fett und eventuell etwas Dressing. Sie können auch eine begrenzte Menge Milchprodukte zu sich nehmen. Getränke ohne Kalorien dürfen Sie unbegrenzt trinken. Am besten stillen Sie Ihren Durst jedoch mit Wasser.

Das »Handvoll-Prinzip« basiert nicht auf unzähligen Regeln. Regeln verwirren und lassen einen die Motivation und den Überblick verlieren. Es gibt jedoch eine Regel, die Sie immer befolgen sollten: Mindestens zwei Ihrer drei täglichen Mahlzeiten sollten dem Tellermodell entsprechen mit ein bis zwei Händen voller Gemüse, einer Handvoll Proteinen und eventuell einer Handvoll Stärke und/oder Obst in Form von Brot, Nudeln, Reis, Kartoffeln, Beeren o. Ä., ein bis drei Esslöffeln Fett und optional zwei Esslöffeln Milchdressing.

Die Regel beinhaltet, dass Sie das Gemüse morgens weglassen und stattdessen durch Müsli mit Joghurt ersetzen können oder was Sie nun eben gerne frühstücken. Dann sollten Sie sich aber beim Mittag- und Abendessen an die Zusammenstellung

aus Gemüse, Proteinen, Fett und eventuell Stärke/Obst halten. Wichtig ist, dass Sie die Ausgewogenheit immer im Auge behalten. Auch wenn Sie bei einer Ihrer Esskisten vom Tellermodell abweichen dürfen, müssen Sie dafür sorgen, dass Sie nicht mehr zu sich nehmen, als dem Kaloriengehalt einer Esskiste entspricht. Entscheiden Sie sich beispielsweise dafür, ein Stück Kuchen zu essen, müssen Sie aufpassen, nicht gleichzeitig noch jede Menge weitere Kalorien in dieselbe Esskiste zu packen, sonst kommen Sie aus dem Gleichgewicht.

DIE HÄNDE ALS MASSSTAB

Wenn Sie abnehmen wollen, ist die Menge des Essens auf Ihrem Teller entscheidend. Nehmen Sie Ihre Hände als Maßstab. Betrachten Sie sie. Wenn Sie Ihre Hände komplett ausstrecken, haben Sie eine große Fläche. Wenn Sie Ihre Hände einschließlich des Daumens ein wenig zusammenschließen und den Handrücken etwas rund machen, dann haben Sie die ideale Menge.

Ziel ist es, anhand von drei bis vier vollen Händen eine Mahlzeit in der richtigen Kombination aus Kohlenhydraten, Proteinen und Fett zusammenzustellen.

EINE ESSKISTE

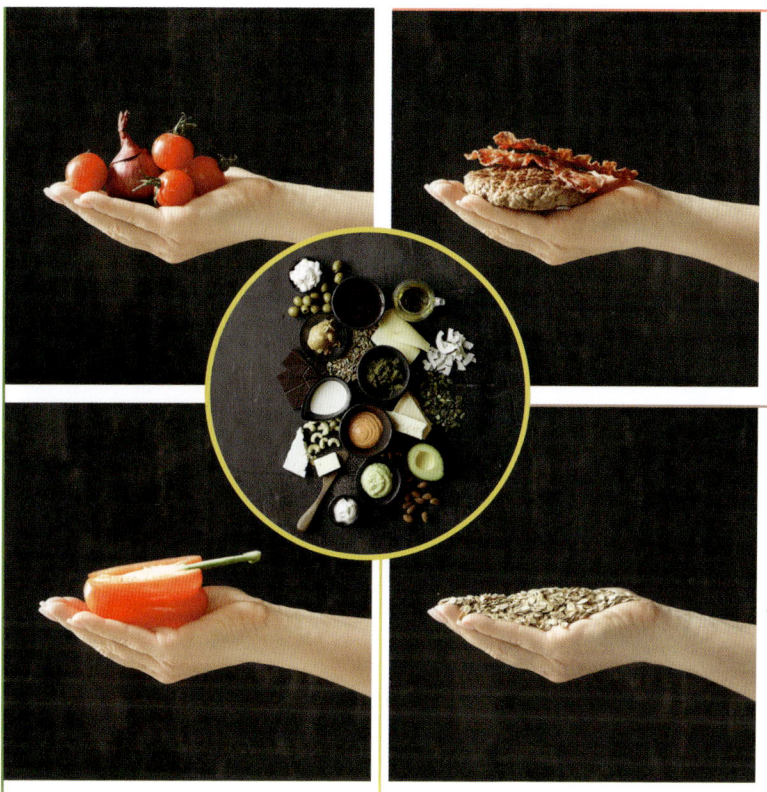

Proteine
Handvoll Nr. 3:

Fleisch, Geflügel,
Fisch, Schalentiere,
Eier, magerer Käse,
Hülsenfrüchte u. Ä.

Stärke / Obst
Handvoll Nr. 4:

Brot, Frühstücks-
produkte, Nudeln,
Reis, Kartoffeln
und/oder Obst

Gemüse
Handvoll Nr. 1 (+2):

Blattgemüse, Wurzelgemüse,
Kohl, Tomaten u. Ä.

Fett
1–3 Esslöffel voll:

Butter, Öl, Nüsse, Pesto, Avocado, Mayonnaise,
Fett, Käse, Saucen, dunkle Schokolade u. Ä.

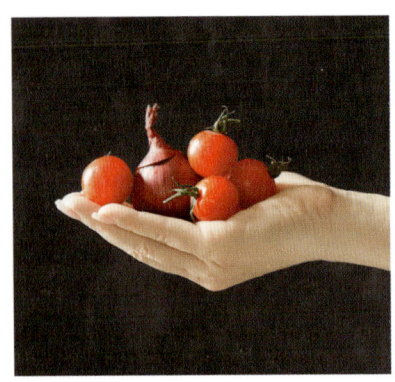

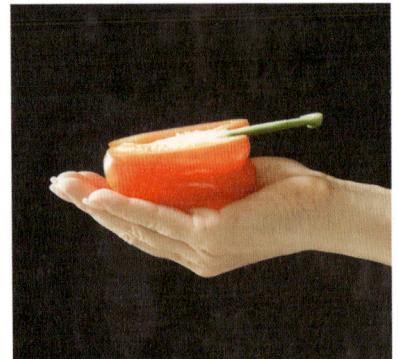

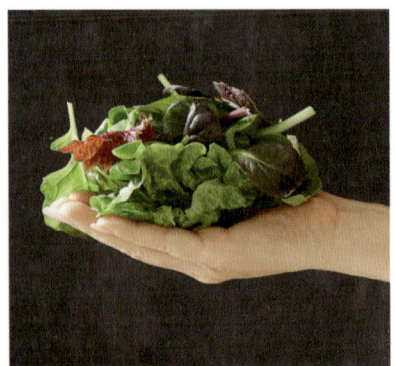

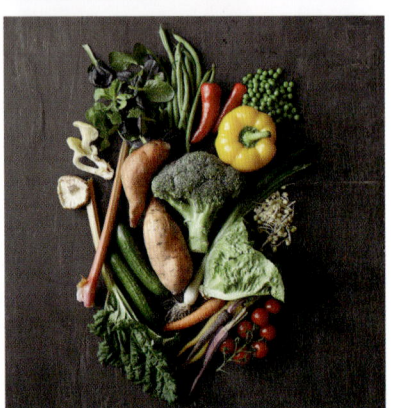

DIE ERSTE (+ ZWEITE) HANDVOLL:

Die erste und zweite Handvoll sind Kohlenhydrate in Form von Gemüse. Die Klammer (+ 2) bedeutet, dass Sie zwei Hände voll Gemüse essen können, eine Handvoll jedoch ausreicht (siehe Liste S. 227).

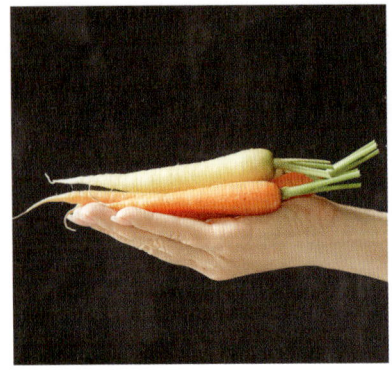

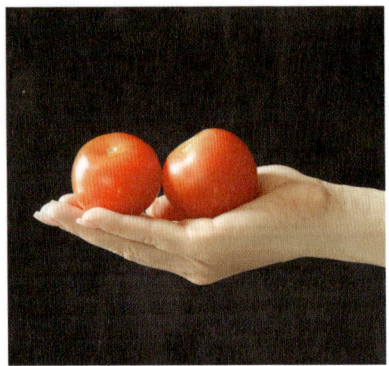

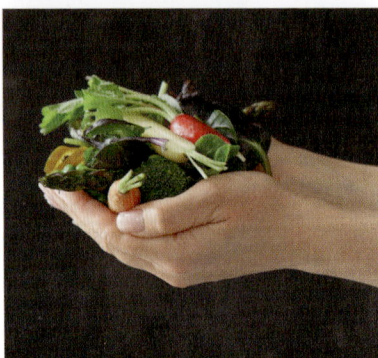

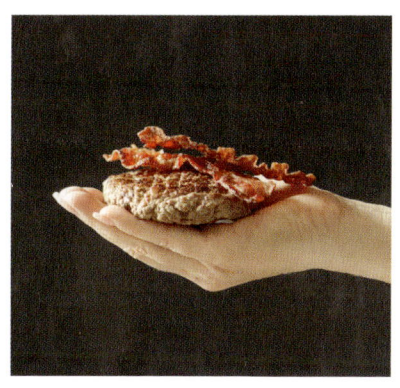 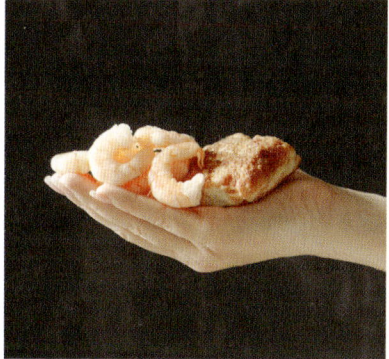 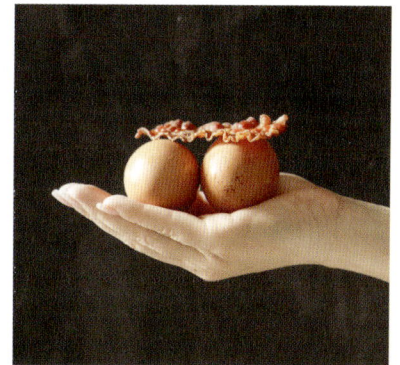

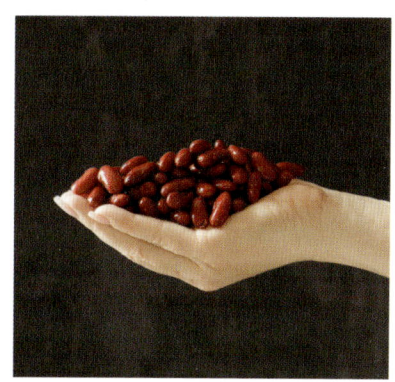

DIE DRITTE HANDVOLL:

Die dritte Handvoll enthält Proteine wie Fleisch, Geflügel, Fisch, Schalentiere, Eier, mageren Käse oder Hülsenfrüchten. Zwei Ihrer drei täglichen Mahlzeiten sollen Proteine enthalten. Beachten Sie, dass verarbeitete Proteine wie Aufschnitt oder Schinken begrenzt sein sollten. Machen Sie viel Sport, sollten Sie bei allen drei Mahlzeiten Proteine zu sich nehmen (siehe Liste S. 228ff.).

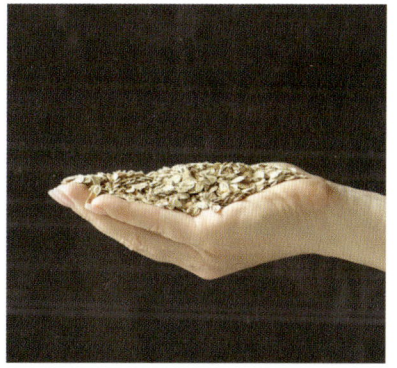 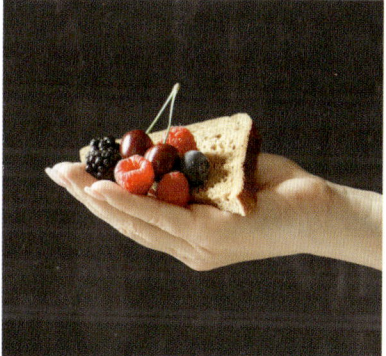 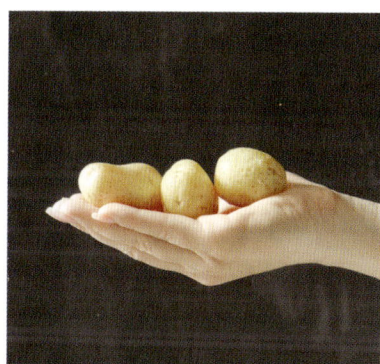

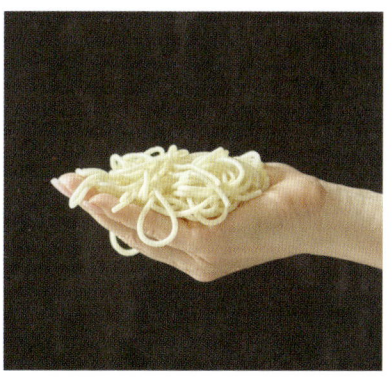

DIE VIERTE HANDVOLL:

Die vierte Handvoll besteht aus Kohlenhydraten in Form von Brot, Frühstücksprodukten, Nudeln, Reis, Kartoffeln und/oder Obst und Beeren. Bei der vierten Handvoll haben Sie freie Auswahl und Sie können diese eventuell durch etwas mehr Gemüse ersetzen – bis hin zu einer halben Handvoll Proteine (siehe Liste S. 231ff.).

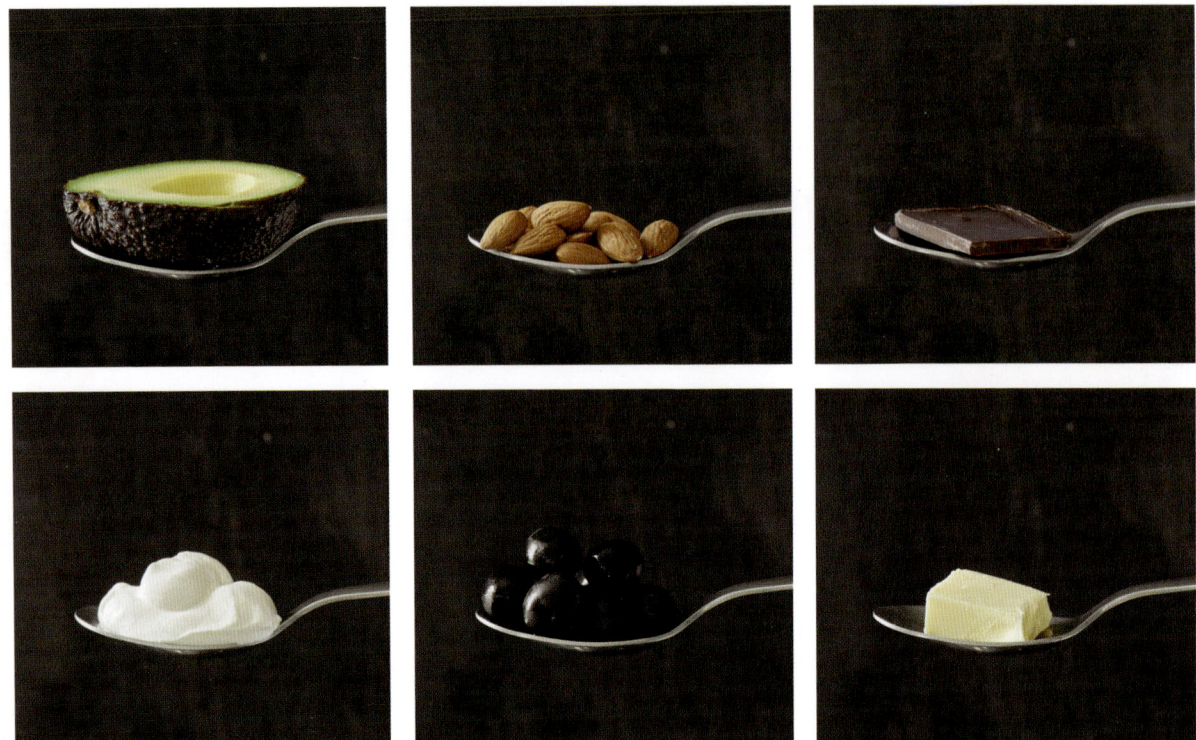

1–3 ESSLÖFFEL FETT

Essen Sie zu jeder Mahlzeit 1–3 Esslöffel Fett. Wählen Sie beispielsweise Olivenöl, Rapsöl, Nüsse, Körner, Samen, Mayonnaise, Remoulade, Avocado, Aioli, Pesto u.Ä., aber auch Butter, Sahne, Creme Fine, fetten Käse und dunkle Schokolade. Kokosflocken sind ein Beispiel für Fett mit Ballaststoffen – dasselbe gilt für Avocado, Nüsse, Körner und auch Samen.

Bei konzentrierten Fetten wie Butter, Öl und Mayonnaise sollten Sie kleine Esslöffel wählen. Wenn die Fette weniger konzentriert sind wie bei Nüssen, Avocado oder Käse, können Sie etwas größere, gehäufte Esslöffel nehmen (siehe Liste S. 234ff.).

MILCHDRESSING

Sie können jede Esskiste mit 2 Esslöffeln Milchdressing ergänzen. Der Fettanteil soll 9 Prozent oder weniger betragen. Wenn Sie sich für Milchprodukte mit einem Fettanteil von über 9 Prozent entscheiden, zählt das Produkt zu den Fetten und Sie sollten diese ebenfalls in Esslöffeln abmessen wie im vorigen Abschnitt beschrieben (Liste mit Milchdressings S. 240).

MILCHPRODUKTE

Es bleibt Ihnen überlassen, ob Sie bis zu 300 Milliliter Milchprodukte pro Tag essen beziehungsweise trinken wollen. Die 300 Milliliter sollen einen Fettanteil von 3,5 Prozent oder weniger haben (siehe Liste S. 240).

MILCHPRODUKTE UND MILCHDRESSINGS

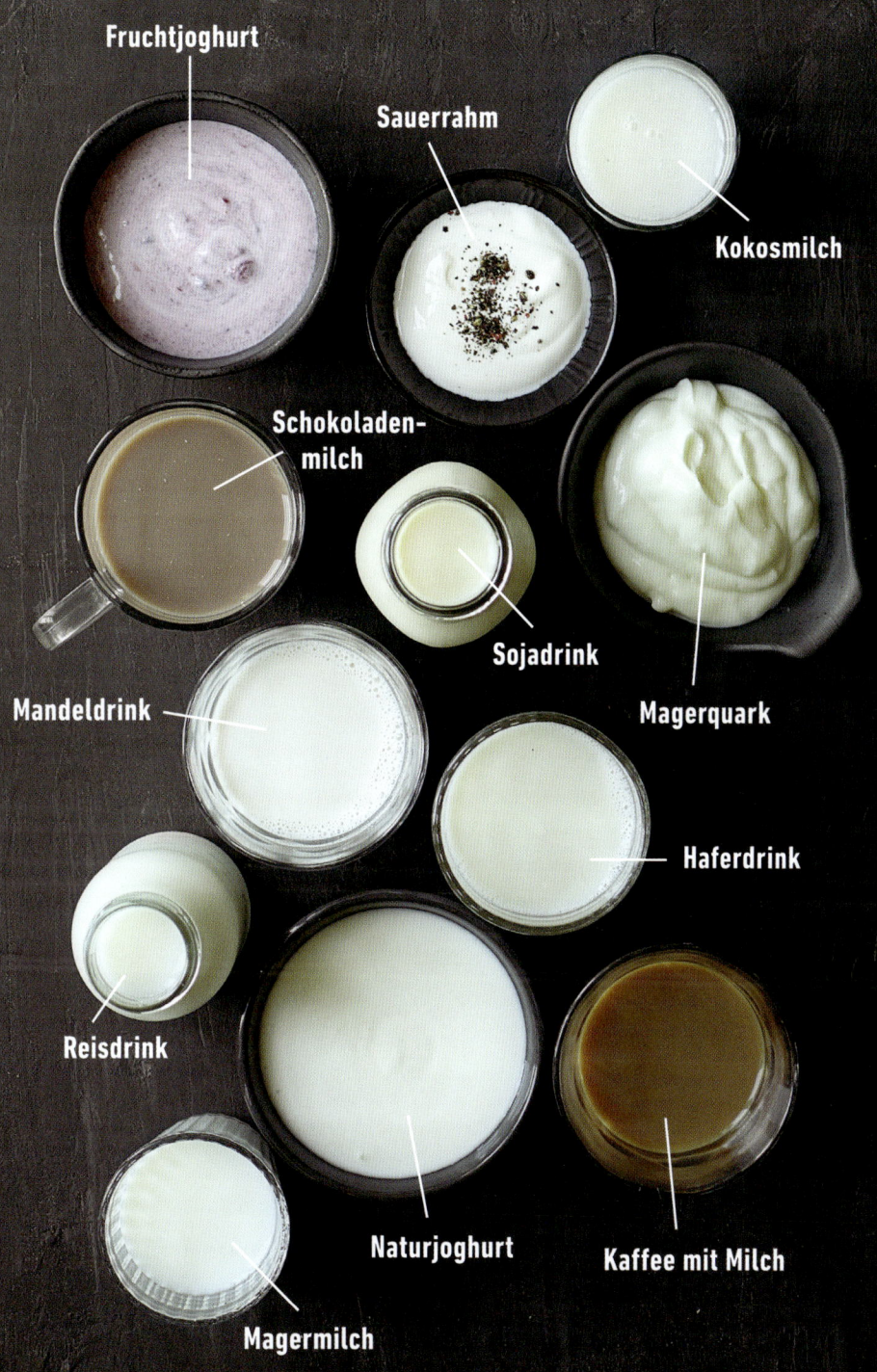

Fruchtjoghurt

Sauerrahm

Kokosmilch

Schokoladen-milch

Sojadrink

Magerquark

Mandeldrink

Haferdrink

Reisdrink

Naturjoghurt

Kaffee mit Milch

Magermilch

DAS TELLERMODELL IM ÜBERBLICK

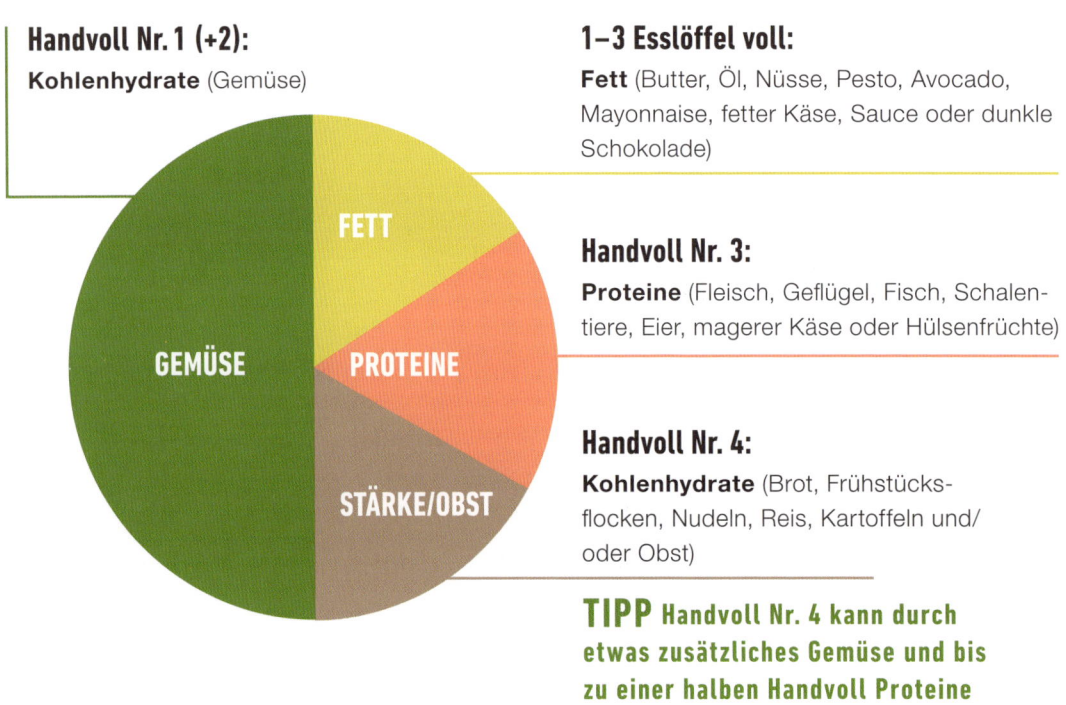

Handvoll Nr. 1 (+2):
Kohlenhydrate (Gemüse)

1–3 Esslöffel voll:
Fett (Butter, Öl, Nüsse, Pesto, Avocado, Mayonnaise, fetter Käse, Sauce oder dunkle Schokolade)

Handvoll Nr. 3:
Proteine (Fleisch, Geflügel, Fisch, Schalentiere, Eier, magerer Käse oder Hülsenfrüchte)

Handvoll Nr. 4:
Kohlenhydrate (Brot, Frühstücksflocken, Nudeln, Reis, Kartoffeln und/oder Obst)

TIPP Handvoll Nr. 4 kann durch etwas zusätzliches Gemüse und bis zu einer halben Handvoll Proteine ersetzt werden.

Das Tellermodell zeigt, was sich auf dem Teller jeder Mahlzeit befinden sollte. Sei es Frühstück, Mittag- oder Abendessen: Sie haben immer 1–2 Handvoll Gemüse, 1 Handvoll Proteine, 1 Handvoll Stärke und/oder Obst, 1–3 Esslöffel Fett und eventuell etwas Dressing auf dem Teller. Sie können auch eine begrenzte Menge Milchprodukte zu sich nehmen. Getränke ohne Kalorien dürfen Sie unbegrenzt trinken. Am besten stillen Sie Ihren Durst jedoch mit Wasser. Im Folgenden stelle ich Ihnen Beispiele für Ihre Mahlzeiten vor, damit Sie ein Gefühl dafür bekommen, wie Sie die Esskisten zusammensetzen können. Außerdem gibt es Beispiele, wie Naschkatzen kleine Desserts in ihre Gerichte einbauen können – alles im Rahmen des Tellermodells natürlich.

BEISPIELE FÜR MAHLZEITEN

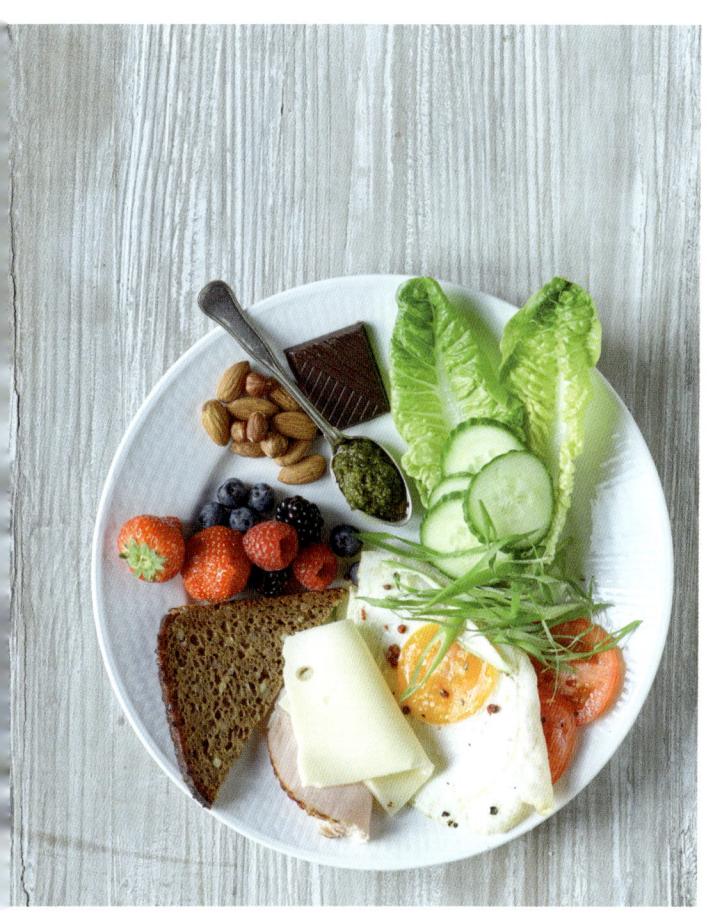

FRÜHSTÜCK

Die einzige Regel ist, dass Sie bei zwei von drei Mahlzeiten pro Tag die Kombination aus Gemüse, Proteinen und Fett einhalten sollen – eventuell Stärke/Obst, Milchprodukte und Milchdressing. Das bedeutet, wenn Sie morgens kein Gemüse essen wollen, können Sie es weglassen.

Im Alltag sollte die Zubereitung des Frühstücks möglichst nicht allzu viel Zeit in Anspruch nehmen. Ein Beispiel dafür wären Spiegeleier. Während die Eier braten, bereiten Sie den Rest vor und richten auf dem Teller Folgendes an:

Die erste (+ zweite) Handvoll: Salat, Gurken, Tomaten, Frühlingszwiebeln

Die dritte Handvoll: 1 Ei, 1 Scheibe mageren Käse, 1 Scheibe Kassler

Die vierte Handvoll: ½ Scheibe Schwarzbrot, ½ Handvoll Beeren

Fett: 1 Esslöffel Mandeln, 1 kleinen Esslöffel Pesto, wenig Butter zum Anbraten, 1 Stückchen dunkle Schokolade

Gewürze: Salz, Pfeffer, Chiliflocken

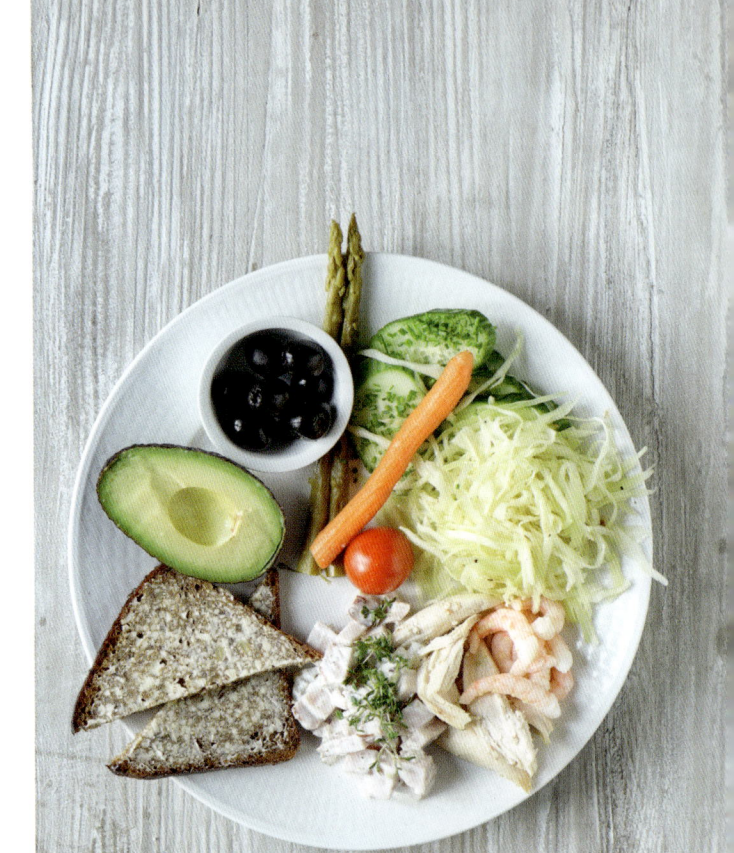

MITTAGESSEN

Zum Mittagessen bietet es sich an, die Reste vom Abendessen zu verwerten. Sie können verschiedene Arten von Proteinen zusammenstellen, wenn diese insgesamt nur eine Handvoll ausmachen. Die Mahlzeit soll fünf bis sechs Stunden sättigen, füllen Sie deshalb die Esskiste ausreichend.

Die erste (+ zweite) Handvoll:
Spargel, Gurken, Karotten, Spitzkohl, Cherrytomaten

Die dritte Handvoll: Krabben, Hühnerbrust, Kassler (im Fleischsalat)

Die vierte Handvoll: 1 Scheibe Schwarzbrot

Fett: ein wenig Butter, ½ kleine Avocado, ein Esslöffel Oliven

Milchdressing: 2 Esslöffel Creme Fine 5 % (im Fleischsalat)

Gewürze: Salz, Pfeffer, Schnittlauch, Kresse

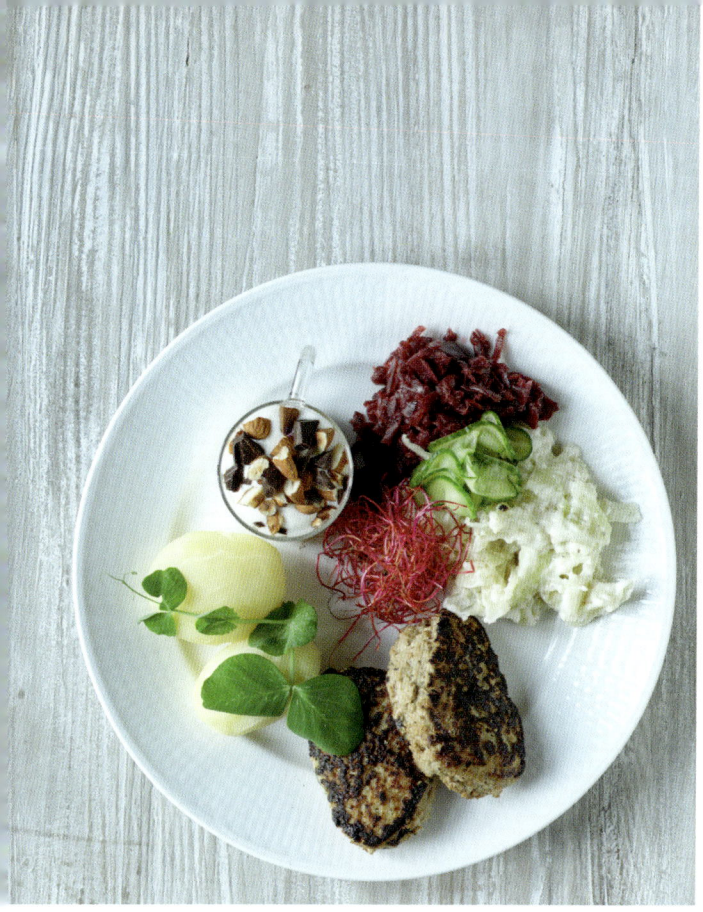

ABENDESSEN

Wenn Sie abends gern noch etwas Süßes zu sich nehmen, dann essen Sie es am besten direkt als kleinen Nachtisch nach dem Abendessen, da der Blutzuckerspiegel von der gesamten Mahlzeit beeinflusst wird.

Die erste (+ zweite) Handvoll: Rotkohl aus dem Glas, Gurkensalat, Weißkohl (gerieben), Rote-Bete-Sprossen

Die dritte Handvoll: 2 große Frikadellen

Die vierte Handvoll: 1 kleine Handvoll Kartoffeln, etwas Mehl für die Sauce

Fett: Butter zum Anbraten und für die Sauce, ½ Esslöffel Mandeln, ½ Esslöffel dunkle Schokolade

Milchprodukte: 100 Milliliter Magermilch für die Sauce, 100 Gramm Vanilleskyr (isländisches Milchprodukt, mittlerweile auch in Deutschland erhältlich)

Gewürze: Salz, Pfeffer, Muskat

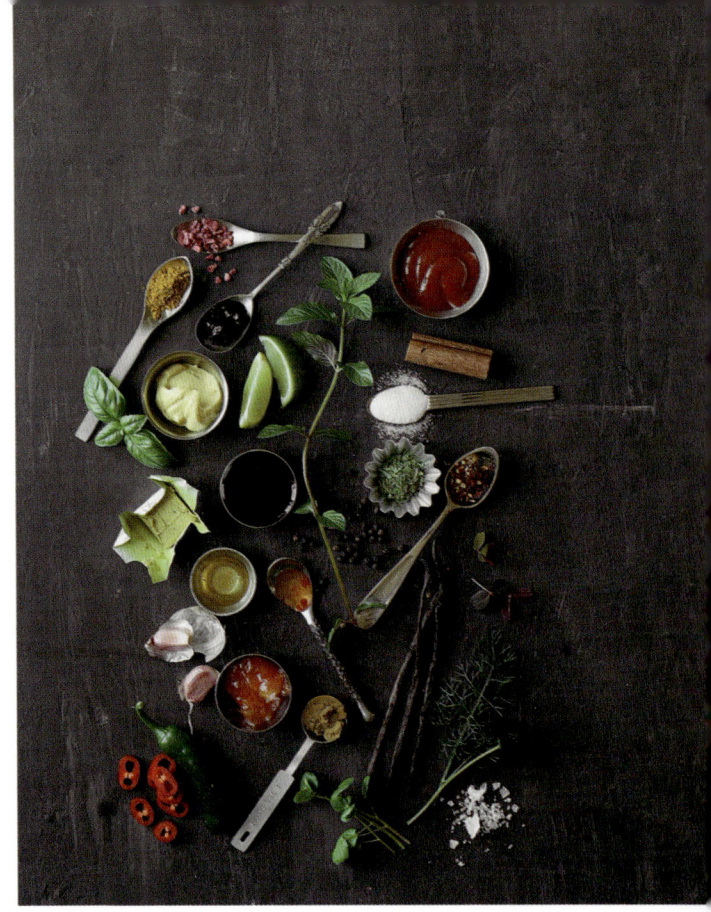

GEWÜRZE

Ihr Essen soll schmackhaft sein. Verwenden Sie daher gerne unterschiedliche Gewürze. Die Kategorie Gewürze deckt alles ab, was Ihrer Nahrung in geringen Mengen Geschmack verleiht. Ich zähle jedoch der Einfachheit halber auch Treib- und Verdickungsmittel dazu (siehe Listen S. 245f.).

GETRÄNKE

Trinken Sie so viel Leitungs- und Mineralwasser, wie Sie benötigen, mindestens 1–1,5 Liter Wasser pro Tag – bei körperlicher Anstrengung und Hitze auch mehr. Kaffee, Tee, Limonade und Saft ohne Kalorien können Sie ebenfalls trinken – aber in Maßen.

Überlegen Sie sich, welche Gewohnheiten Bestandteil Ihres Lebens sein sollen – auch was Bier, Wein und Spirituosen anbelangt. Wenn Sie gerne ein Glas Wein oder Bier trinken, sollten Sie diese Gewohnheit bereits in die Abnehmperiode integrieren, sodass sie einen festen Bestandteil Ihres Lebens darstellt – auch nach Ihrer Gewichtsabnahme.

Wenn Sie nur gelegentlich Wein oder Bier trinken und deren Konsum nicht als feste Gewohnheit betrachten, können Sie ein Glas

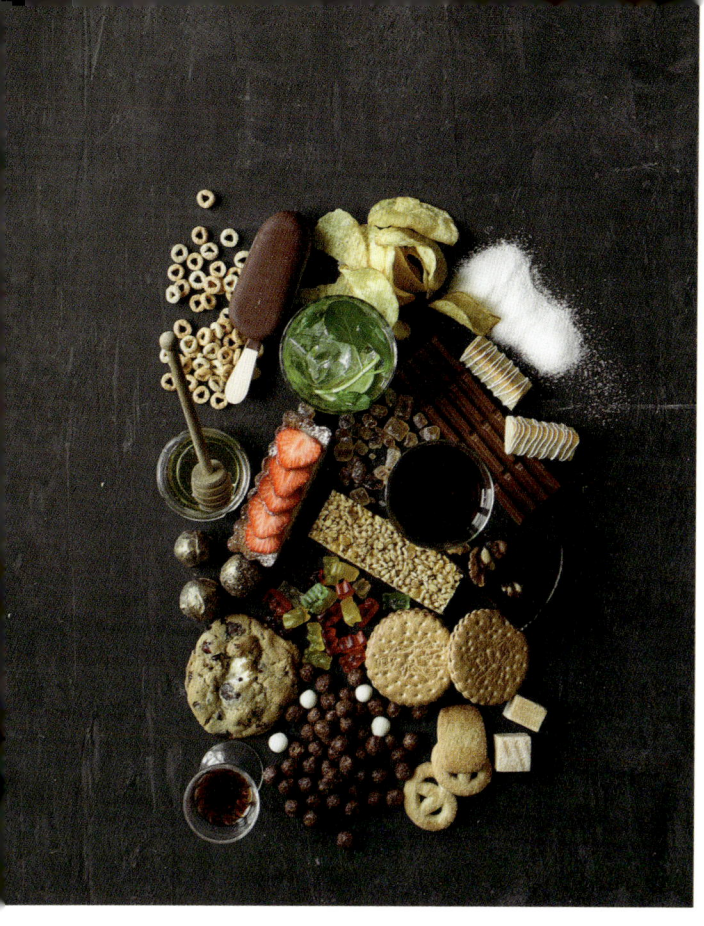

Wein oder Bier auch kompensieren, indem Sie die vierte Handvoll (Brot, Reis, Nudeln, Kartoffeln und Obst) in einer Ihrer Esskisten reduzieren. Auf diese Weise gerät Ihre Kalorienzufuhr nicht aus der Balance.

Wenn Sie hin und wieder gern einen Drink oder Cocktail genießen, dann ersetzen Sie einfach die zuckerhaltigen Getränke wie Saft und Limonade durch Getränke ohne Kalorien (siehe Liste S. 241).

GENUSSMITTEL

Mit Genussmittel sind sämtliche Formen von Zucker, Süßigkeiten, Eis und Kuchen gemeint, auch Frühstücksflocken, Chips, Fast Food und zuckerhaltige Getränke.

Für diese Gruppe kann keine feste Mengenangabe vorgegeben werden. Wenn Sie Ihr Essen mit ein wenig Zucker oder Honig zubereiten, dann zählen diese zu den Gewürzen. Wenn Sie jedoch größere Mengen an Genussmitteln zu sich nehmen, müssen Sie abschätzen, wodurch sie diese in Ihren Esskisten kompensieren können. Beispielsweise lässt sich ein kleines Stück Kuchen gut durch den Anteil einer halben Esskiste einsparen (siehe Liste S. 242).

SO BEGINNEN SIE, MIT VERNUNFT ZU ESSEN

Ich empfehle Ihnen, sich in den ersten 14 Tagen genau an unsere Regeln zu halten, das heißt täglich drei volle Esskisten entsprechend dem Tellermodell. Wenn Sie die Esskisten voll machen, fällt es Ihnen wesentlich leichter, auf Zwischenmahlzeiten zu verzichten.

Trinken Sie mehrmals am Tag eine Tasse heiße Brühe, um die Nebenwirkungen zu bekämpfen, die auftreten können, wenn Sie Ihre Zufuhr an Kohlenhydraten reduzieren. Mehr darüber erfahren Sie im Abschnitt »Anfangsschwierigkeiten« auf S. 37 f. Es empfiehlt sich, in den ersten 14 Tagen ein Esstagebuch zu führen (siehe ab S. 223).

Sie können entweder die Rezepte in diesem Buch ausprobieren oder Sie stellen sich Ihr Essen selbst zusammen. Wichtig ist nur, dass Sie die Mengenangaben 1 Handvoll und 1 Esslöffel voll bei den Fetten beachten. Es ist ratsam, sich für die ersten 14 Tage ein bis zwei Frühstücksvorschläge auszusuchen, die Ihnen zusagen. Zwischen den Vorschlägen zum Mittag- und Abendessen können Sie gerne frei wählen.

Es empfiehlt sich, Ihr Lebensmittelsortiment, das Sie zu Hause haben, durchzugehen. Füllen Sie Ihren Kühlschrank mit frischem Gemüse und fangen Sie mit dem an, was Sie kennen – Ihr Repertoire können Sie später immer noch ausweiten. Gemüse, das der Jahreszeit entspricht, ist kostengünstig und reich an Vitaminen. Kaufen Sie nicht mehr, als Sie benötigen. Füllen Sie Ihren Gefrierschrank mit Tiefkühlgemüse wie Spinat, Erbsen, Bohnen etc., damit Ihnen Ihr Vorrat niemals ausgeht.

Frisches Fleisch, Fisch, Geflügel und Käse sind gute Proteinquellen. Halten Sie jedoch auch Fischkonserven wie Makrelen, Dorschrogen und Thunfisch vor. Eine Packung fertige Fischfrikadellen eignen sich ebenfalls für unterwegs oder als schnelle Mahlzeit. Halten Sie verschiedene Fettarten vorrätig: Butter, Olivenöl, Mayonnaise, Oliven, Nüsse, Mandeln und Käse mit hohem Fettgehalt.

Wenn Sie Brot kaufen, nehmen Sie Vollkornprodukte. Die meisten essen zu Anfang nicht viel Obst, aber es empfiehlt sich, TK-Beeren oder eine Beerenmischung vorrätig zu

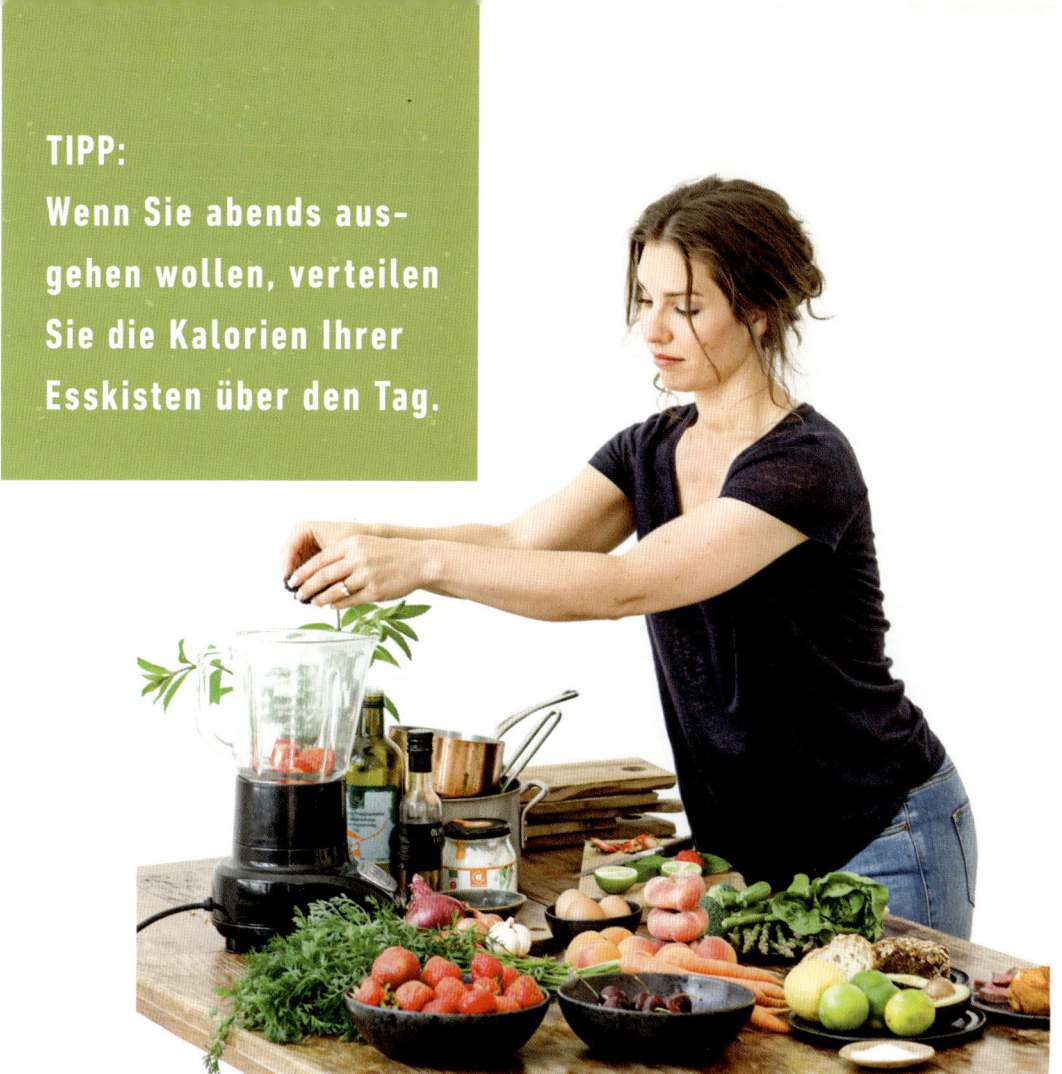

TIPP:
Wenn Sie abends aus-
gehen wollen, verteilen
Sie die Kalorien Ihrer
Esskisten über den Tag.

haben. Stellen Sie 1 Liter Milch, ein Sauer-milchprodukt und z. B. Creme Fine mit einem Fettgehalt von 5–9 Prozent in den Kühl-schrank – dann sind Sie gut ausgestattet.

ANFANGSSCHWIERIGKEITEN

In den ersten 14 Tagen ist nichts wie gewöhnlich – das bedeutet, dass sich Ihr Körper erst an die Herausforderung anpassen muss, die Ihre Ernährungsumstellung für ihn darstellt. Das kann zu Reaktionen führen, die bisweilen unangenehm sein können.

Körper reagieren auf sehr unterschiedliche Weise. Einige spüren fast nichts, andere hingegen haben das Gefühl, eine leichte Grippe zu bekommen, haben Symptome wie Kopfschmerzen, Schwindel, verstärkten Harndrang, Magenprobleme in Form von Durchfall oder Verstopfung, wenig Energie und Gereiztheit. Es handelt sich um eine natürliche Reaktion, verlieren Sie nicht den Mut. Üben Sie sich in Geduld und vertrauen Sie darauf, dass sich dies ändern wird, wenn Sie die Anfangsperiode überstanden haben.

Ihr Darm benötigt möglicherweise mehrere Wochen, um sich an die neue Ernährung zu gewöhnen. Essen Sie nicht zu viel rohes Gemüse – Ihrem Magen bereitet dies möglicherweise Probleme. Stattdessen können Sie einen Teil Ihres Gemüses braten, kochen, überbacken oder dämpfen.

Trinken Sie zu Beginn pro Tag ein bis zwei Tassen heiße Brühe. Sie entziehen Ihrem Körper anfangs Flüssigkeit, was zu Unwohlsein führen kann. Das Salz in der Brühe dämpft diese Nebenwirkungen.

TIPP:
Lösen Sie einen halben Würfel Gemüsebrühe in 200–300 Milliliter kochendem Wasser auf.

ZWISCHENMAHLZEITEN

Viele Menschen essen mehr aus Gewohnheit, nicht weil sie hungrig sind. Daher sollten Sie Ihren Hunger mithilfe des Hungerbarometers kennenlernen, siehe S. 22f. Sollten Sie das Gefühl haben, im Laufe des Tages den Hunger bekämpfen zu müssen, bleiben Ihnen zwei Möglichkeiten: Sie können entweder etwas mehr in Ihre Esskisten packen oder Sie ergänzen Ihre drei Hauptmahlzeiten mit einer Zwischenmahlzeit. Sie müssen Ihren eigenen Weg finden, auch was die Anzahl der Mahlzeiten anbelangt. Unsere Ernährungsweise funktioniert, solange Sie nicht mehr essen, als insgesamt in die drei Esskisten passt.

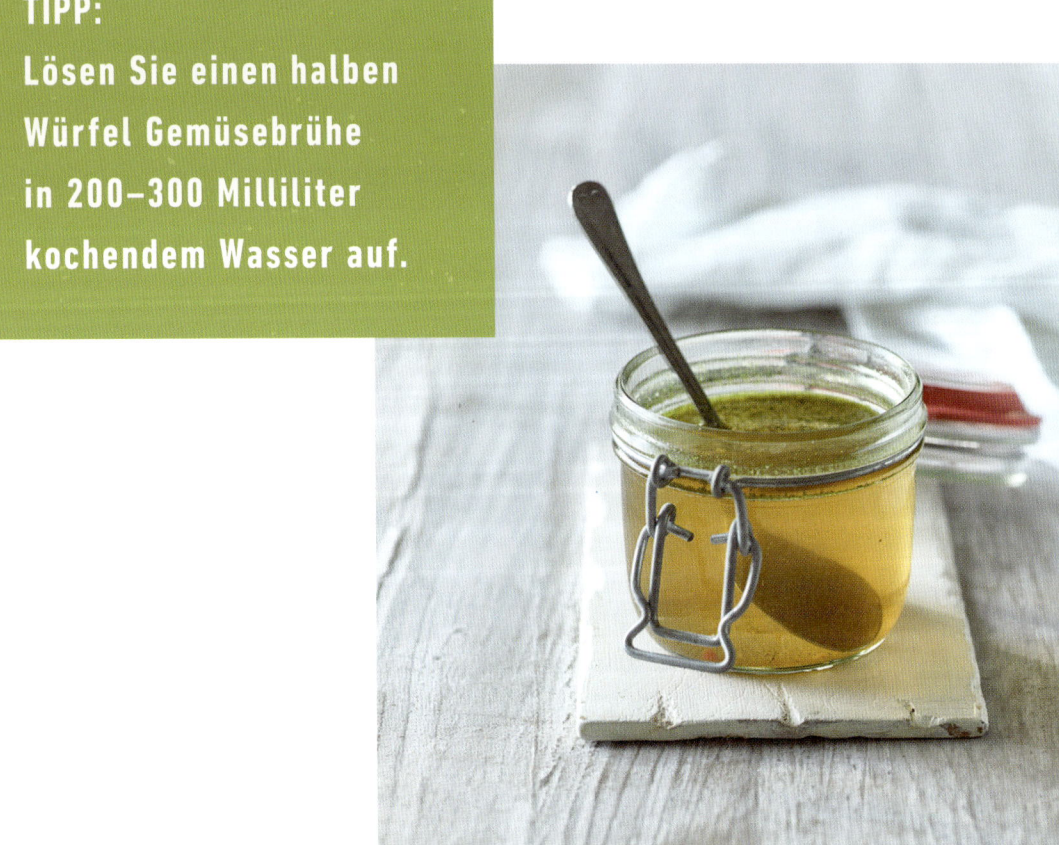

HIER EINIGE BEISPIELE FÜR SCHNELLE ZWISCHENMAHLZEITEN:

15 Mandeln und ein Glas Wasser, Kaffee oder Tee
Zählt wie 1 Esslöffel Fett

1 Ei
Zählt wie 1 kleine Handvoll 3

½ mittelgroße Avocado
Zählt wie 2 Esslöffel Fett

½ Paprikaschote mit 1 großen Esslöffel Räucherkäse (10 % Fett i. Tr.)
Zählt wie 1 kleine Handvoll 1 (+ 2) und 1 Esslöffel Fett

100 g Rhabarberkompott mit 100 ml Magermilch oder 1 großen Esslöffel Sahne (38 % Fett i. Tr.)
Zählt wie 1 Handvoll 1 (+ 2), 100 ml Milchprodukte und 1 Esslöffel Fett

50 g gemischter Salat mit einem Esslöffel Pesto
Zählt wie ½ Handvoll 1 (+ 2) oder 1 Esslöffel Fett

1 Fischfrikadelle
Zählt wie ½ Handvoll 3

1 Scheibe Schinken und 1 Scheibe magerer Käse (20 + % Fett i. Tr.) in einer Spitzkohlrolle
Zählt wie ⅓ Handvoll 3 und 1 kleine Handvoll 1 (+ 2)

Roggenknäckebrot mit 1 Scheibe Käse (30 + % Fett i. Tr.)
Zählt wie ⅓ Handvoll 4 und 1 Esslöffel Fett

150 g Zuckererbsen
Zählt wie 1 Handvoll 1 (+ 2)

150 g Cherrytomaten
Zählt wie 1 Handvoll 1 (+ 2)

Wenn Sie im Laufe des Tages ein bis zwei Zwischenmahlzeiten einschieben wollen, sollte es sich um kleine Mahlzeiten handeln, die sowohl Proteine beinhalten als auch Kohlenhydrate und Fett. Das macht satt und stabilisiert den Blutzuckerspiegel. Sie können aber auch nur ein Stück Gemüse essen, wenn Sie dies sättigt.

BEWEGUNG

Bewegung ist gut für Ihre Gesundheit, Ihre Laune, Muskeln und Gelenke. Letztendlich ist Bewegung jedoch nicht ausschlaggebend für die Gewichtsreduktion. Entscheidend ist, was Sie essen – Bewegung kann dabei möglicherweise unterstützend wirken, aber mehr auch nicht.

> **"**
> **MIT DEN VERÄNDERUN-GEN STEIGT IHRE ENER-GIE UND SIE HABEN LUST AUF EINEN SPAZIERGANG, SODASS SICH DIE BEWE-GUNG GANZ VON SELBST EINSTELLT.**
> **"**

Sie können Bewegung beim Abnehmen mit dem Tritt aufs Gaspedal vergleichen – es beschleunigt den Vorgang ein wenig, macht aber nicht den entscheidenden Unterschied. Einige Menschen glauben fälschlicherweise, weil sie Sport betreiben, könnten sie wesentlich mehr essen. Leider geht diese Rechnung, was den Körper anbelangt, nicht auf. Sie sollten Sport machen, weil Sie Lust dazu haben und weil es Ihrer Gesundheit und Ihrem Körper förderlich ist. Vertrauen Sie Ihren neuen Essgewohnheiten, was das Abnehmen anbelangt.

Nur wenn Sie richtig viel Sport machen wie beispielsweise mehrmals die Woche lange Strecken laufen oder viele Stunden in der Woche intensives Krafttraining betreiben, kann es sein, dass Sie etwas mehr Nahrung benötigen. Durchschnittlichen Sportlern reicht die Nahrung aus den Esskisten.

Bewegen Sie sich 30 Minuten pro Tag und treiben Sie mehrmals pro Woche Ihren Puls in die Höhe. Die beste Bewegung ist die, an der Sie Spaß haben und die Sie auf lange Sicht durchhalten können.

Bewegung soll Ihnen keinen Stress bereiten. Wenn Sie stark übergewichtig sind und abnehmen wollen, ist es vollkommen ausreichend, erst einmal eine Sache in Angriff zu nehmen. Fangen Sie damit an, Ihre Essgewohnheiten in den Griff zu bekommen.

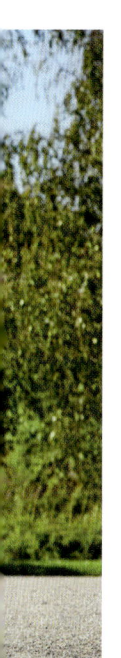

Häufig kommt die Lust, sich zu bewegen, von selbst, wenn die Kilos zu schmelzen beginnen. Vielleicht haben Sie Schmerzen aufgrund Ihrer Pfunde oder können sich nur eingeschränkt bewegen – das wird sich alles ändern, wenn Sie abnehmen. Sie müssen weniger mit sich herumtragen und können plötzlich vieles, was Sie vorher nicht konnten.

Wenn Sie das Gefühl haben, Sie müssten mehr Sport treiben, können sich aber nicht überwinden, weil Sie ständig auf Hindernisse stoßen, dann müssen Sie Ihre Gewohnheiten und vielleicht auch ihren Kalender unter die Lupe nehmen. Jeder sollte die Zeit finden, sich mehrmals pro Woche 10–30 Minuten zu bewegen.

Das »Handvoll-Prinzip« ist ein Lebensstil für jeden – sowohl für sehr Übergewichtige als auch für Menschen, die nur ein paar Kilos abnehmen wollen, oder jene, die überhaupt nicht abnehmen, sondern sich nur gesünder ernähren wollen, für Menschen, die nie Sport treiben, und für Sportbegeisterte. Gehören Sie Letzteren an – machen also häufig Sport –, sollten Sie zu jeder Mahlzeit zusätzlich eine Handvoll Proteine essen. Gönnen Sie sich einen Tag vor einem Marathon o. Ä. gerne ein bis zwei Hände voll extra Stärke/Obst.

WENN SIE NICHT ABNEHMEN

Die meisten, die unserer Ernährungsweise folgen, verlieren durchschnittlich insgesamt zwischen 400 und 800 Gramm pro Woche. Falls Sie unerwarteterweise nicht abnehmen sollten, essen Sie möglicherweise zu viel, halten sich nicht an das Tellermodell oder konsumieren zu viele Genussmittel.

Versuchen Sie deshalb, etwas Fett zu reduzieren, und halten Sie sich strikt an Ihre drei Esskisten sowie das Tellermodell – dann werden Sie Resultate erzielen. Sie müssen Ihre Kalorienzufuhr vermindern, um abzunehmen.

NACH IHRER GEWICHTSABNAHME

Sie haben es geschafft – was machen Sie jetzt? Üblicherweise nehmen viele ein wenig mehr ab als erwartet. Das liegt an der Verunsicherung, wie Sie sich in der Übergangszeit zwischen Diät und dem daran anschließenden Lebensstil verhalten sollen. Selbstverständlich ist es wichtig, dass Sie nach der Gewichtsreduktion an Ihrem veränderten Lebensstil festhalten. Wenn Sie wieder in Ihre alten Gewohnheiten verfallen, werden Sie die verlorenen Kilos wieder zunehmen.

Das bedeutet ganz einfach, dass Sie sich weiterhin an unsere Ernährungsweise halten. Die Esskisten, das Tellermodell und die Regel, nur zu essen, wenn Sie wirklich Hunger haben, sollten Sie den Rest Ihres Lebens über begleiten. Nach der Abnehmperiode können Sie sich jedoch ein paar mehr Freiheiten gönnen – solange Sie Ihr Gewicht halten. Sie können pro Tag etwas mehr essen oder Sie essen am Wochenende etwas mehr. Beides ist in Ordnung, solange Ihr Gewicht stabil bleibt und Sie sich an die Regeln halten.

Bedenken Sie, dass Sie möglicherweise ein bis zwei Jahre brauchen, bevor Sie Ernährung, Bewegung und Lebensstil in Einklang gebracht haben. Diesen Gewichtszustand nenne ich praktizierbares Idealgewicht, weil das Idealgewicht durch die Gewohnheiten beeinflusst wird, die Sie in Ihrem Leben praktizieren. Der Lebensstil, den Sie pflegen, soll zu Ihrem Gewicht passen – und nicht umgekehrt. Sonst halten Sie Ihr Gewicht nicht. Wenn Sie Ihr praktizierbares Idealgewicht erreicht haben, müssen Sie für sich selbst entscheiden – in Hinblick auf Ihre Lebens-

qualität –, welche Gewohnheiten Sie in Ihrem Leben nicht aufgeben wollen und welche Sie für Ihr Idealgewicht aufgeben können.

Wenn Sie Ihr praktizierbares Idealgewicht erreicht haben, sollten Sie wissen, dass ein stabiles Gewicht immer um zwei bis drei Kilogramm variieren kann. Zugleich sollte Ihnen bewusst sein, dass auch Ihr Idealgewicht im Laufe der Zeit aufgrund der hormonellen Veränderungen im Körper und der veränderten Verbrennung schwankt. Die wenigsten Menschen wiegen mit 20 Jahren genauso viel wie mit 50 Jahren. Es kann schwer zu akzeptieren sein, aber es ist völlig normal, dass man mit steigendem Alter etwas zunimmt.

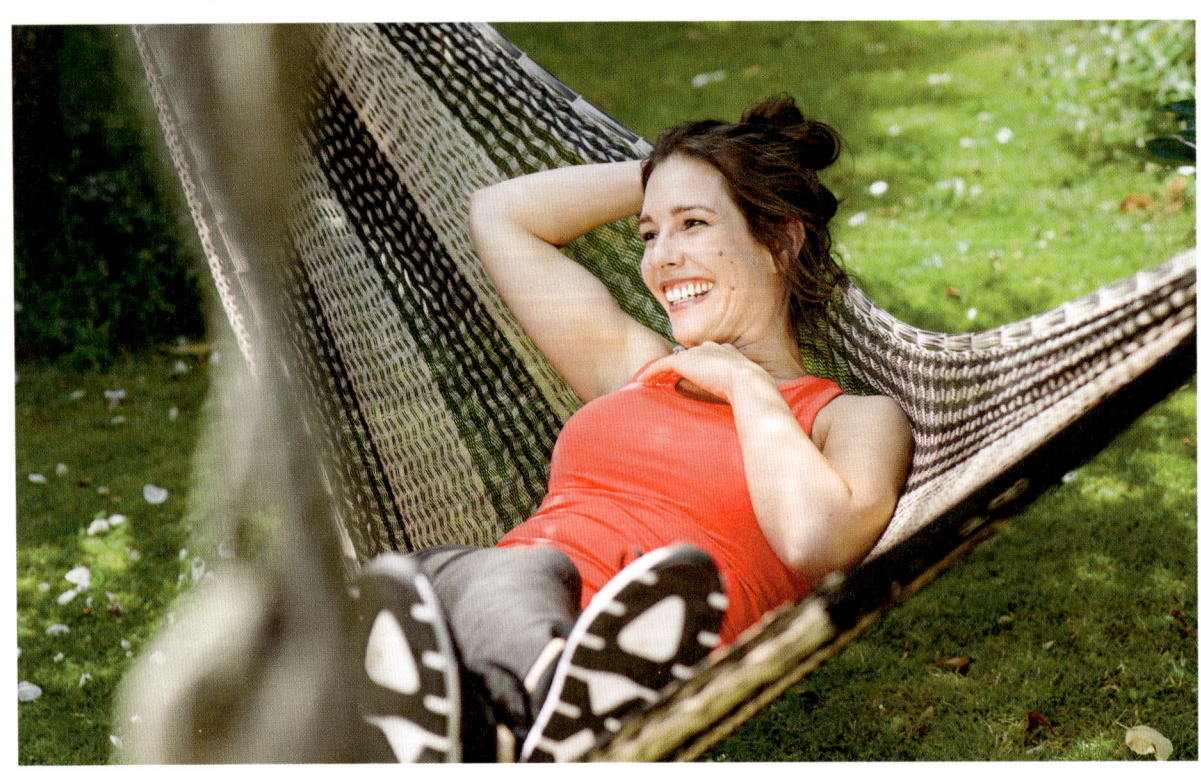

KARINAS GESCHICHTE

So sah mein Leben vor dem »Handvoll-Prinzip« aus

Mein Kampf mit den Pfunden fing an, als ich 14 Jahre alt war. Damals wurde mir bewusst, dass ich zu viel wog und viele Jahre lebte ich mit dem Jo-Jo-Effekt. Ich habe sämtliche Diäten ausprobiert und nahm relativ leicht bis zu einem Gewicht von 55 Kilo ab, was ich mir als Ziel gesetzt hatte. Das Problem bestand darin, dass ich nach 14 Tagen alles wieder drauf hatte.

Ich war nie massiv übergewichtig, dennoch nahm mein Gewicht einen unglaublich hohen Stellenwert in meinem Leben ein. Ich bin 1,58 Meter groß, und wenn ich über 60 Kilo wiege, fange ich an, mit mir zu hadern. Viele Jahre wog ich um die 64 Kilo, was mir psychisch sehr zu schaffen machte. Ich versuchte, im Laufe der Zeit an mir zu arbeiten, beispielsweise durch Selbsthypnose, um mein Gewicht zu akzeptieren. Doch das half leider nicht. Um mit mir selber ins Reine zu kommen, musste ich mein Gewicht auf 55 Kilo reduzieren, denn damit fühle ich mich am wohlsten.

Ich war immer aktiv und machte Sport. Aber ich hatte auch häufig Hunger und tätigte daher Spontankäufe, aß Schokolade und Süßigkeiten, wenn ich sowieso schon beim Einkaufen war. Mein Hunger wurde durch die schnelle Zuckerzufuhr kurzfristig gestillt. Danach bereute ich den Snack immer und fühlte mich schlecht.

Das Gewicht ist die eine Sache, eine andere Sache aber ist die Gesundheit – diesbezüglich hatte ich ebenfalls Probleme. Schon im Alter von 29 Jahren wurde festgestellt, dass mein Blutdruck zu hoch war, und ich erhielt blutdrucksenkende Mittel. Ich war viel zu jung, um Probleme mit dem Blutdruck zusätzlich sehr zu haben, was mir natürlich zu schaffen machte.

So lebe ich jetzt nach dem »Handvoll-Prinzip«

Durch meine Schwester lernte ich das »Handvoll-Prinzip« kennen. Ich fand es komisch, als sie mir das erste Mal davon erzählte, dass man bei dieser Diät morgens, mittags und abends einen ganzen Teller voll essen durfte und dazu noch drei Esslöffel Fett zu jeder Mahlzeit. Ich dachte, sie wäre etwas gutgläubig einem Modetrend auf den Leim gegangen. Dennoch war ich neugierig geworden, weil ich bei meiner Schwester sah, dass sie abnahm. Irgendetwas musste dran sein. Deshalb ließ ich mich überreden und probierte es selbst aus. Nach einer Woche hatte ich 2,8 Kilo abgenommen, was mich wirklich motivierte.

Anfangs hielt ich mich streng an die Regeln, mit denen ich mich intensiv beschäftigt hatte. Ich zog keine Bücher zurate, sondern passte mein alltägliches Essen der Methode

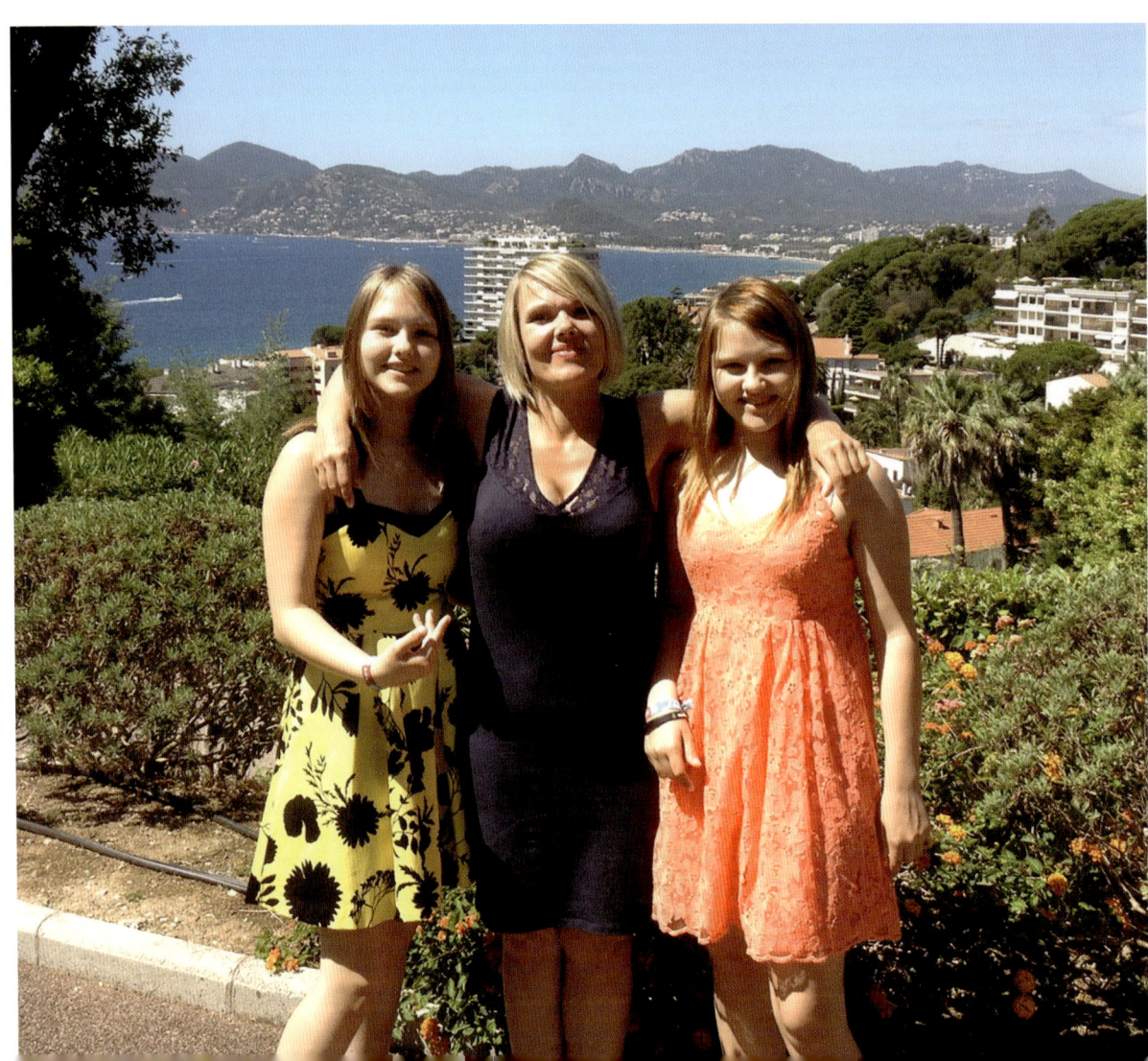

an und bediente mich meines gesunden Menschenverstands. Nach einigen Monaten kaufte ich Kochbücher, um neue Ideen zu bekommen, und das half mir sehr – besonders was das Essen anbelangte, das ich von zu Hause mitnahm und das ich als etwas eintönig empfand. Durch die Bücher erhielt ich ein paar neue Ideen.

Mittlerweile habe ich die Regeln vollkommen verinnerlicht und es fällt mir leicht, mich an die Einteilungen und Prinzipien zu halten –

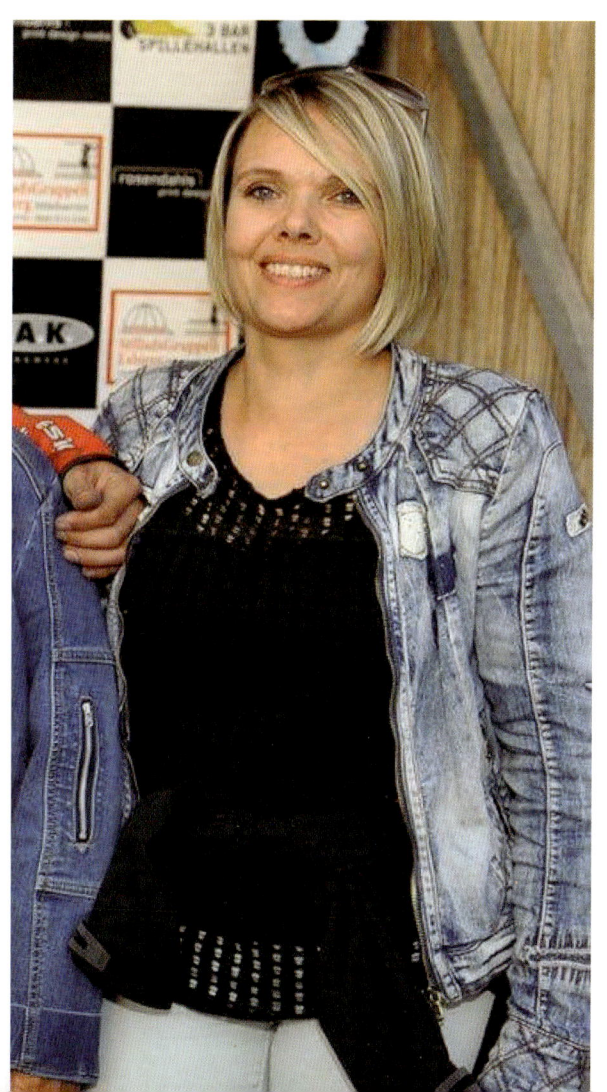

das geht wie von selbst. Ich nehme jede Menge gesunde Nahrung zu mir und genehmige mir auch 150 Gramm Süßigkeiten im Monat.

Ich mochte schon immer Schwarzbrot, und deshalb wollte ich von Anfang an nicht auf Kohlenhydrate verzichten, auch wenn es Leute gibt, die sich dafür entscheiden, sie ganz wegzulassen. Das habe ich nicht getan. Ich habe Schwarzbrot in meine Ernährung integriert und mir ging es gut damit.

Warum ich von dieser Ernährungsweise überzeugt bin

Sehr hilfreich war für mich, dass nichts verboten ist. Früher empfand ich es als Katastrophe, wenn ich während einer Diät ein Stück Schokolade gegessen hatte. Das ist hier nicht der Fall, und ich hatte nie das Gefühl, alles zunichtegemacht zu haben. Stattdessen habe ich die Esskiste geschlossen und weitergemacht. Das hat funktioniert und ist immer noch genau das Richtige für mich.

Zugleich ist es ein sehr großer Vorteil, dass man so einfach mit der Diät beginnen kann. Die Regeln lassen sich relativ leicht erlernen und sind auf alle Gerichte, die man immer schon gekocht hat, anwendbar. Man muss also nicht sein komplettes Leben umstellen, sondern kann sämtliche Routinen und Gewohnheiten beibehalten, was von großem Vorteil ist – besonders wenn man durch die Familie stark eingebunden ist.

Außerdem ist es leicht, diese Ernährungsweise zu praktizieren, egal wo man sich befindet. Letzten Herbst waren wir 14 Tage in den USA. Im Urlaub isst man häufig ungesünder, deswegen hatten wir beschlossen, an unserer neuen Ernährung festzuhalten, auch wenn wir uns mal ein Glas Wein oder Bier genehmigten. Das klappte problemlos, und wir kamen aus dem Urlaub zurück, ohne ein Gramm zugenommen zu haben. Natürlich durften wir unseren Verstand in dieser Zeit nicht ausschalten, denn in den USA gibt es viele ungesunde Versuchungen. Aber indem wir nach gesunden Alternativen Ausschau hielten, gelang uns die Ernährung nach dem »Handvoll-Prinzip« ohne Probleme.

Klappt auch mit der ganzen Familie

Die Ernährungsumstellung bedeutete keine besonders große Veränderung für meine Familie, weil ich das gleiche Essen wie immer gekocht habe – nur eben entsprechend der neuen Regeln. Meine Familie hat sich nie beschwert – ganz im Gegenteil, sie mochte das Essen.

Wir haben Zwillingsmädchen im Alter von 19 Jahren, die sich ebenfalls diese gesunde Ernährungsweise angeeignet haben und beispielsweise bei ihrem Pausenbrot anwenden. Sie wollten eigentlich gar nicht abnehmen, aber weil sie gesünder gegessen haben und durch meine Gewohnheiten inspiriert wurden, haben sie dennoch einige Kilos verloren.

Auf diese Weise meistere ich Schwierigkeiten

Früher ging eine Diät für mich immer mit Hungern und Angst vor Fett einher und es hat eine Weile gedauert, bis ich meinen Kopf davon überzeugen konnte, dass ich so viel essen darf, obwohl ich gerade abnehmen will. Das war gerade zu Anfang eine große Herausforderung für mich und es hat lange gedauert, bis ich sie überwunden hatte. Beispielsweise betrachtete ich es zu Beginn als Grenzüberschreitung, Butter zu essen, weil ich mich 20 Jahre lang davon ferngehalten hatte, denn ich dachte, ich würde davon zunehmen. Auf einmal war es erlaubt, Butter zu essen, und das konnte ich anfangs gar nicht recht glauben. Doch jetzt, wo ich mich daran gewöhnt habe, genieße ich es natürlich sehr. Ansonsten hatte ich überhaupt keine Schwierigkeiten.

Das hat mir das »Handvoll-Prinzip« gebracht

Ich fühle mich gesund und voller Energie. Ich weiß, dass mein Körper alles bekommt, was er benötigt. Außerdem hat die neue Ernährungsweise jede Menge mentale Energie freigesetzt, weil ich mich in Gedanken nicht länger mit meinem Gewicht herumzuschlagen brauche. Früher stand ich morgens, mittags und abends auf der Waage und ich war in Gedanken ständig damit beschäftigt. Heute habe ich feste Gewohnheiten und stelle mich jeden Freitag auf die Waage. Ich weiß, dass ich 55 Kilo wiege, und ich wurde noch nie enttäuscht.

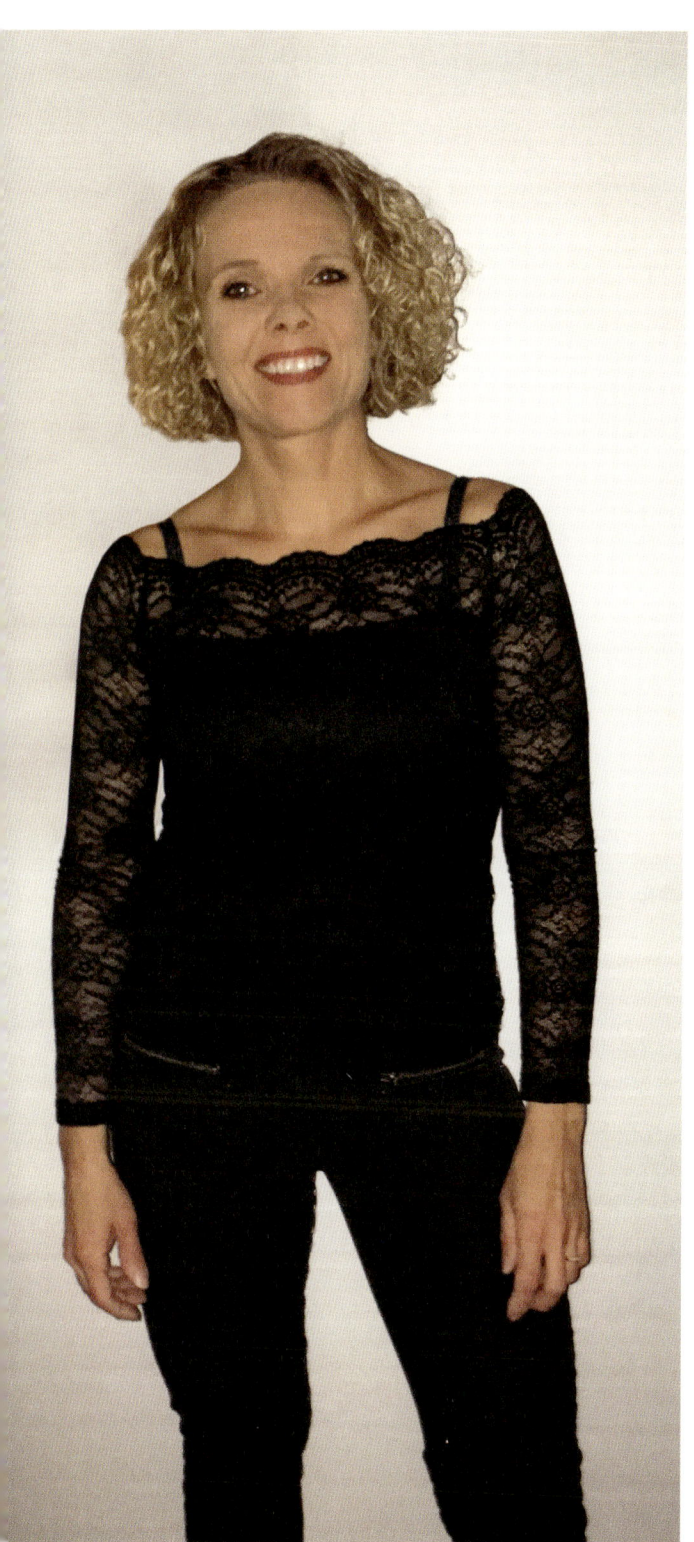

Seit ich 29 Jahre alt bin, nehme ich – wie bereits erwähnt – blutdrucksenkende Mittel. Nachdem ich mich entsprechend der neuen Methode ernähre, konnte ich die Dosis halbieren. Langfristig erwarte ich sogar, das Mittel ganz absetzen zu können. Abgesehen von der verringerten Medizindosis ist das Beste an meiner Ernährungsumstellung mein Blick auf mich selbst. Ich fühle mich in meinem Körper wohl. Es geht mir wirklich gut.

Karinas beste Tricks

Lassen Sie sich darauf ein. Sie brauchen keine Angst zu haben. Die Ernährungsweise ist leicht umzusetzen, wenn man sich selbst erst einmal davon überzeugt hat, dass man tatsächlich alles essen darf. Fangen Sie mit dem an, was Sie immer kochen, und passen Sie es an die Regeln an – dann befinden Sie sich auf einem guten Weg. Wenn Sie die Methode vollkommen verinnerlicht haben, können Sie anfangen, mit neuen Rezepten zu experimentieren, wenn Sie mögen.

WOCHENPLAN

	1. Tag	2. Tag	3. Tag
Frühstück	Komplettes Frühstück (siehe S. 70)	Käsebrot mit weich gekochtem Ei (siehe S. 74)	Frühstücksburger (siehe S. 77)
Zwischenmahl-zeit nach Wunsch			
Mittagessen	Leichtes Hühnchen-sandwich (siehe S. 104)	Grünkohlpie (siehe S. 120)	Grünkohlpie (siehe S. 120)
Zwischenmahl-zeit nach Wunsch	Eine Tasse heiße Brühe (siehe S. 38)	Eine Tasse heiße Brühe (siehe S. 38)	Eine Tasse heiße Brühe (siehe S. 38)
Abendessen	Schnitzel mit Gemüsebeilage (siehe S. 150)	Hühnchen Masala (siehe S. 177)	Waldorfsalat aus Weißkohl und Puten-schenkel (siehe S. 193)
Zwischenmahl-zeit nach Wunsch			

TIPPS:
Sie können mit jedem Tag in der Woche beginnen und Sie können grundsätzlich, je nach Lust und Laune, frei wählen zwischen Frühstück, Mittagessen und Abend-essen. Das kann an stressigen Tagen hilfreich sein.

4. Tag	5. Tag	6. Tag	7. Tag
Komplettes Frühstück (siehe S. 70)	Hüttenkäse mit Rhabarberkompott und Crunchies (siehe S. 89)	Butter Beans in heller Sauce (siehe S. 82)	Rührei mit Kassler (siehe S. 81)
Caesar-Salat mit Huhn (siehe S. 116)	Clubtortilla (siehe S. 111)	Gemüsecarbonara (siehe S. 123)	Rosenkohlsalat mit Äpfeln (siehe S. 132)
Eine Tasse heiße Brühe (siehe S. 38)	Eine Tasse heiße Brühe (siehe S. 38)	Eine Tasse heiße Brühe (siehe S. 38)	Karottenmuffins (siehe S. 218)
Lachs mit Zitrone (siehe S. 153)	Hacksteaks mit grünen Erbsen (siehe S. 197)	Steak mit Rüben, Ofenfritten und Sauce béarnaise (siehe S. 205)	Überbackene Koteletts (siehe S. 198)
			Eine Tasse heiße Brühe (siehe S. 38)

Wenn Sie der Meinung sind, dass die Portionsgrößen zu viel oder zu wenig sind, passen Sie das Rezept einfach an. Ziel ist es, dass Sie im Laufe der Zeit die Essensportion finden, die Ihnen entspricht. Sie können eventuell auch eine der drei täglichen Mahlzeiten etwas kleiner ausfallen lassen.

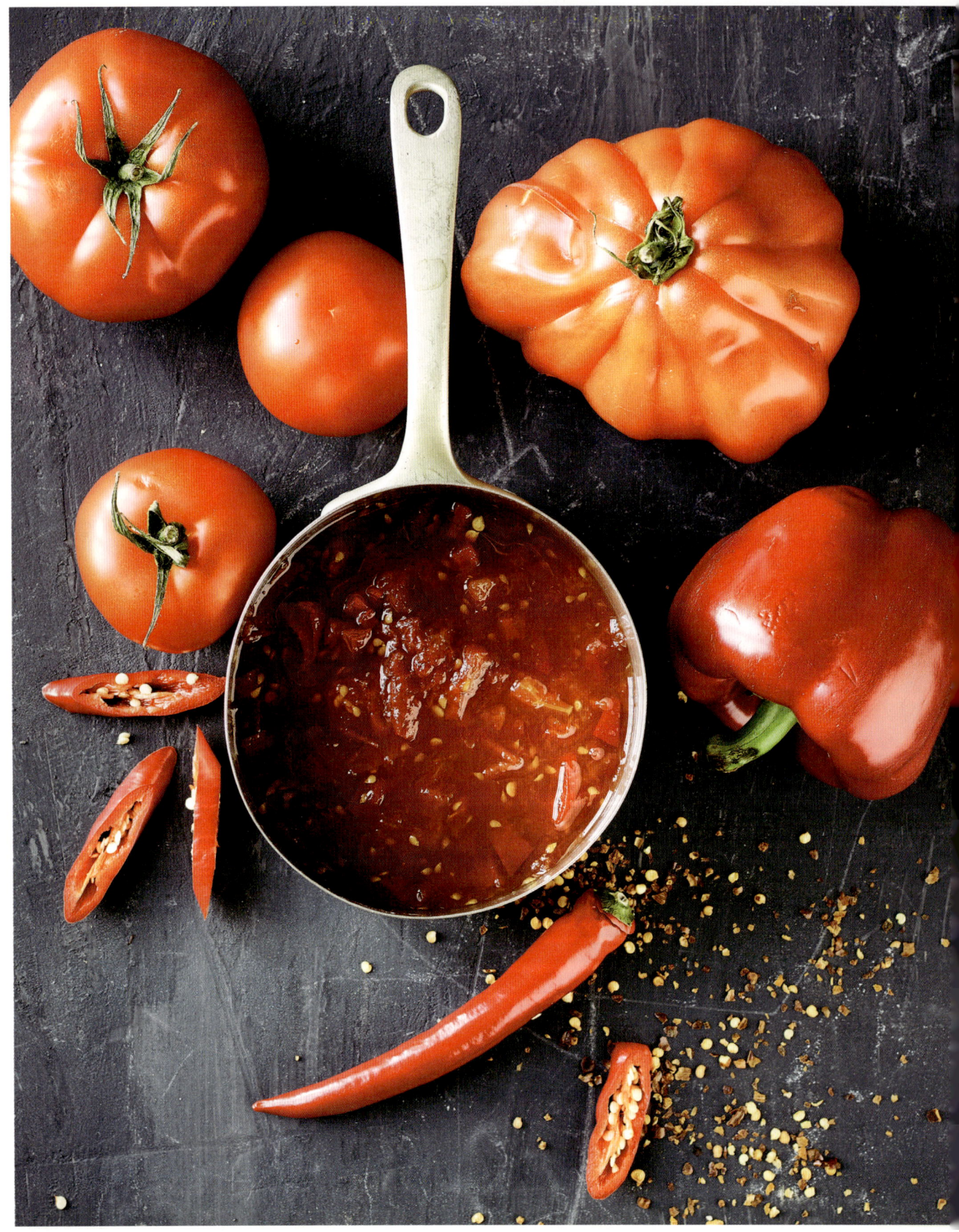

2

KLEINE LECKEREIEN

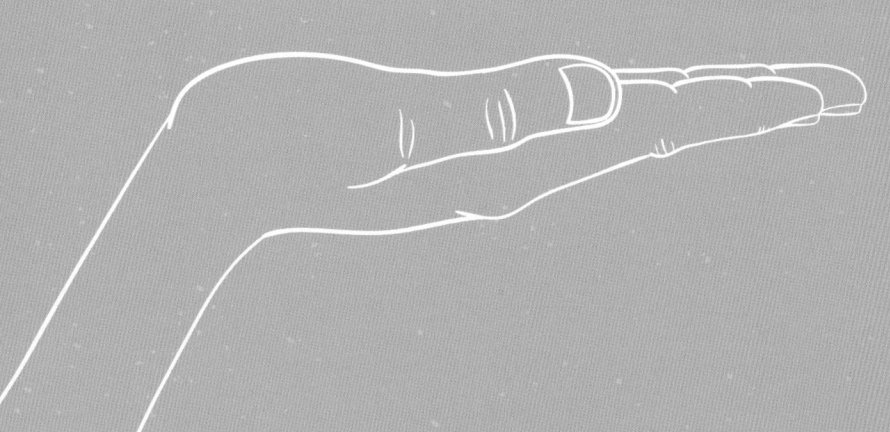

AVOTELLA

ZUBEREITUNGSZEIT:

10 Minuten

MENGE FÜR:

2 Personen

ZUTATEN:

1 reife Avocado
25 g dunkle Schoko-
  lade 80 %
1 EL Zitronensaft
1 EL ungesüßtes
  Kakaopulver

Pro 100 g: 229 kcal
Protein: 3 g
Kohlenhydrate: 14 g
Ballaststoffe: 5,3 g
Fett: 17 g

ZUBEREITUNG:

– Lösen Sie das Fruchtfleisch der Avocado aus der Schale und geben Sie sie in eine Schüssel oder in einen Mixer.

– Fügen Sie die geschmolzene Schokolade hinzu, den Zitronensaft sowie das Kakaopulver und vermischen Sie die Zutaten, bis sie eine homogene Masse erhalten.

INFO:

Die Avotella zählt ausschließlich zu den Fetten und Sie können sie als Beigabe zu Pfannkuchen und Kompott oder als Brotaufstrich nehmen. Sie hält sich einige Tage im Kühlschrank.

TIPPS:

Fügen Sie 1 Teelöffel Ahornsirup oder ein anderes geeignetes Süßungsmittel hinzu, wenn die Avotella süßer sein soll.

Verwenden Sie Orangen- oder Limettensaft anstelle von Zitronensaft.

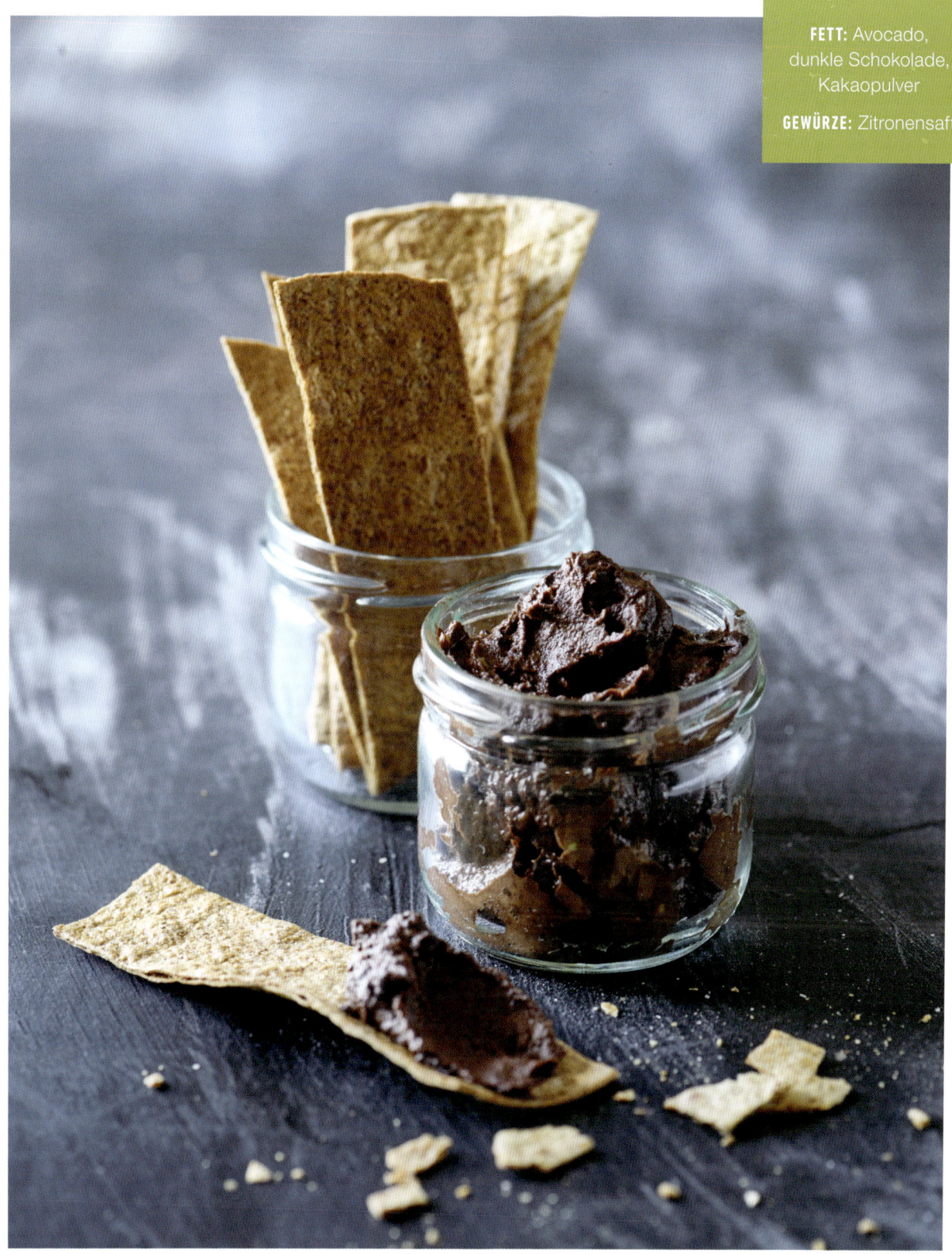

FETT: Avocado, dunkle Schokolade, Kakaopulver

GEWÜRZE: Zitronensaft

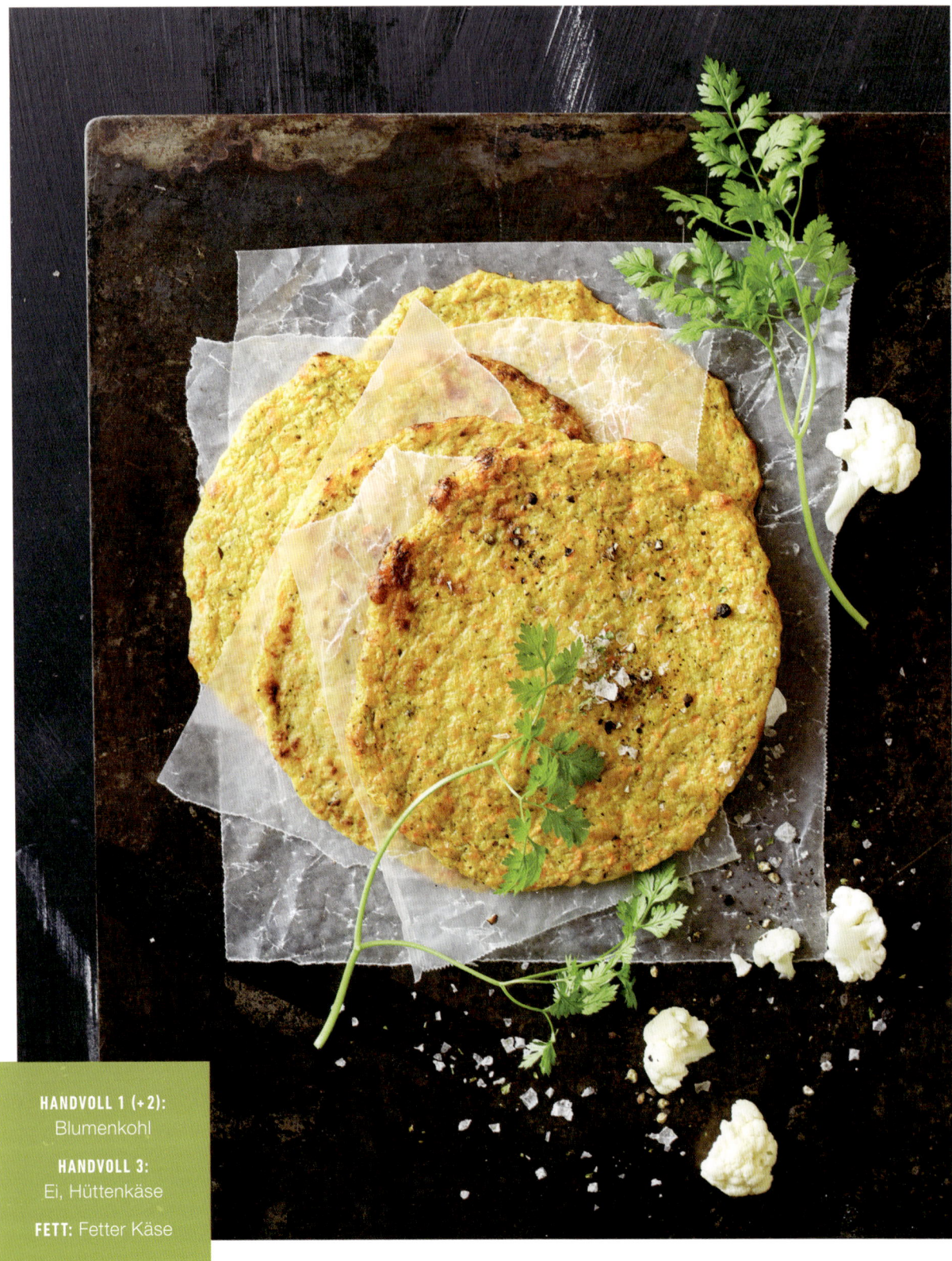

HANDVOLL 1 (+2):
Blumenkohl

HANDVOLL 3:
Ei, Hüttenkäse

FETT: Fetter Käse

BLUMENKOHLWRAPS

ZUBEREITUNGSZEIT:

einschließlich Backen
ca. 20 Minuten

MENGE FÜR:

2 Personen

ZUTATEN:

150 g gefrorene Blumen-
  kohlröschen
1 Ei
50 g Hüttenkäse
50 g geriebener fetter Käse

Pro Stück: 84 kcal
Protein: 7 g
Kohlenhydrate: 2 g
Ballaststoffe: 0,8 g
Fett: 5 g

ZUBEREITUNG:

- Kochen Sie die Blumenkohlröschen 3–4 Minuten in leicht gesalzenem Wasser und seihen Sie sie anschließend in einem Sieb ab. Mischen Sie den Blumenkohl mit dem Ei, dem Hüttenkäse und dem Käse.

- Teilen Sie die Mischung in 4 Portionen auf und geben Sie diese auf ein Stück Backpapier. Drücken Sie die einzelnen Portionen ein wenig flach und backen Sie das Ganze 15 Minuten lang bei 220 °C.

INFO:

Essen Sie die Wraps kalt oder warm zu einer Mahlzeit dazu. Füllen Sie sie beispielsweise mit einem leckeren Würstchen – auf diese Weise erhalten Sie eine komplette Mahlzeit mit den drei wichtigsten Bestandteilen des Tellermodells: Gemüse, Protein und Fett.

TIPP:

Nehmen Sie Gemüsereste anstelle der gefrorenen Blumen-kohlröschen.

GRÜNE BURGERBRÖTCHEN

ZUBEREITUNGSZEIT:

einschließlich Backzeit
ca. 45 Minuten

MENGE:

4 Brötchen

ZUTATEN:

400 g gefrorene Brokkoli-
röschen
2 Eier
2 EL pulverisierte
 Flohsamenschalen
 (z. B. Fiber Husk)
1½ TL Salz
2 EL Leinsamen
2 EL Sonnenblumenkerne

Pro Stück: 120 kcal
Protein: 8 g
Kohlenhydrate: 3 g
Ballaststoffe: 7,8 g
Fett: 7 g

ZUBEREITUNG:

– Tauen Sie das Gemüse auf, gießen Sie die Flüssigkeit ab
und pürieren Sie das Gemüse.

– Fügen Sie die Eier, die Flohsamenschalen, Salz und Leinsamen hinzu.

– Formen Sie vier flache Brötchen und legen Sie diese aufs
Backpapier. Streuen Sie die Sonnenblumenkerne darüber
und drücken Sie diese leicht fest. Backen Sie die Brötchen
ca. 35 Minuten bei 200 °C.

INFO:

Die Brötchen sind Bestandteil einer Hauptmahlzeit. Füllen Sie
sie beispielsweise mit 1 Esslöffel Mayonnaise, 1 Handvoll fein
geriebenem Spitzkohl, Tomatenscheiben, einigen Scheiben
Belag und einem Stück magerem Käse. Auf diese Weise verwenden Sie alle Bestandteile des Tellermodells und füllen eine
Esskiste ausreichend.

TIPP:

Backen Sie gleich mehrere Brötchen und frieren Sie die übrig
gebliebenen ein.

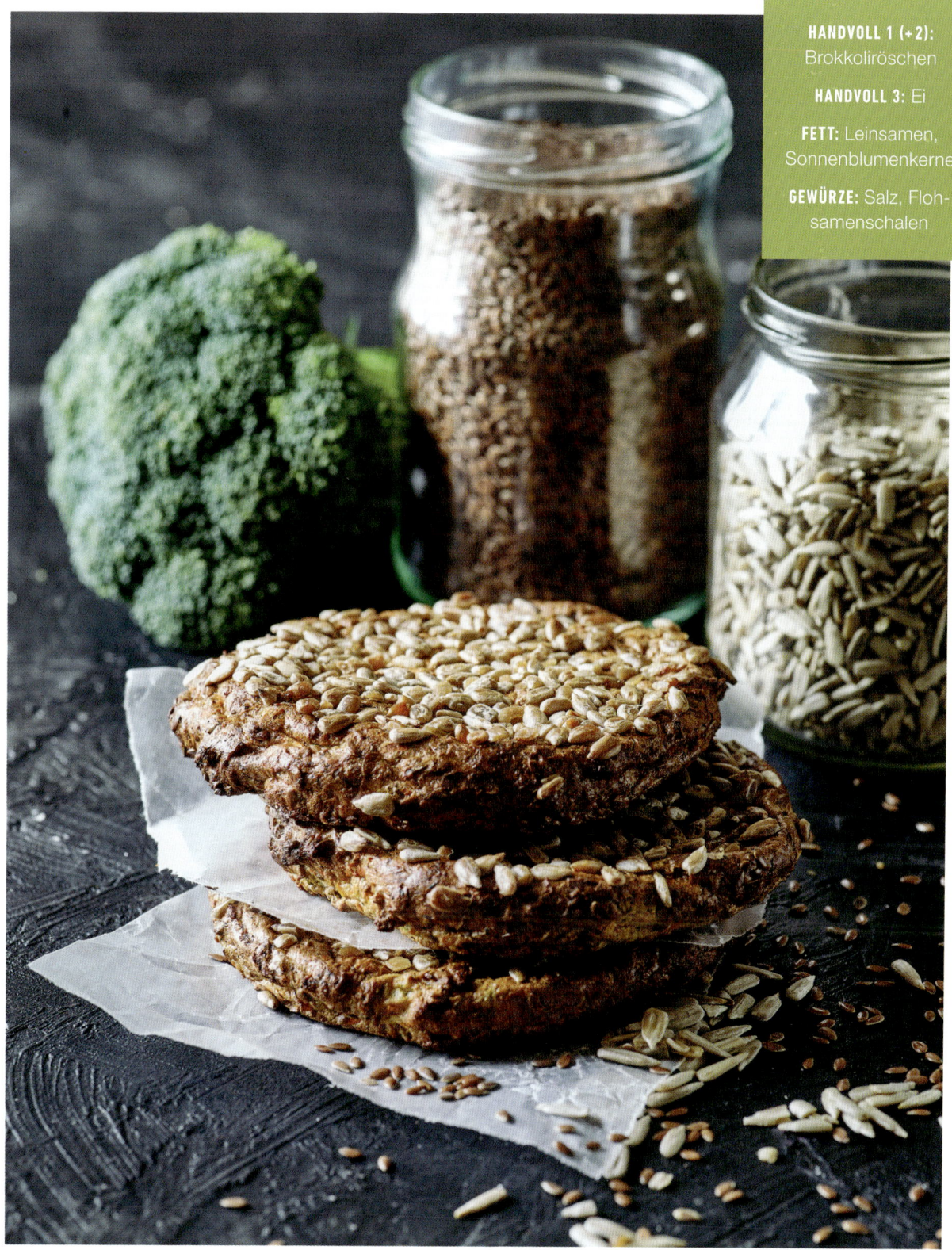

HANDVOLL 1 (+2): Brokkoliröschen

HANDVOLL 3: Ei

FETT: Leinsamen, Sonnenblumenkerne

GEWÜRZE: Salz, Flohsamenschalen

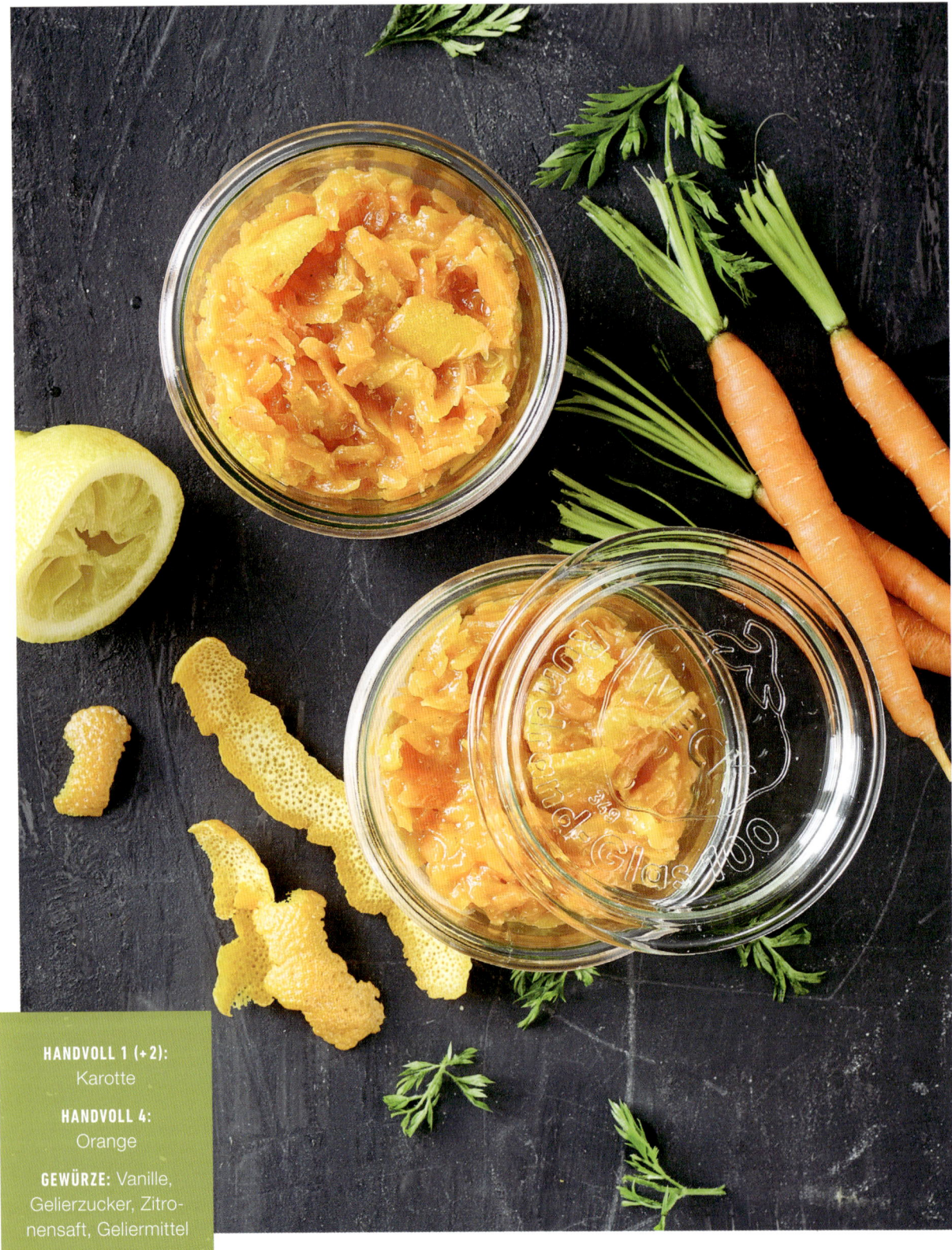

HANDVOLL 1 (+2):
Karotte

HANDVOLL 4:
Orange

GEWÜRZE: Vanille, Gelierzucker, Zitronensaft, Geliermittel

MARMELADE MIT KAROTTEN UND ORANGEN

ZUBEREITUNGSZEIT:

einschließlich Kochzeit
ca. 30 Minuten

MENGE:

2 Gläser Marmelade

ZUTATEN:

500 g Karotten
2 ungespritzte Orangen
1 Prise Vanillepulver
100 ml Wasser
250 g Gelierzucker oder
  ein anderes geeignetes
  Süßungsmittel
½ TL Stärke
Saft von 1 Zitrone

Pro 100 g: 126 kcal
Protein: 0,6 g
Kohlenhydrate: 29 g
Ballaststoffe: 1,8 g
Fett: 0,4 g

ZUBEREITUNG:

- Reiben Sie die Karotten grob und geben Sie diese in einen Kochtopf.

- Geben Sie die abgeriebene Schale einer Orange ohne das weiße Fruchtfleisch dazu.

- Schälen Sie die andere Orange. Schneiden Sie das Fruchtfleisch der beiden Orangen in kleine Stücke. Kochen Sie die geriebenen Karotten, die Orangenschale, das Fruchtfleisch und das Vanillepulver etwa 30 Minuten in 100 Milliliter Wasser.

- Mischen Sie den Gelierzucker mit der Stärke und rühren Sie diese unter die Karotten-Orangen-Mischung. Kochen Sie das Ganze etwa weitere 10 Minuten, bis die Marmelade durchsichtig ist.

- Fügen Sie den Zitronensaft hinzu und füllen Sie die Marmelade in ausgekochte Gläser. Verschließen Sie diese sofort.

INFO:

Nehmen Sie die fertige Marmelade zur Verfeinerung von Pfannkuchen und Kompott oder als Brotaufstrich. Sie hält sich 1–2 Wochen im Kühlschrank. Wenn Sie Süßungsmittel ohne Kalorien verwenden, zählt die Marmelade als ein Teil der Handvoll 1 (+2) sowie der Handvoll 4.

TIPP:

Gelierprobe: Gießen Sie etwas Marmelade auf eine kühlschrankkalte Untertasse. Geliert die Marmelade und bildet ein dünnes Häutchen, ist sie perfekt. Andernfalls müssen Sie etwas mehr Geliermittel hinzufügen.

PAPRIKAPESTO

ZUBEREITUNGSZEIT:

einschließlich Backen
ca. 35 Minuten

MENGE:

1 Glas Pesto

ZUTATEN:

2 rote Paprikaschoten
3 Knoblauchzehen
2 EL Cashewkerne
2 EL Zitronensaft
1 TL geriebene
   Zitronenschale
1 EL geriebener Parmesan
2 EL Olivenöl
½ TL geräuchertes
   Paprikapulver
Salz
Pfeffer

Pro 100 g: 112 kcal
Protein: 3 g
Kohlenhydrate: 6 g
Ballaststoffe: 1,7 g
Fett: 9 g

ZUBEREITUNG:

– Halbieren Sie die Paprikaschoten und entfernen Sie Stielansatz und die Kerne. Legen Sie die Paprikaschoten mit der Außenseite nach oben und die ganzen Knoblauchzehen auf ein mit Backpapier ausgelegtes Blech. Backen Sie die Paprikaschoten und den Knoblauch etwa 20 Minuten bei 200 °C, bis das Äußere der Paprikaschoten schwarz zu werden beginnt.

– Legen Sie die warmen Paprikaschoten und den Knoblauch in eine Plastiktüte und verschließen Sie diese, sodass sich Kondenswasser bildet.

– Entfernen Sie die Haut und die Schale und geben Sie das Fleisch in einen Mixer.

– Fügen Sie Cashewkerne, Zitronensaft, Zitronenschale, Parmesan, Olivenöl sowie das Paprikapulver hinzu und vermengen Sie alles zu einem cremigen Pesto.

– Würzen Sie die Masse mit Salz und Pfeffer.

INFO:

Sie können das fertige Pesto im Grunde genommen zu allen Gerichten verwenden. Es hält sich 2–3 Tage im Kühlschrank. Das Pesto besteht vor allem aus Gemüse und zählt daher zu Handvoll 1 (+2). Essen Sie jedoch mehrere große Esslöffel davon, sollten Sie es auch zur Kategorie Fett hinzuzählen.

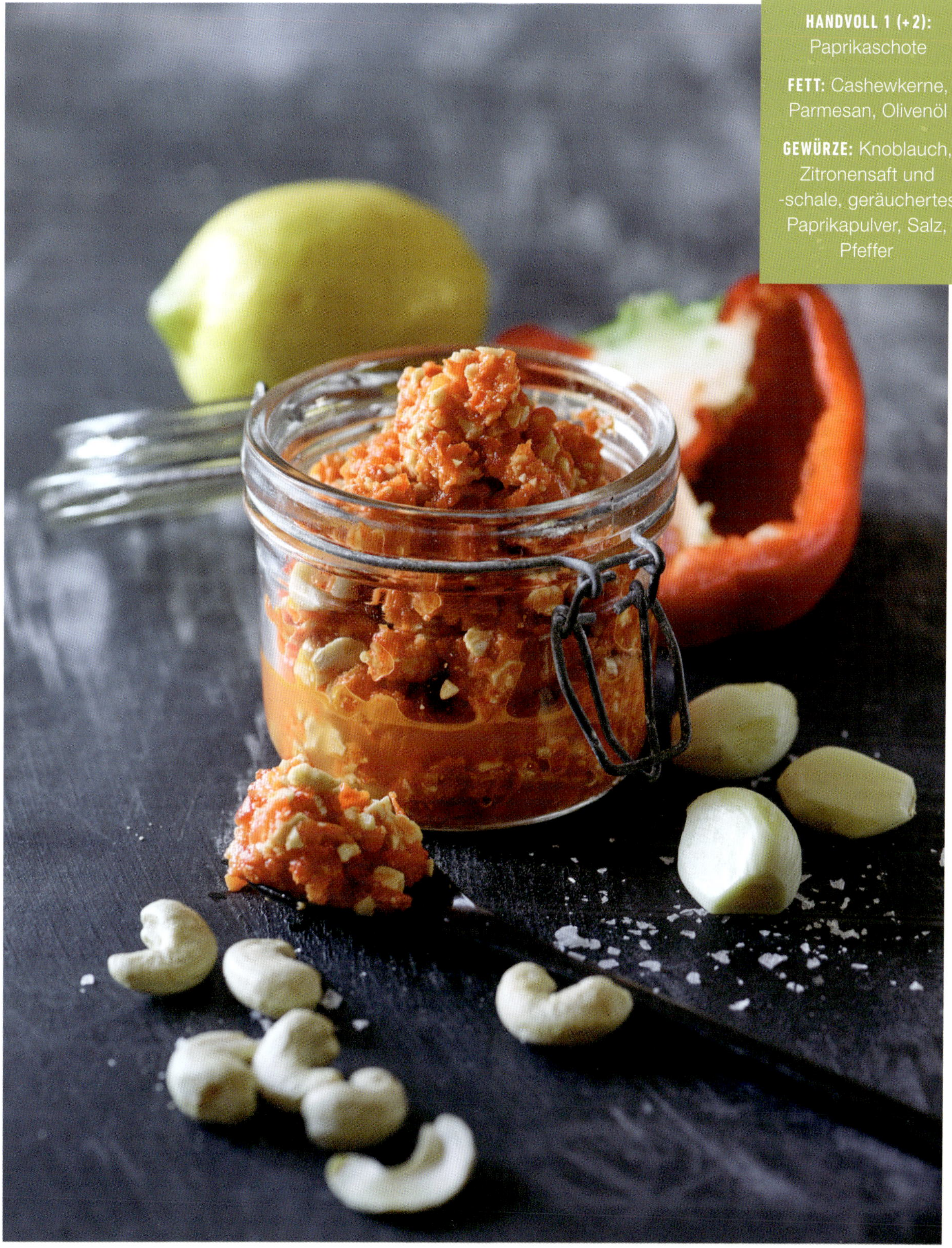

HANDVOLL 1 (+2):
Paprikaschote

FETT: Cashewkerne,
Parmesan, Olivenöl

GEWÜRZE: Knoblauch,
Zitronensaft und
-schale, geräuchertes
Paprikapulver, Salz,
Pfeffer

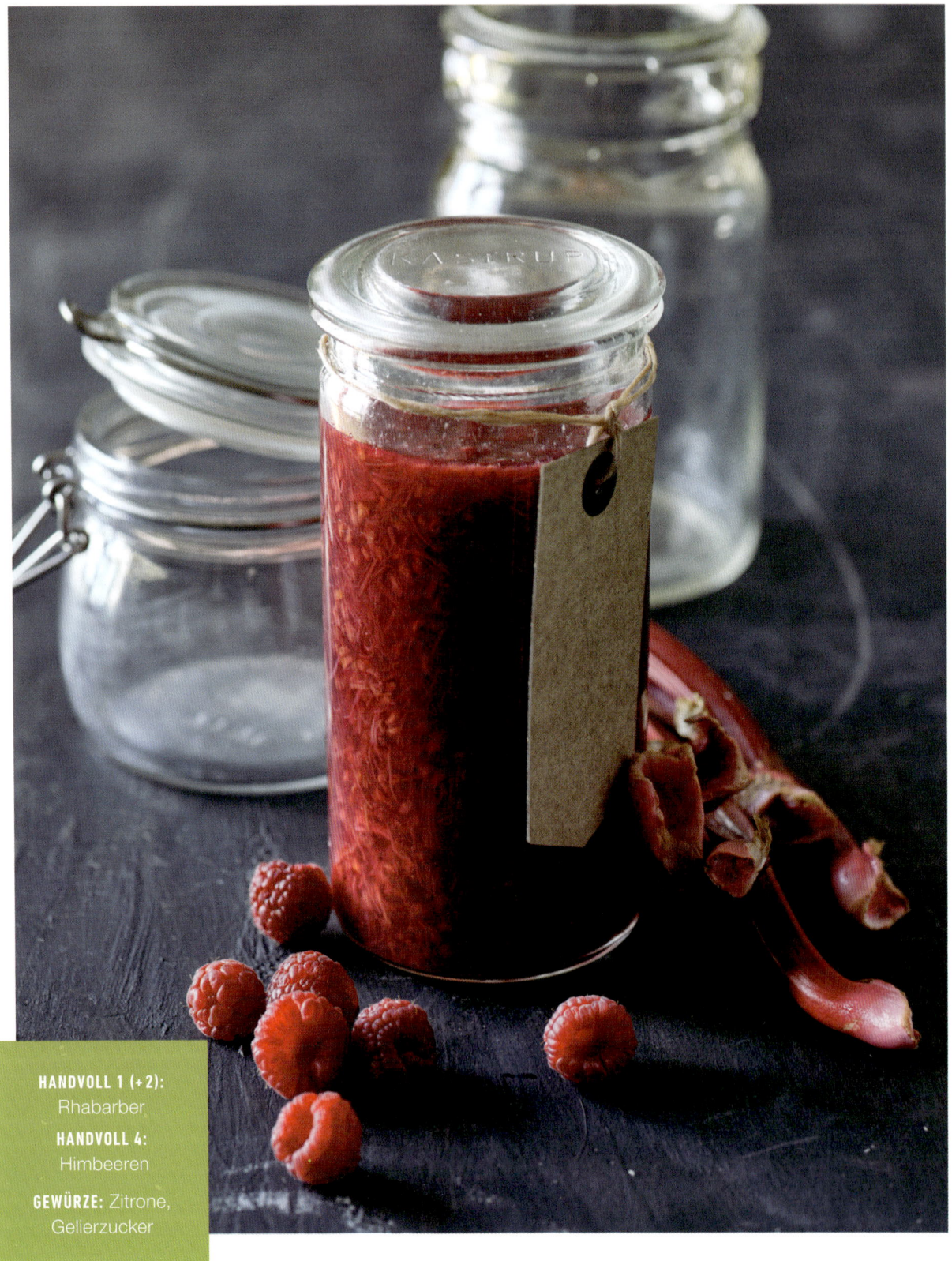

62

HANDVOLL 1 (+2):
Rhabarber

HANDVOLL 4:
Himbeeren

GEWÜRZE: Zitrone,
Gelierzucker

RHABARBER-HIMBEER-MARMELADE

ZUBEREITUNGSZEIT:

einschließlich Kochen
ca. 30 Minuten

MENGE:

1 großes Glas Marmelade

ZUTATEN:

300 g Rhabarber
½ ungespritzte Zitrone
200 g Himbeeren
50 ml Wasser
125 g Gelierzucker oder
ein anderes geeignetes
Süßungsmittel
Evtl. etwas rotes Gelier-
mittel

Pro 100 g: 100 kcal
Protein: 0,8 g
Kohlenhydrate: 21 g
Ballaststoffe: 2,9 g
Fett: 0,6 g

ZUBEREITUNG:

– Schneiden Sie den Rhabarber in 1 Zentimeter große Stücke.

– Reiben Sie ½ Teelöffel Zitronenschale ab und pressen Sie die Zitrone aus. Kochen Sie den Rhabarber, die Himbeeren, die Zitronenschale, den Zitronensaft und das Wasser etwa 15 Minuten.

– Fügen Sie den Zucker hinzu. Wenn die Marmelade dicker sein soll, geben Sie eine Mischung aus rotem Geliermittel (¼ Teelöffel voll) und Gelierzucker (1 Teelöffel voll) hinzu. Lassen Sie die Marmelade aufkochen und füllen Sie diese in ausgekochte Gläser. Verschließen Sie diese sofort.

INFO:

Verwenden Sie die fertige Marmelade zur Geschmacksverfeinerung – Sie können gut 1 Esslöffel zu einer Mahlzeit hinzufügen. Die Marmelade hält sich 1 Woche im Kühlschrank. Kochen Sie die Marmelade mit Süßungsmittel ohne Kalorien, ist sie ein Bestandteil der Handvoll 1 (+2) sowie der Handvoll 4.

SCHARFE TOMATENMARMELADE

ZUBEREITUNGSZEIT:

einschließlich Kochen
ca. 40 Minuten

MENGE:

1–2 Gläser Marmelade

ZUTATEN:

300 g Tomaten
100 g rote Paprikaschoten
1 rote Chilischote
50 ml Wasser
1 EL Zitronensaft
1 Prise Vanillepulver
400 g Gelierzucker
Evtl. etwas rotes
    Geliermittel

Pro 100 g: 198 kcal
Protein: 0,4 g
Kohlenhydrate: 48 g
Ballaststoffe: 0,7 g
Fett: 0,2 g

ZUBEREITUNG:

– Schneiden Sie Tomaten, Paprika- und Chilischoten in kleine Stücke. Kochen Sie diese zusammen mit dem Wasser und dem Zitronensaft etwa 20 Minuten.

– Geben Sie Vanillepulver sowie Gelierzucker dazu und kochen Sie die Marmelade weitere 10–20 Minuten, bis sie beginnt, dickflüssig zu werden. Wenn die Marmelade dicker sein soll, geben Sie eine Mischung aus rotem Geliermittel und Gelierzucker (jeweils 1 Teelöffel) hinzu.

– Füllen Sie die fertige Marmelade in ausgekochte Gläser und verschließen Sie sie sofort.

INFO:

Verwenden Sie die fertige Marmelade zur Geschmacksverfeinerung – Sie können gut 1 Esslöffel zu einer Mahlzeit hinzufügen. Die Marmelade hält sich 1 Woche im Kühlschrank. Verwenden Sie Gelierzucker, dann zählt die Marmelade zu den Genussmitteln (siehe S. 242). Verwenden Sie Süßungsmittel ohne Kalorien, so zählt sie zu Handvoll 1 (+ 2).

TIPPS:

Gelierprobe: Gießen Sie etwas Marmelade auf eine kühlschrankkalte Untertasse. Geliert die Marmelade und bildet ein dünnes Häutchen, ist sie perfekt. Andernfalls müssen Sie etwas mehr Geliermittel hinzufügen.

Sie können anstelle von roten Tomaten und Paprikaschoten grüne verwenden. Die Chili können Sie weglassen, wenn die Marmelade nicht zu scharf werden soll.

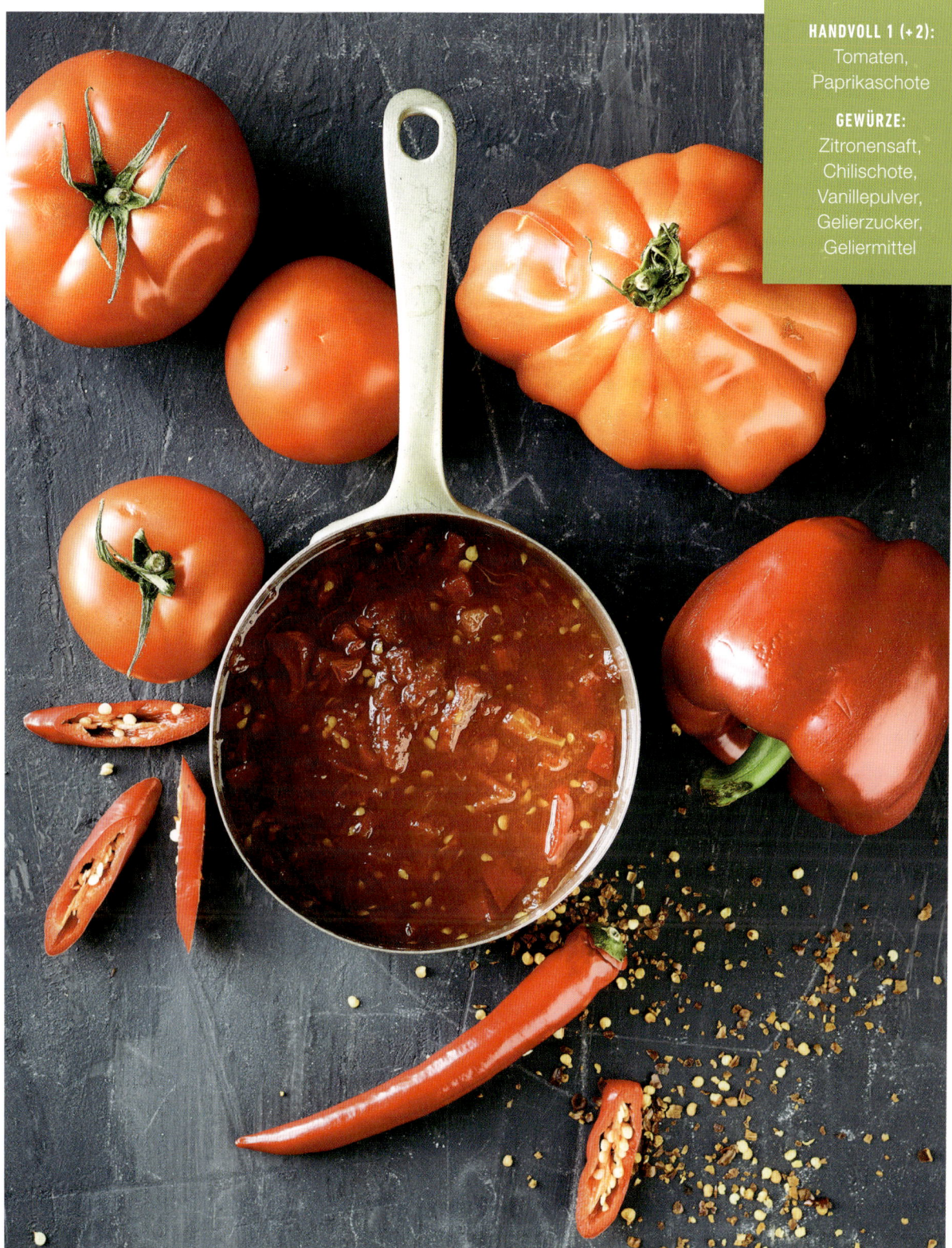

HANDVOLL 1 (+2):
Tomaten,
Paprikaschote

GEWÜRZE:
Zitronensaft,
Chilischote,
Vanillepulver,
Gelierzucker,
Geliermittel

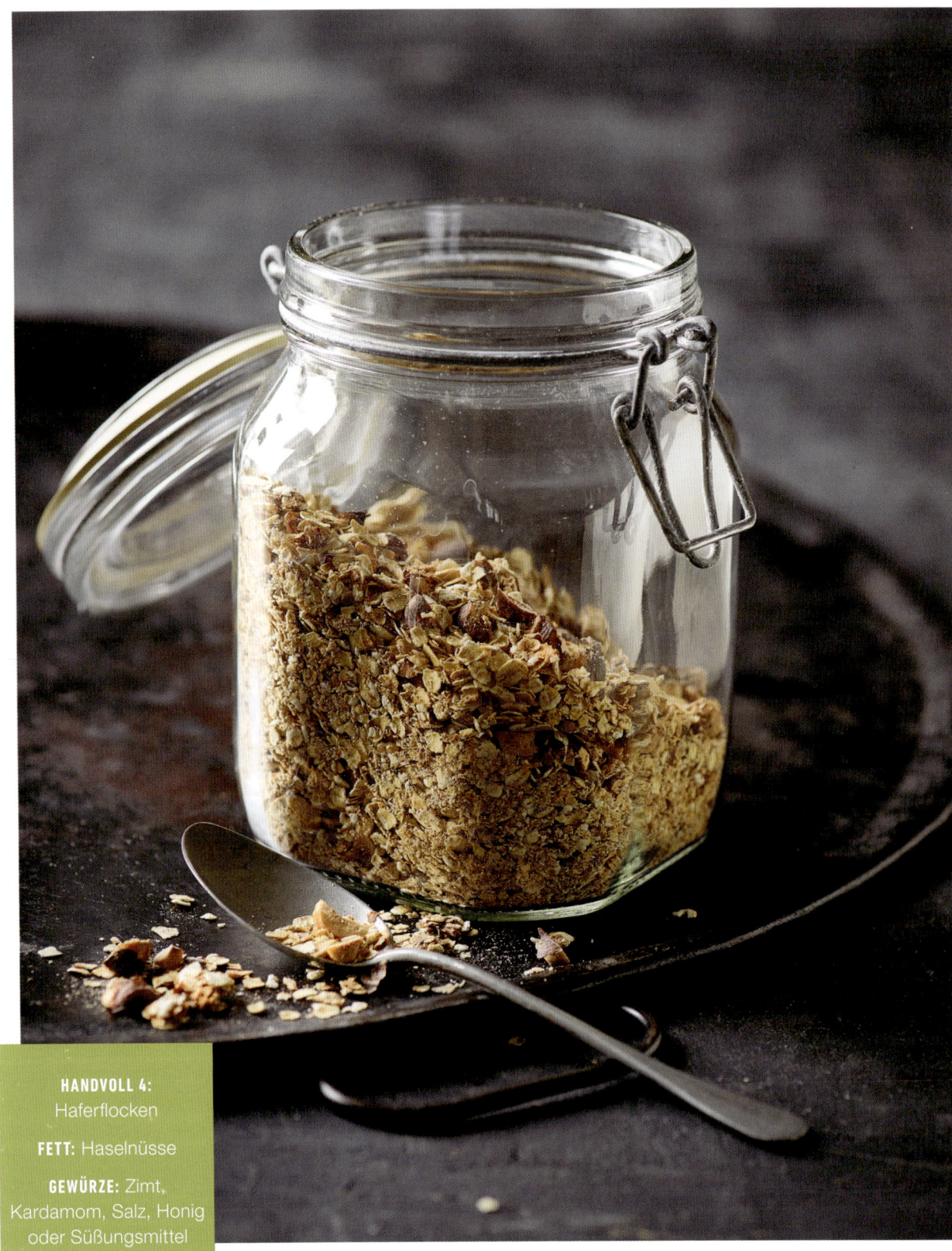

HANDVOLL 4:
Haferflocken

FETT: Haselnüsse

GEWÜRZE: Zimt,
Kardamom, Salz, Honig
oder Süßungsmittel

SELBST GEMACHTES MÜSLI

ZUBEREITUNGSZEIT:

einschließlich Backen
ca. 30 Minuten

MENGE:

8 Portionen

ZUTATEN:

65 g Haselnüsse
105 g Haferflocken
½ TL Zimt
½ TL Kardamom
1 Prise Salz
2 EL Honig oder ein
    anderes geeignetes
    Süßungsmittel

Pro 100 g: 359 kcal
Protein: 10 g
Kohlenhydrate 63 g
Ballaststoffe: 8,3 g
Fett: 5 g

ZUBEREITUNG:

- Hacken Sie die Haselnüsse grob und geben Sie diese zusammen mit den Haferflocken, dem Zimt, Kardamom, Salz und Honig oder einem Süßungsmittel in eine Schüssel.

- Vermischen Sie die Zutaten zu einer homogenen Masse und breiten Sie diese anschließend auf einem mit Backpapier belegten Blech aus.

- Backen Sie die Mischung 15–20 Minuten bei 180 °C im Ofen. Achten Sie darauf, dass das Müsli nicht zu dunkel wird.

INFO:

Wenn Sie nicht zu viele kalorienhaltige Zutaten wie Nüsse, Samen und Kerne verwenden, können Sie das Müsli zur Handvoll 4 zählen. Das ist jedoch immer von der Zusammensetzung der Zutaten abhängig. Als Faustregel gilt, dass der Kaloriengehalt des Müslis 400 Kilokalorien pro 100 Gramm nicht übersteigen darf.

TIPPS:

Wenn Sie keine Haselnüsse vertragen, können Sie diese durch andere Nüsse, Kerne oder Samen ersetzen.

Geben Sie einige Esslöffel Kokosflocken ins Müsli.

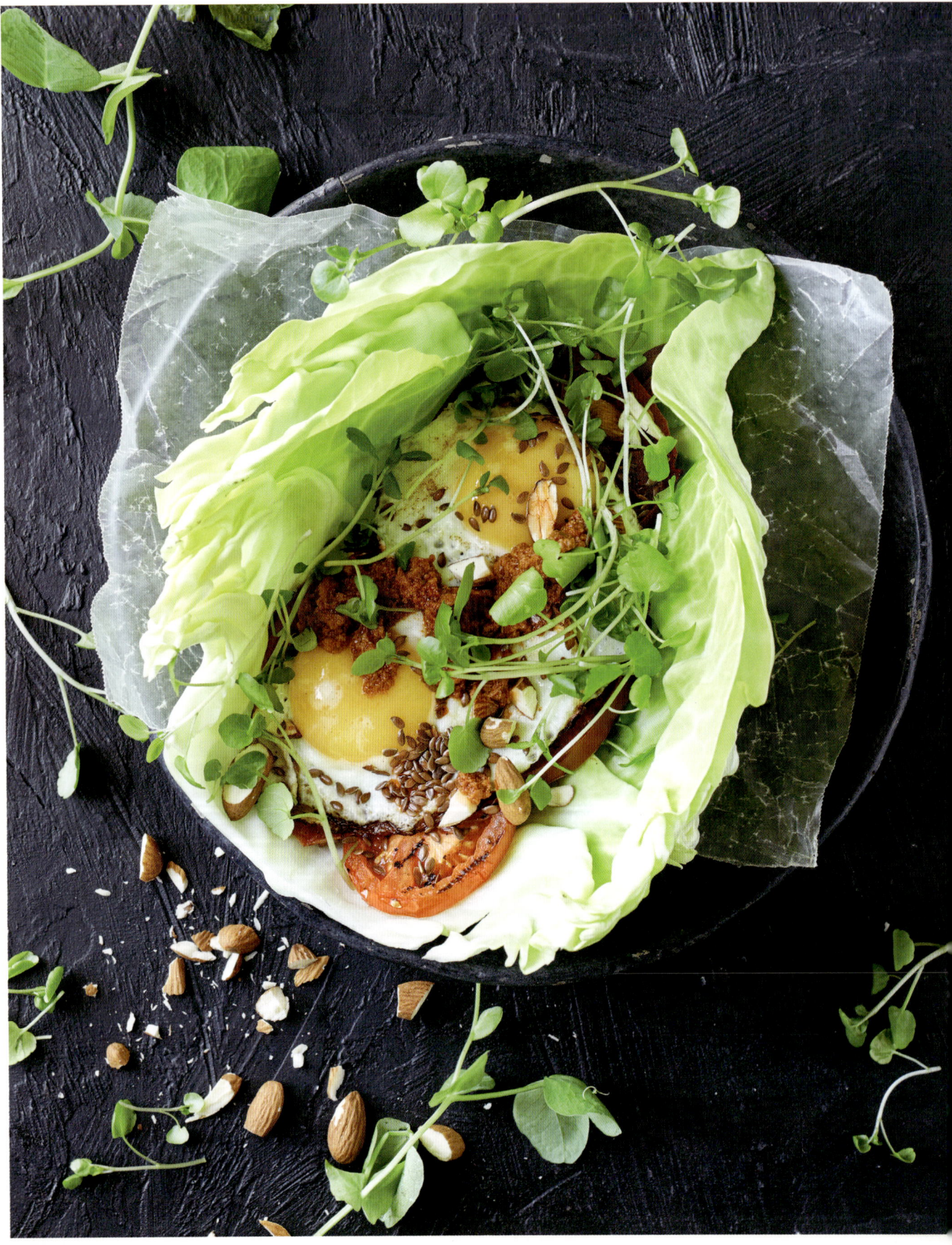

3

FRÜHSTÜCK

KOMPLETTES FRÜHSTÜCK

ZUBEREITUNGSZEIT:

10 Minuten

MENGE FÜR:

2 Personen

ZUTATEN:

2 Eier

400 g Naturjoghurt

35 g selbst gemachtes
Müsli (Rezept S. 67)

1 rote Paprikaschote

¼ Gurke

4 Spargelstangen

2 Scheiben Knäckebrot

4 Scheiben Schinken

2 Scheiben Käse
(45+ % Fett i. Tr.)

Salz

Pfeffer

Pro Person: 474 kcal

Protein: 31 g

Kohlenhydrate: 37 g

Ballaststoffe: 6,2 g

Fett: 21 g

ZUBEREITUNG:

– Kochen Sie die Eier 4–5 Minuten, bis sie weich sind.

– Gießen Sie 200 Gramm Joghurt in zwei Gläser und streuen Sie das Müsli darauf.

– Schneiden Sie die Paprikaschote und die Gurke in Streifen. Brechen Sie ⅓ der Spargelstangen ab.

– Richten Sie das Knäckebrot, den Schinken und Käse auf einem Teller an. Würzen Sie die Eier mit Salz und Pfeffer.

PRO PERSON HABEN SIE NUN:

1 weich gekochtes Ei, Joghurt mit Müsli, 1–2 Hände voll Paprika, Gurken und Spargel, 1 Scheibe Knäckebrot, 2 Scheiben Schinken und 1 Scheibe Käse.

TIPP:

Kaufen Sie ein fertiges Müsli. Der Zuckeranteil sollte nicht mehr als 13 Gramm pro 100 Gramm betragen.

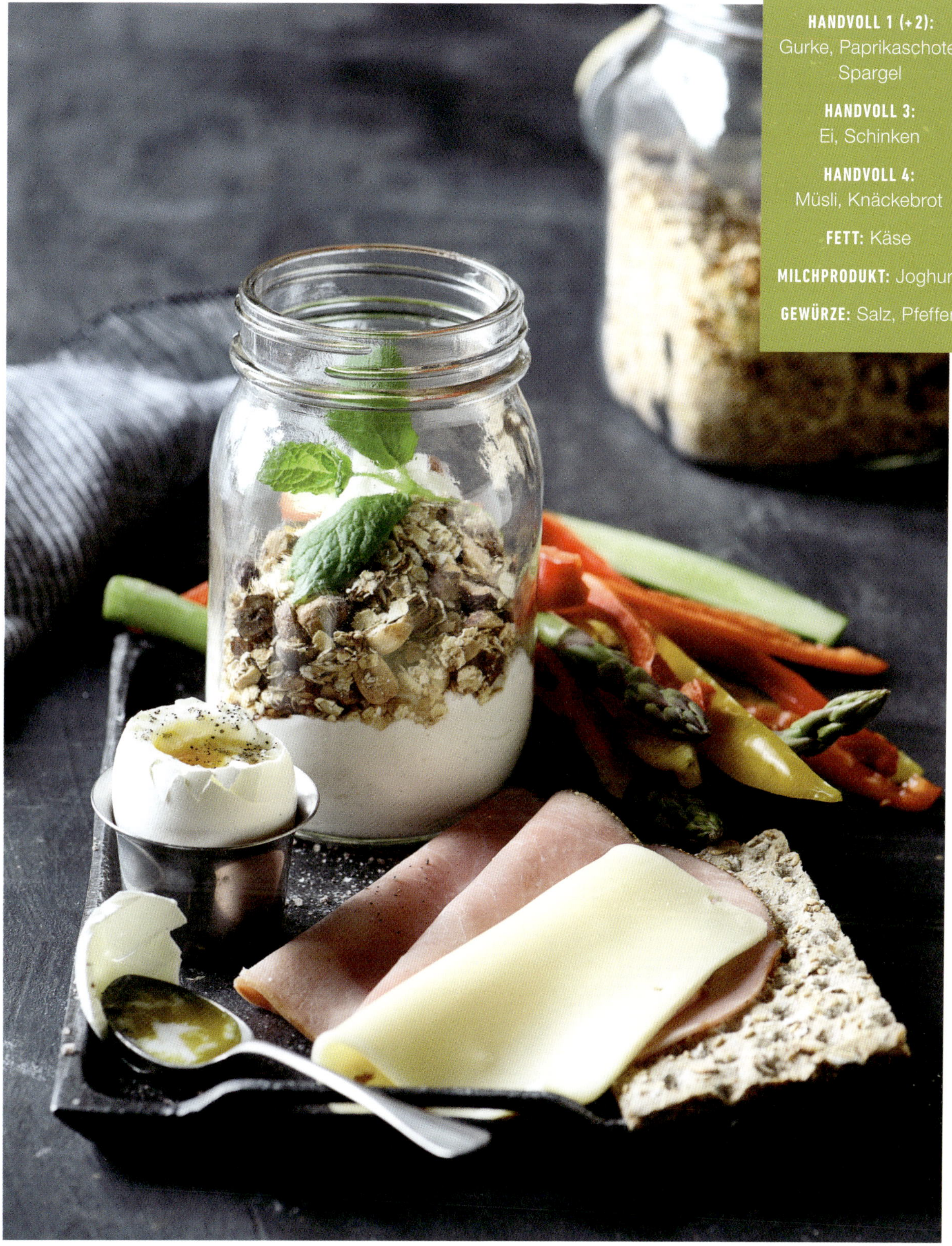

HANDVOLL 1 (+2):
Gurke, Paprikaschote, Spargel

HANDVOLL 3:
Ei, Schinken

HANDVOLL 4:
Müsli, Knäckebrot

FETT: Käse

MILCHPRODUKT: Joghurt

GEWÜRZE: Salz, Pfeffer

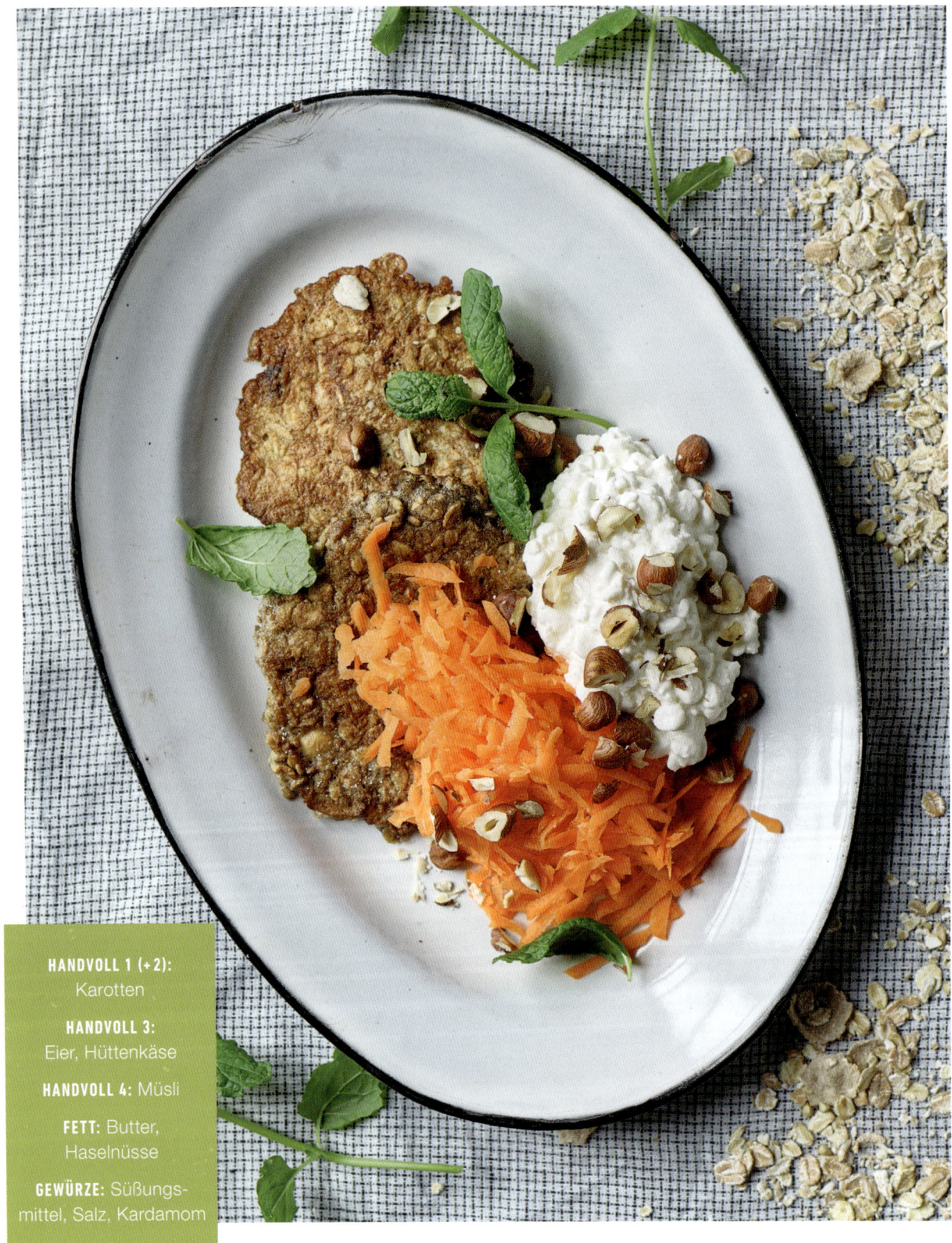

HANDVOLL 1 (+2):
Karotten

HANDVOLL 3:
Eier, Hüttenkäse

HANDVOLL 4: Müsli

FETT: Butter,
Haselnüsse

GEWÜRZE: Süßungs-
mittel, Salz, Kardamom

MÜSLIKLECKSE

ZUBEREITUNGSZEIT:

25 Minuten

MENGE FÜR:

2 Personen

ZUTATEN:

80 g Müsli

2 Eier

1 TL flüssiges Süßungs-
mittel oder ein anderes
geeignetes Süßungsmittel

1 Messerspitze Salz

½ TL Kardamom

20 g Butter

150 g Karotten

15 g Haselnüsse

200 g Hüttenkäse (4 % Fett)

Pro Person: 471 kcal
Protein: 26 g
Kohlenhydrate: 33 g
Ballaststoffe: 6,4 g
Fett: 25 g

ZUBEREITUNG:

– Geben Sie das Müsli, die Eier, das Süßungsmittel, Salz und
Kardamom in eine Schüssel und verarbeiten Sie die Zutaten
zu einer homogenen Masse. Lassen Sie die Masse 5 Minuten ruhen.

– Schmelzen Sie die Butter in einer Pfanne und braten Sie
die Müslikleckse, bis sie goldgelb und auf beiden Seiten
knusprig sind.

– Reiben Sie die Karotten, hacken Sie die Haselnüsse und
reichen Sie beides zusammen mit dem Hüttenkäse zu den
Müsliklecksen.

PRO PERSON HABEN SIE NUN:

1–2 Hände voll Müslikleckse, 1 Handvoll geriebene Karotten
und 100 Gramm (½ Handvoll) Hüttenkäse sowie einige Haselnüsse.

TIPP:

Müsli sollte maximal 13 Gramm Zucker pro 100 Gramm enthalten.

KÄSEBROT MIT WEICH GEKOCHTEM EI

ZUBEREITUNGSZEIT:

15 Minuten

MENGE FÜR:

2 Personen

ZUTATEN:

2 Eier

2 Scheiben Knäckebrot

10 g Butter

6 Scheiben Käse

(20+ % Fett i. Tr.)

1 Orange

1 Avocado

30 g Haselnüsse

Pro Person: 553 kcal

Protein: 31 g

Kohlenhydrate: 24 g

Ballaststoffe: 8,3 g

Fett: 36 g

ZUBEREITUNG:

- Kochen Sie die Eier 4–5 Minuten.

- Bestreichen Sie das Knäckebrot mit Butter und belegen Sie es jeweils mit drei Scheiben Käse.

- Schneiden Sie die Orange in Scheiben und teilen Sie die Avocado in zwei Hälften.

- Garnieren Sie den Teller mit Haselnüssen.

PRO PERSON HABEN SIE NUN:

1 weich gekochtes Ei, 1 Stück Knäckebrot bestrichen mit Butter und 3 Scheiben mageren Käse, ½ Orange sowie ½ Avocado.

TIPPS:

Rösten Sie die Nüsse ohne Fett in einer Pfanne an.

Essen Sie dazu, wenn Sie mögen, 1–2 Hände voll Gemüse.

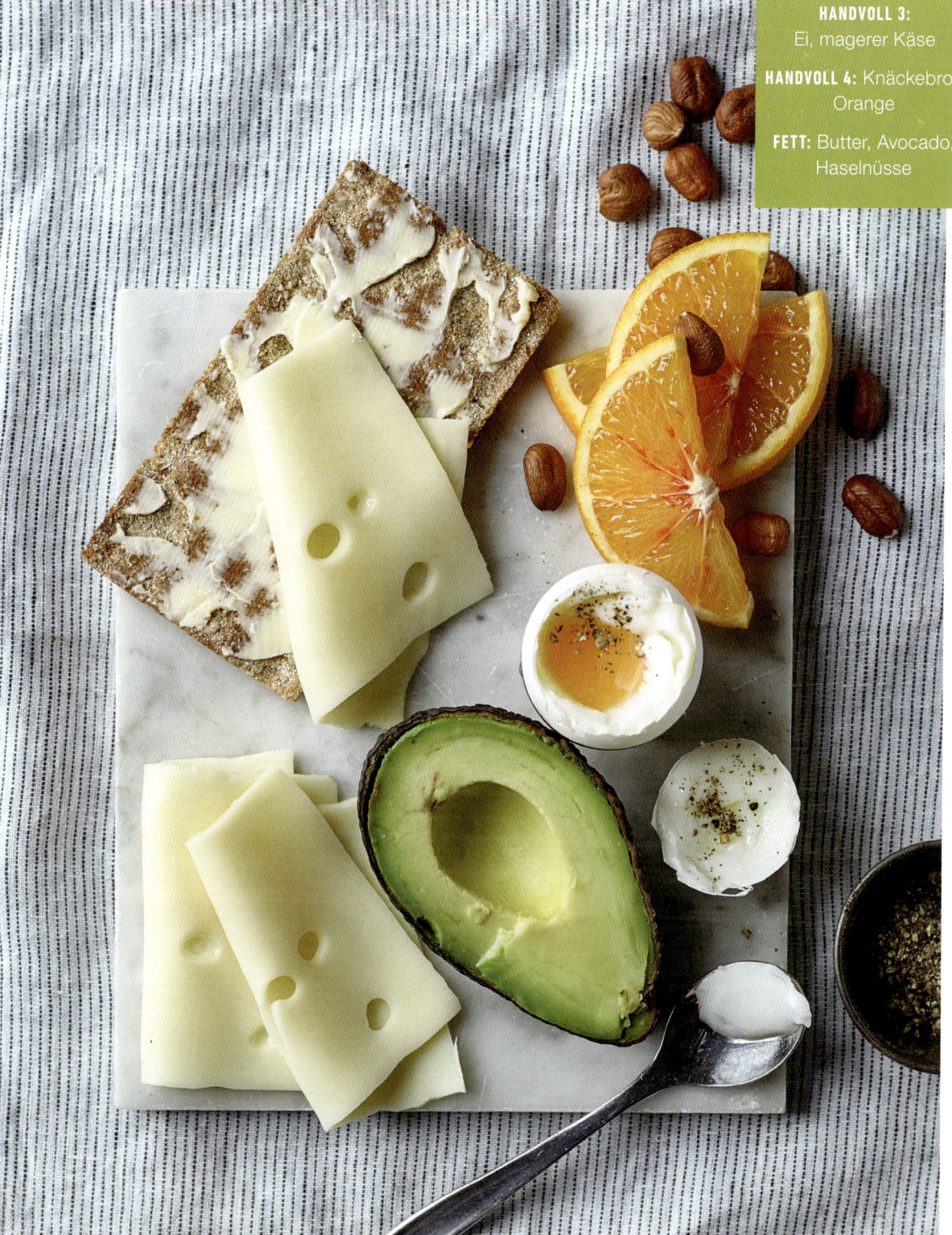

HANDVOLL 3:
Ei, magerer Käse

HANDVOLL 4: Knäckebrot,
Orange

FETT: Butter, Avocado,
Haselnüsse

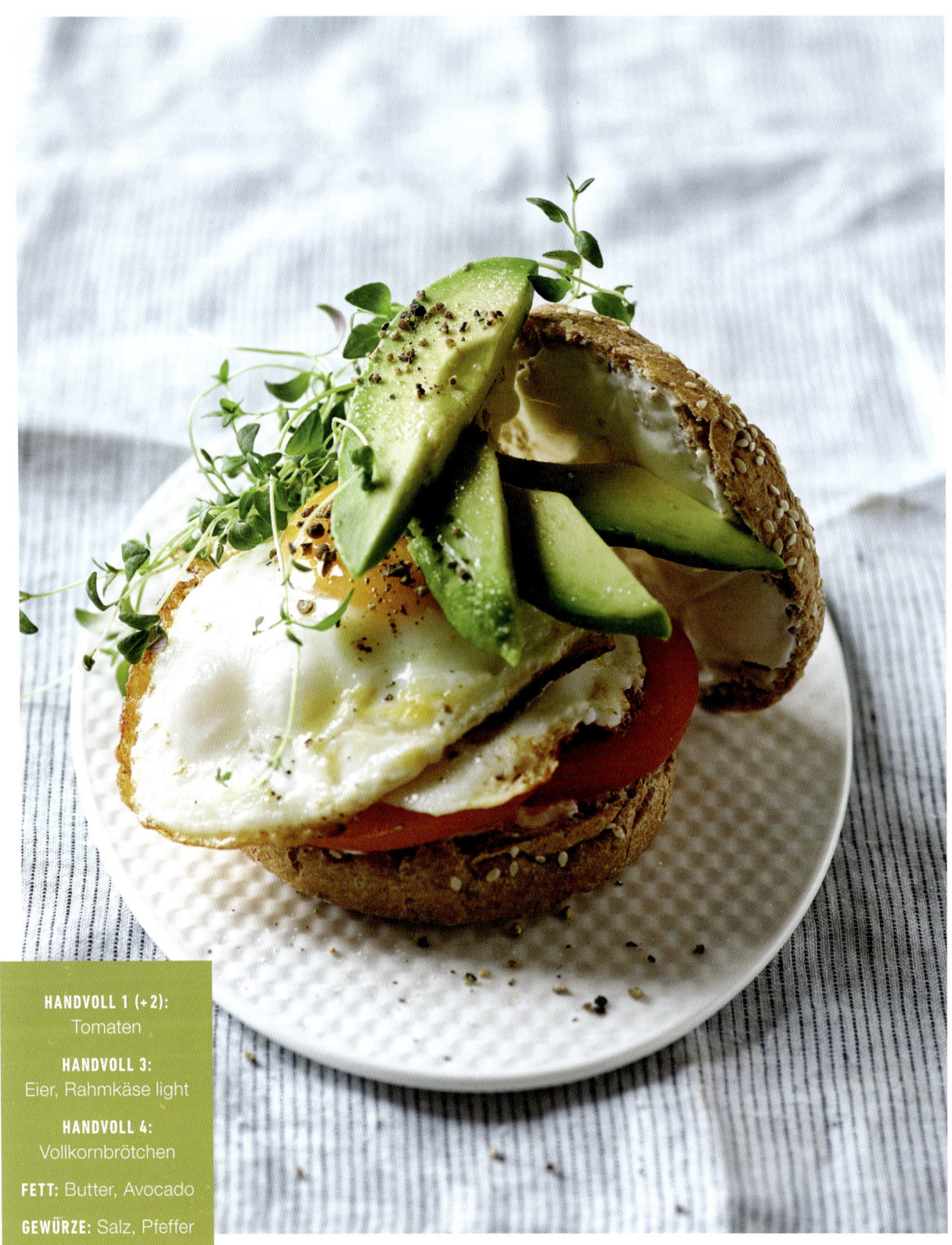

HANDVOLL 1 (+2):
Tomaten

HANDVOLL 3:
Eier, Rahmkäse light

HANDVOLL 4:
Vollkornbrötchen

FETT: Butter, Avocado

GEWÜRZE: Salz, Pfeffer

FRÜHSTÜCKSBURGER

ZUBEREITUNGSZEIT:

15 Minuten

MENGE FÜR:

2 Personen

ZUTATEN:

4 Eier

10 g Butter

2 Vollkornbrötchen

50 g Rahmkäse natur, light

2 Tomaten

1 Avocado

Salz

Pfeffer

Pro Person: 587 kcal
Protein: 25 g
Kohlenhydrate: 45 g
Ballaststoffe: 8,7 g
Fett: 32 g

ZUBEREITUNG:

– Braten Sie die Eier mit Butter in einer Pfanne.

– Bestreichen Sie die Brötchenhälften mit dem Rahmkäse. Legen Sie die Tomatenscheiben jeweils auf die eine Hälfte und die Avocadoscheiben auf die jeweils andere.

– Legen Sie die Spiegeleier darauf, würzen Sie sie mit Salz und Pfeffer und klappen Sie den Burger zu.

PRO PERSON HABEN SIE NUN:

1 Frühstücksburger, eventuell etwas Gemüse.

TIPP:

Belegen Sie den Burger mit einigen frischen Kräutern, bevor Sie ihn zuklappen.

OVERNIGHT OATS MIT KÄSERÖLLCHEN

ZUBEREITUNGSZEIT:

10 Minuten
Achtung: Die Grütze
sollte über Nacht im
Kühlschrank stehen.

MENGE FÜR:

2 Personen

ZUTATEN:

Overnight Oats:

2 EL Chiasamen
30 g Haferflocken
1 Messerspitze Vanillepulver
2 Dörrpflaumen
300 ml Magermilch
  (0,1 % Fett)
100 g gemischte Beeren
30 g Mandeln
20 g dunkle Schokolade
  (80 % Kakao)

Käseröllchen:

Romanasalat
4 Scheiben Käse
  (20+ % Fett i. Tr.)

Pro Person: 446 kcal
Protein: 27 g
Kohlenhydrate: 32 g
Ballaststoffe: 10 g
Fett: 21 g

ZUBEREITUNG:

– Mischen Sie Chiasamen, Haferflocken und Vanillepulver in einer Schüssel. Schneiden Sie die Dörrpflaumen klein und geben Sie diese zusammen mit der Magermilch dazu. Bedecken Sie die Schüssel und stellen Sie sie in den Kühlschrank.

– Rühren Sie die Oats nach 1 Stunde um und stellen Sie sie über Nacht wieder in den Kühlschrank.

– Servieren Sie die Oats kalt mit Beeren, gehackten Mandeln und Schokolade.

– Rollen Sie ein Stück Romanasalat um jede Käsescheibe.

PRO PERSON HABEN SIE NUN:

Die Hälfte der Oats mit ½ Handvoll Beeren, 1 Esslöffel Mandeln und 1 Esslöffel dunkle Schokolade. Dazu 2 Käseröllchen.

TIPPS:

Essen Sie zu den Käseröllchen einige Radieschen.

Machen Sie die doppelte Portion Oats. Sie sind im Kühlschrank gut 1 weiteren Tag haltbar.

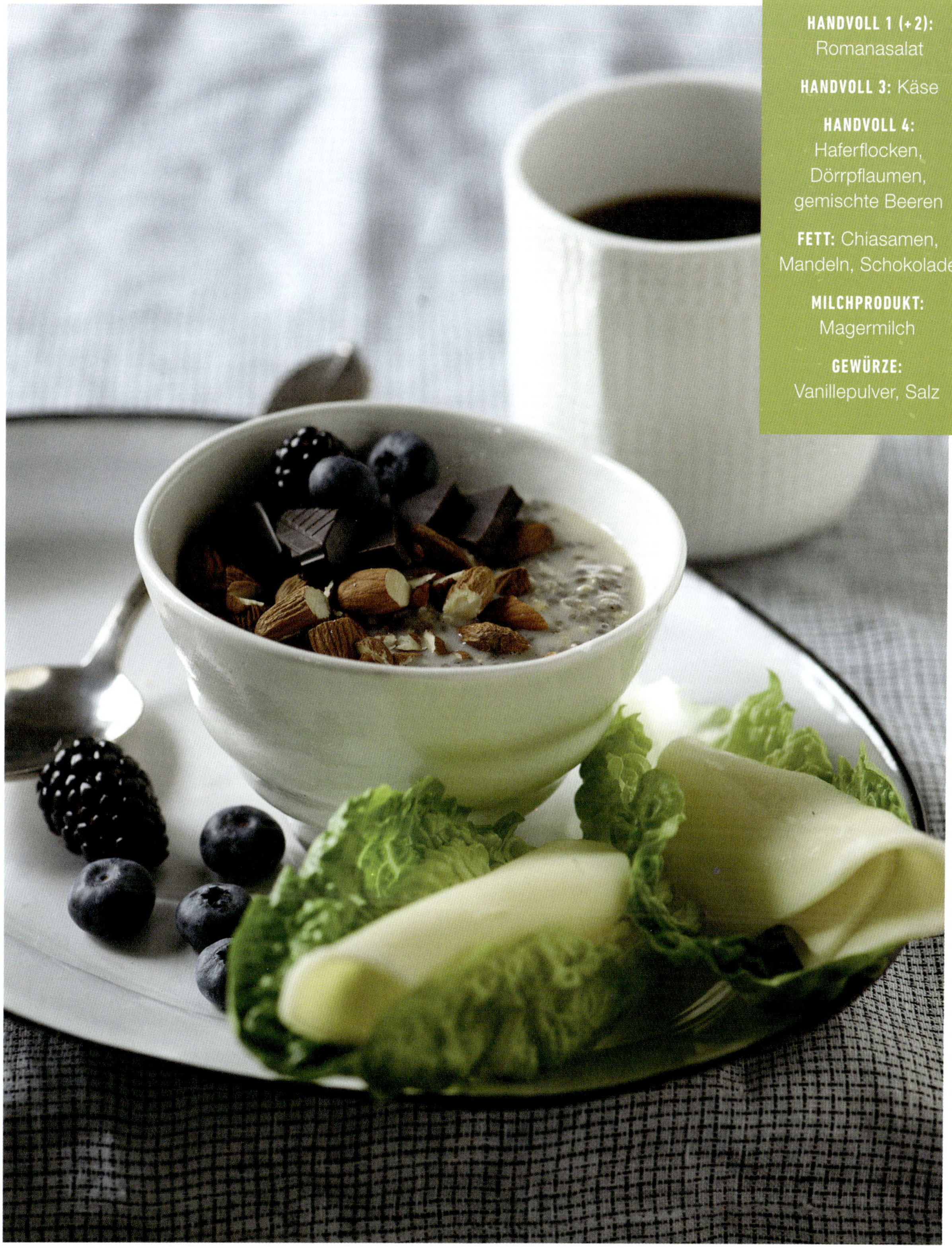

HANDVOLL 1 (+ 2):
Romanasalat

HANDVOLL 3: Käse

HANDVOLL 4:
Haferflocken,
Dörrpflaumen,
gemischte Beeren

FETT: Chiasamen,
Mandeln, Schokolade

MILCHPRODUKT:
Magermilch

GEWÜRZE:
Vanillepulver, Salz

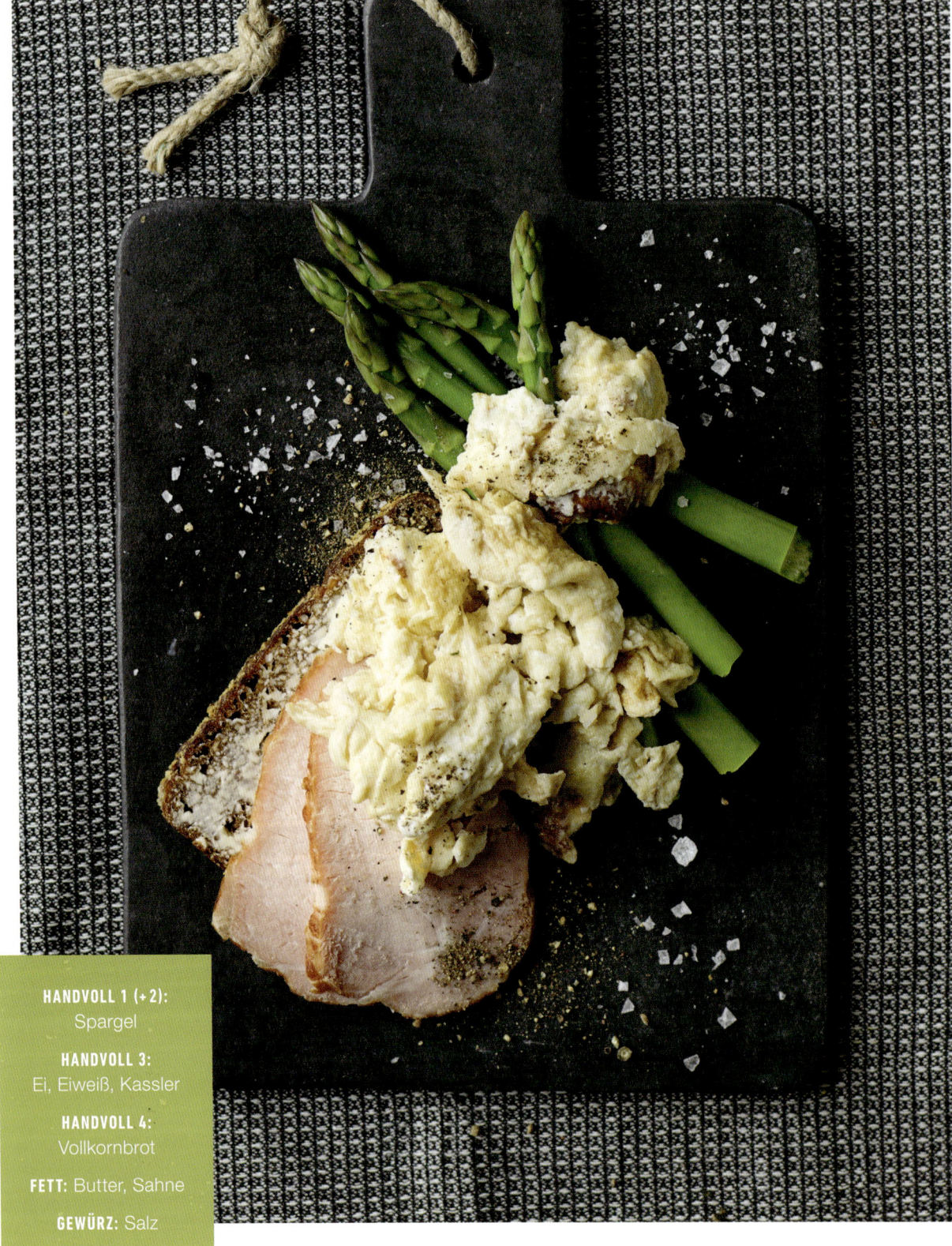

HANDVOLL 1 (+2):
Spargel

HANDVOLL 3:
Ei, Eiweiß, Kassler

HANDVOLL 4:
Vollkornbrot

FETT: Butter, Sahne

GEWÜRZ: Salz

RÜHREIER MIT KASSLER

ZUBEREITUNGSZEIT:
20 Minuten

MENGE FÜR:
2 Personen

ZUTATEN:
100 g grüner Spargel
20 g Butter
3 Eier
2 Eiweiß
60 ml Sahne (38 % Fett)
½ TL Salz
2 Scheiben Vollkornbrot
4 Scheiben Kassler

Pro Person: 463 kcal
Protein: 26 g
Kohlenhydrate: 21 g
Ballaststoffe: 4,8 g
Fett: 30 g

ZUBEREITUNG:

– Schneiden Sie das untere, trockene Ende des Spargels ab.

– Gießen Sie kochendes Wasser auf den grünen Spargel und lassen Sie ihn 5 Minuten ziehen – gießen Sie das Wasser ab.

– Lassen Sie die Hälfte der Butter in einer heißen Pfanne zergehen.

– Vermischen Sie das Ei, das Eiweiß, die Sahne und das Salz und braten Sie das Eiergemisch in der Pfanne. Rühren Sie es ab und zu um, bis es sich verfestigt.

– Bestreichen Sie das Brot mit der restlichen Butter. Legen Sie das Kassler darauf und servieren Sie es zusammen mit dem Spargel und dem Rührei.

PRO PERSON HABEN SIE NUN:
1 Handvoll Rührei, 1 Handvoll Brot, dünn mit Butter bestrichen sowie 2 Scheiben Kassler und 1 kleine Handvoll grünen Spargel.

TIPP:
Sie können das Kassler auch durch Schinken oder Bacon ersetzen.

LIMABOHNEN IN HELLER SAUCE

ZUBEREITUNGSZEIT:

15 Minuten

MENGE FÜR:

2 Personen

ZUTATEN:

1 kleine Zwiebel
1 Knoblauchzehe
1 TL Olivenöl
100 g Champignons
100 ml Sahne (38 % Fett)
1 EL glatte Petersilie
1 Dose Limabohnen
1 EL Zitronensaft
Salz
Pfeffer
Evtl. einige Chiliflocken

Dazu:

2 Scheiben Vollkornbrot

Pro Person: 483 kcal
Protein: 17 g
Kohlenhydrate: 43 g
Ballaststoffe: 14 g
Fett: 23 g

ZUBEREITUNG:

– Schneiden Sie die Zwiebel und den Knoblauch in kleine Würfel und schwitzen Sie beide Zutaten kurz in Öl an. Geben Sie die Champignons und die Sahne dazu und lassen Sie alles etwas eindicken.

– Hacken Sie die Petersilie grob und geben Sie sie mit den Bohnen dazu.

– Lassen Sie alles aufkochen und schmecken Sie es mit Zitronensaft, Salz, Pfeffer und Chiliflocken nach Geschmack ab.

– Rösten Sie das Brot von beiden Seiten und servieren Sie es mit den Limabohnen.

PRO PERSON HABEN SIE NUN:

1 Scheibe geröstetes Brot mit 1–2 Händen voll Bohnen.

TIPP:

Anstelle von Limabohnen können Sie auch Baked Beans oder Chilibohnen verwenden.

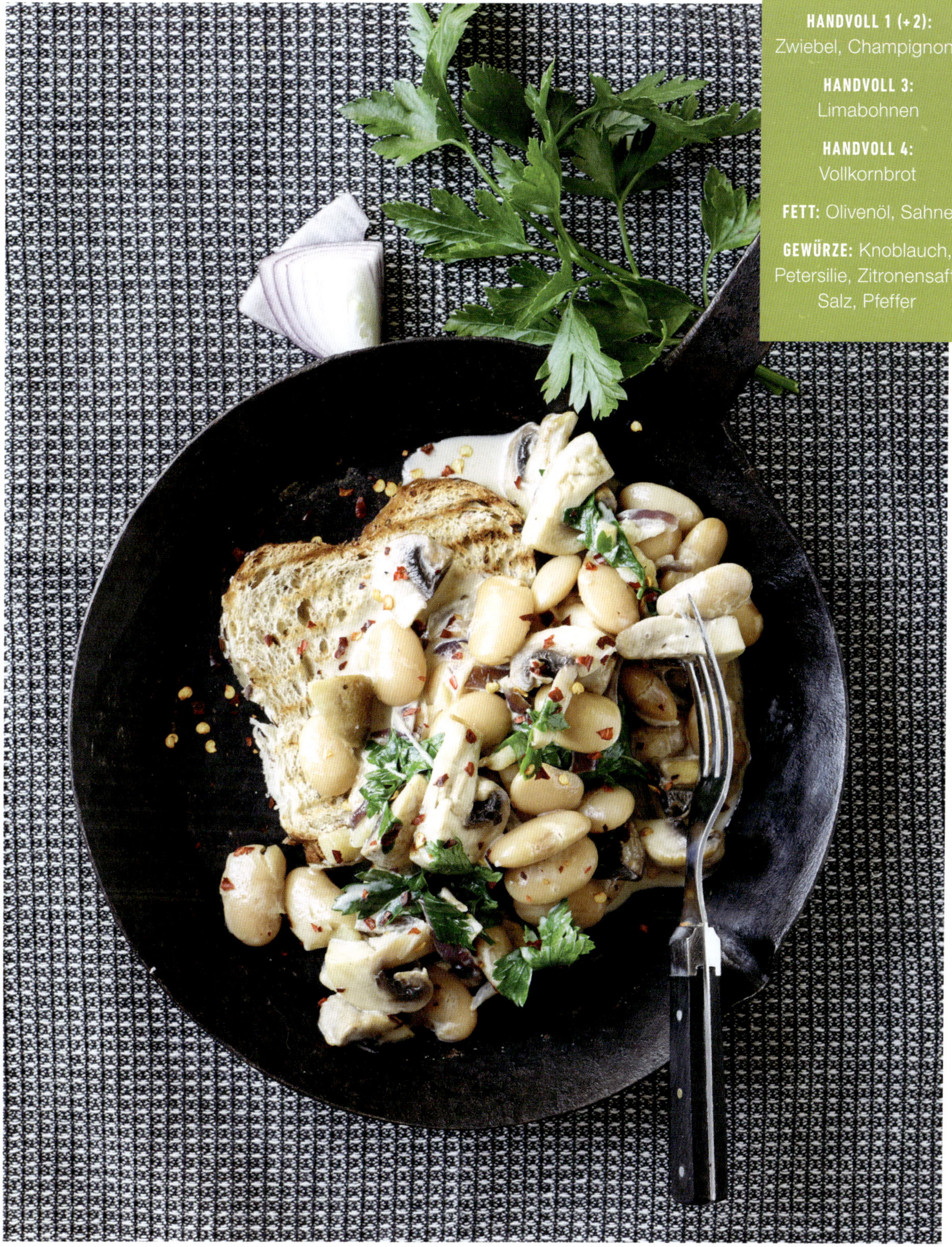

HANDVOLL 1 (+2):
Zwiebel, Champignons

HANDVOLL 3:
Limabohnen

HANDVOLL 4:
Vollkornbrot

FETT: Olivenöl, Sahne

GEWÜRZE: Knoblauch, Petersilie, Zitronensaft, Salz, Pfeffer

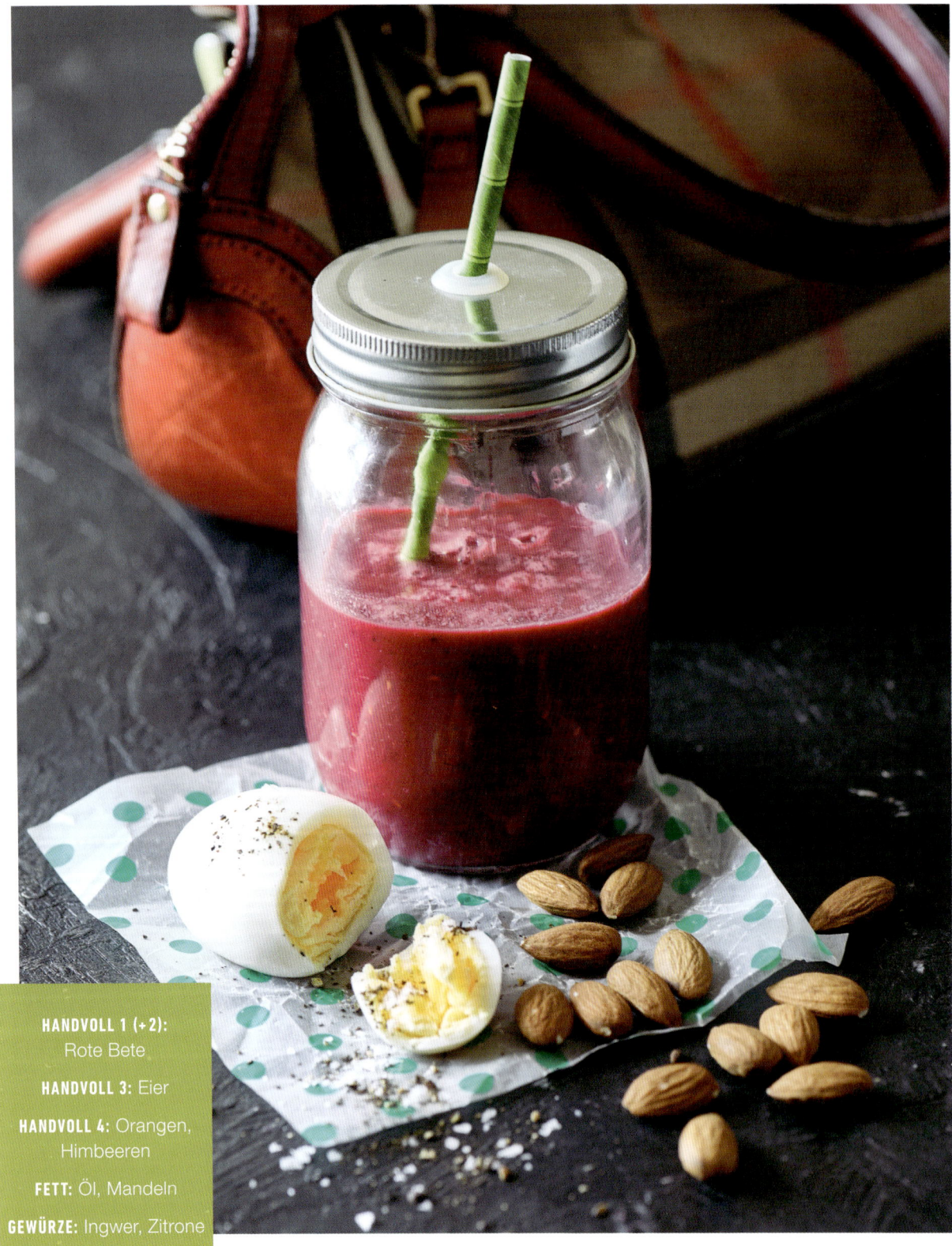

HANDVOLL 1 (+2):
Rote Bete

HANDVOLL 3: Eier

HANDVOLL 4: Orangen,
Himbeeren

FETT: Öl, Mandeln

GEWÜRZE: Ingwer, Zitrone

FRUITY READY – ZUM MITNEHMEN

ZUBEREITUNGSZEIT:

10 Minuten

MENGE FÜR:

2 Personen

ZUTATEN:

2 Blutorangen
150 g Rote Bete
1½ cm Ingwer
100 g Himbeeren
1 Scheibe unbehandelte
   Zitrone
100–200 ml Wasser
2 EL Oliven- oder Leinöl

Dazu:

2 gekochte Eier
2 EL Mandeln

Pro Person: 388 kcal
Protein: 12 g
Kohlenhydrate: 28 g
Ballaststoffe: 7,9 g
Fett: 24 g

ZUBEREITUNG:

– Schälen Sie die Orangen und schneiden Sie diese und die Rote Bete in Stücke. Schälen Sie den Ingwer und schneiden Sie diesen in kleine Würfel.

– Mischen Sie die Orange, Rote Bete, den Ingwer, die Himbeeren und Zitrone mit dem Wasser. Geben Sie zum Schluss das Öl dazu.

PRO PERSON HABEN SIE NUN:

1 großes Glas »Fruity Ready«, 1 gekochtes Ei und 1 Esslöffel Mandeln.

TIPP:

Sie können ein weiteres Ei dazu essen oder ½ Portion weitere Proteine.

HAFERRIEGEL
MIT HEISSER SCHOKOLADE

ZUBEREITUNGSZEIT:

einschließlich Backen
ca. 45 Minuten

MENGE:

4 Portionen Haferriegel,
2 Portionen heiße Schoko-
lade

ZUTATEN:

Haferriegel:

120 g Haferflocken
1 TL Backpulver
1 TL Zimt
1 Prise feines Salz
2 Eier
200 g geriebene Karotten
1 EL Ahornsirup oder ein
    anderes geeignetes
    Süßungsmittel
4 EL Mandeln

Heiße Schokolade:

300 ml Milch
2 EL ungesüßtes
    Kakaopulver
1–2 EL Erythrit oder ein
    anderes geeignetes
    Süßungsmittel

Pro Person: 323 kcal
Protein: 17 g
Kohlenhydrate: 39 g
Ballaststoffe: 8 g
Fett: 10 g

ZUBEREITUNG:

– Mischen Sie Haferflocken, Backpulver, Zimt und Salz. Geben
  Sie anschließend die Eier, die Karotten und den Sirup dazu.
  Lassen Sie den Teig 5 Minuten ruhen.

– Legen Sie Backpapier mit der Größe 20 x 24 cm in eine
  kleinen Pfanne. Verteilen Sie den Teig gleichmäßig auf dem
  Backpapier. Hacken Sie die Mandeln grob und streuen Sie
  sie über den Teig, drücken Sie sie leicht fest. Backen Sie den
  Teig 25–30 Minuten bei 180 °C.

– Nehmen Sie das Gebäck aus der Form und schneiden Sie
  es in acht Riegel. Erwärmen Sie die Milch in einem kleinen
  Topf. Mischen Sie das Kakaopulver und Erythrit und rühren
  Sie es in die warme Milch. Lassen Sie die heiße Schokolade
  unter ständigem Rühren aufkochen und achten Sie darauf,
  dass sie nicht anbrennt.

PRO PERSON HABEN SIE NUN:

2 Haferriegel und 1 Becher heiße Schokolade.

TIPPS:

Verwenden Sie anstelle von Ahornsirup und Erythrit ein
Süßungsmittel ohne Kalorien, das erhitzt werden darf.

Essen Sie einige Knabber-, Gemüse- und magere Käsestan-
gen, falls Sie sehr hungrig sein sollten.

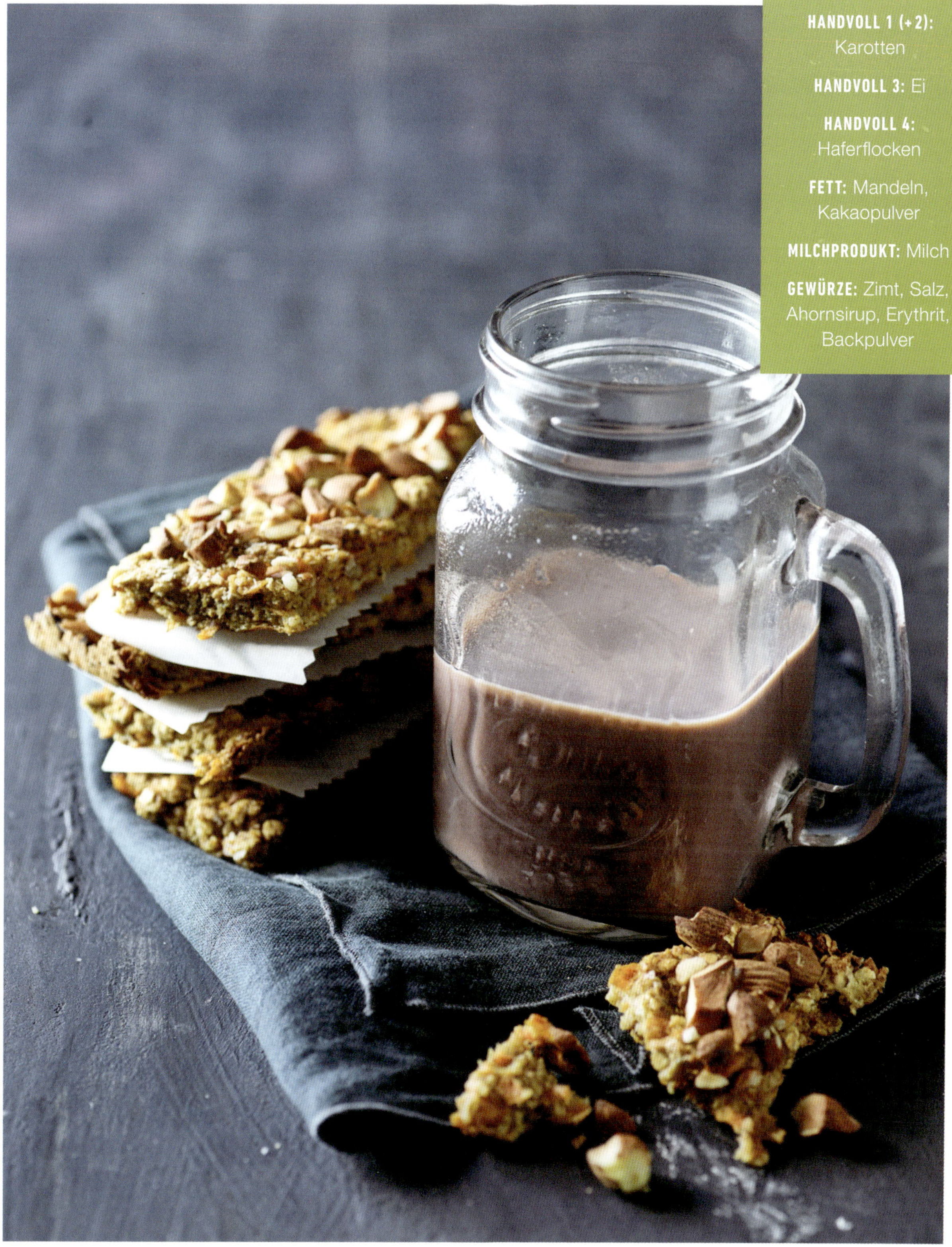

HANDVOLL 1 (+2): Karotten

HANDVOLL 3: Ei

HANDVOLL 4: Haferflocken

FETT: Mandeln, Kakaopulver

MILCHPRODUKT: Milch

GEWÜRZE: Zimt, Salz, Ahornsirup, Erythrit, Backpulver

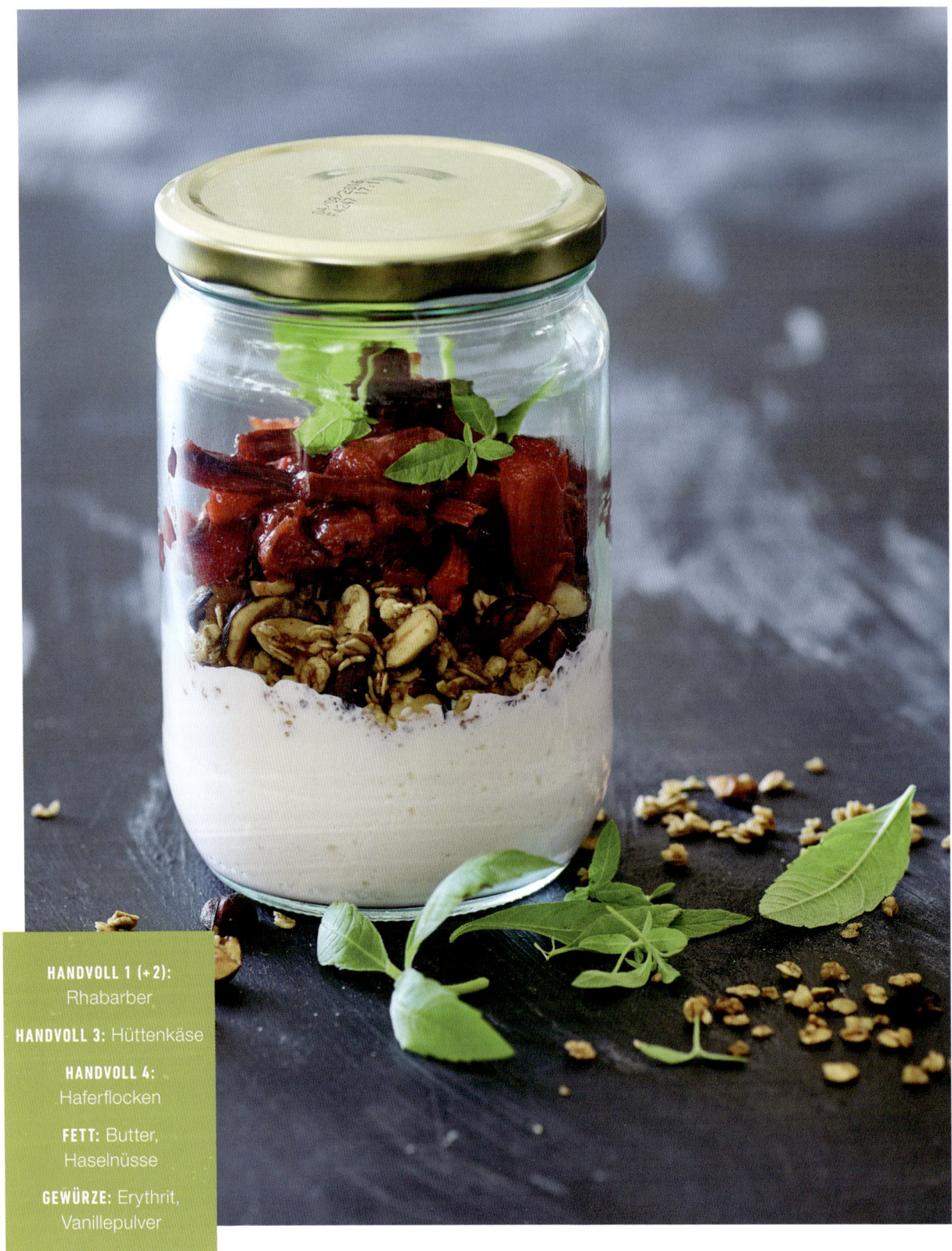

HANDVOLL 1 (+2):
Rhabarber

HANDVOLL 3: Hüttenkäse

HANDVOLL 4:
Haferflocken

FETT: Butter,
Haselnüsse

GEWÜRZE: Erythrit,
Vanillepulver

HÜTTENKÄSE MIT RHABARBER-KOMPOTT UND CRUNCHIES

ZUBEREITUNGSZEIT:
einschließlich Backen
30 Minuten

MENGE FÜR: 2 Personen

ZUTATEN:

Rhabarberkompott:

300 g Rhabarber
2 EL Erythrit oder ein
     anderes geeignetes
     Süßungsmittel
1 TL Vanillepulver

Crunchies:

1 TL Butter
30 g Haselnüsse
30 g Haferflocken
½ EL Erythrit oder ein
     anderes geeignetes
     Süßungsmittel

Dazu:

300 g Hüttenkäse

Pro Person: 357 kcal
Protein: 23 g
Kohlenhydrate: 28 g
Ballaststoffe: 8,7 g
Fett: 17 g

ZUBEREITUNG:

- Schneiden Sie den Rhabarber in 1–2 Zentimeter große Stücke und geben Sie ihn zusammen mit dem Erythrit und dem Vanillepulver in eine feuerfeste Form. Legen Sie Alufolie darüber und backen Sie das Ganze im vorgeheizten Ofen etwa 15 Minuten bei 200 °C.

- Lassen Sie die Butter in einer heißen Pfanne zergehen. Hacken Sie die Nüsse grob und schwitzen Sie sie in der Pfanne leicht an. Geben Sie die Haferflocken und das Erythrit dazu und rühren Sie so lange, bis alles goldgelb und knusprig ist. Lassen Sie die Crunchies auf einem Stück Backpapier abkühlen.

- Richten Sie den Hüttenkäse in einer Schale oder in einem hohen Glas zusammen mit dem Rhabarberkompott und den Crunchies an.

PRO PERSON HABEN SIE NUN:

1 recht große Handvoll Hüttenkäse (150 g) mit Rhabarberkompott und 1 Handvoll Crunchies.

TIPPS:

Haben Sie großen Hunger? Sie können beispielsweise 1 Scheibe Knäckebrot mit Käse und Pesto dazu essen.

Garnieren Sie das Essen mit frischen Beeren.

HÜTTENKÄSESALAT
À LA WALDORF

ZUBEREITUNGSZEIT:

einschließlich Kochen der
Mandeln ca. 20 Minuten

MENGE FÜR:

2 Personen

ZUTATEN:

4 EL Mandeln

1 EL Salz

50 ml Wasser

100 g Blumenkohl

100 g kleine Weintrauben

1 Apfel

300 g Hüttenkäse

2 EL Sahne (38 % Fett)

1 EL Zitronensaft

1–2 EL Honig

Pro Person: 379 kcal

Protein: 22 g

Kohlenhydrate: 29 g

Ballaststoffe: 4,4 g

Fett: 19 g

ZUBEREITUNG:

– Geben Sie die Mandeln, Salz und Wasser in einen kleinen
Topf und kochen Sie alles, bis das Wasser verdampft ist.
Schütteln Sie die Mandeln in einem Sieb hin und her, sodass
das überschüssige Salz entfernt wird. Lassen Sie die Mandeln abkühlen und hacken Sie sie grob.

– Pflücken Sie die kleinen Röschen des Blumenkohls ab,
schneiden Sie die einzelnen Weintrauben einmal durch und
schneiden Sie den Apfel in Schnitze. Wenden Sie die Hälfte
im Hüttenkäse zusammen mit der Hälfte der Mandeln.

– Vermischen Sie die Sahne, den Zitronensaft und Honig zu
einem Dressing, das Sie ebenfalls dazugeben. Verwenden
Sie das restliche Obst, den Blumenkohl und die Mandeln
zum Garnieren.

PRO PERSON HABEN SIE NUN:

2–3 Hände voll Hüttenkäsesalat.

TIPPS:

Anstatt den Salat mit dem Blumenkohl zu mischen, können
Sie ihn auch auf dem Blumenkohl anrichten.

½ Portion Hüttenkäsesalat ist eine schmackhafte Beilage zu
gebratener Hühnchenbrust.

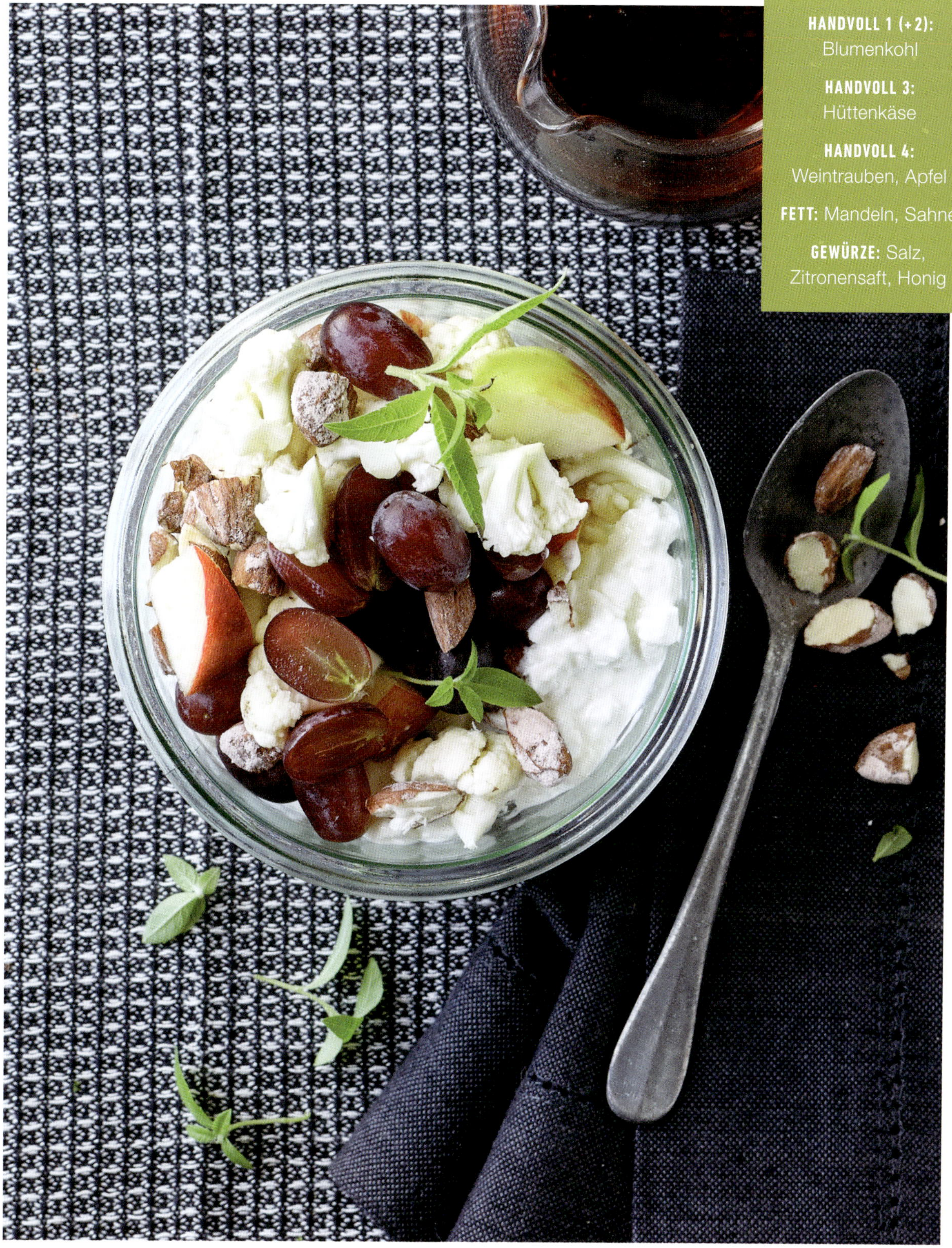

HANDVOLL 1 (+ 2):
Blumenkohl

HANDVOLL 3:
Hüttenkäse

HANDVOLL 4:
Weintrauben, Apfel

FETT: Mandeln, Sahne

GEWÜRZE: Salz,
Zitronensaft, Honig

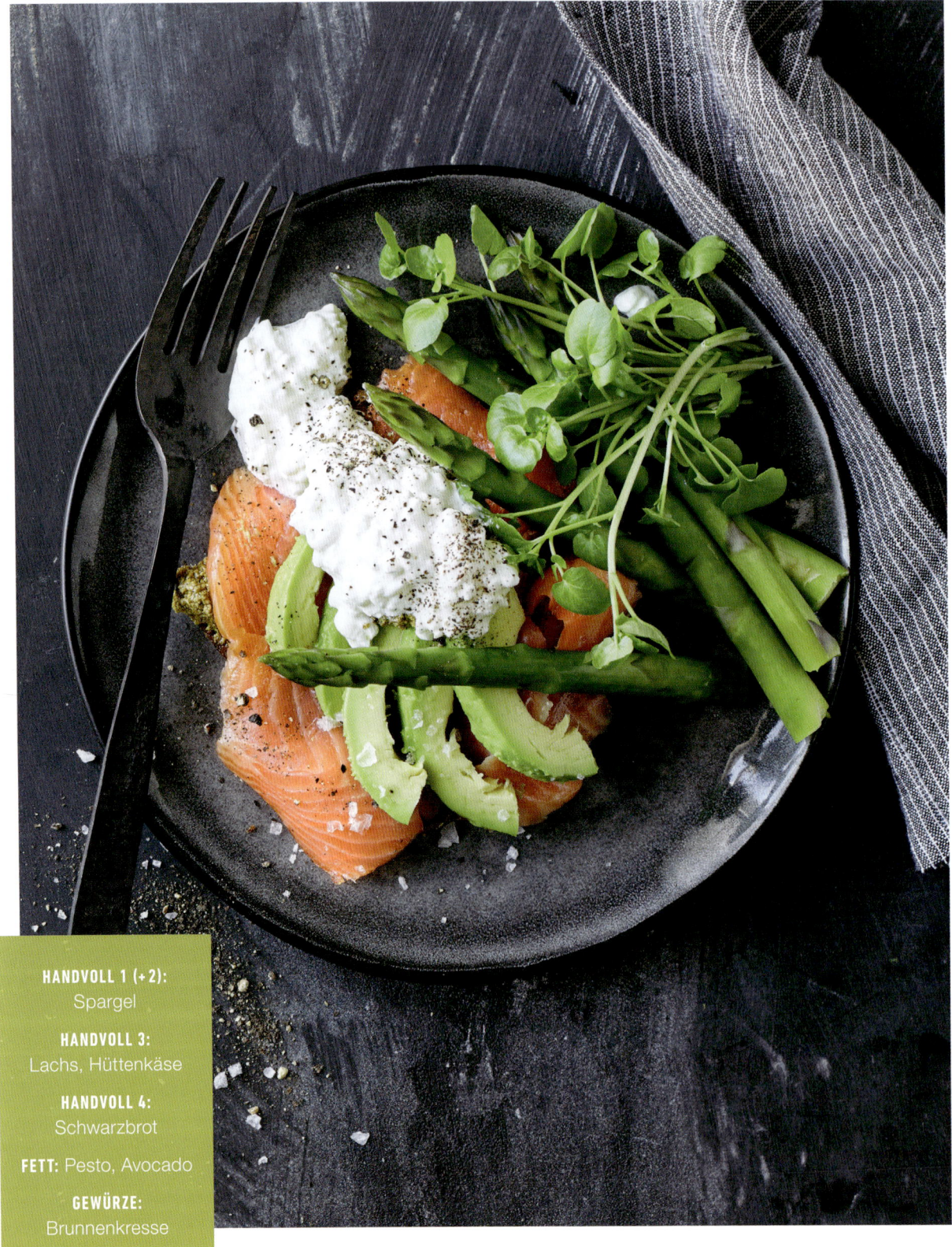

HANDVOLL 1 (+2):
Spargel

HANDVOLL 3:
Lachs, Hüttenkäse

HANDVOLL 4:
Schwarzbrot

FETT: Pesto, Avocado

GEWÜRZE:
Brunnenkresse

LACHS MIT HÜTTENKÄSE

ZUBEREITUNGSZEIT:

einschließlich Kochen
ca. 10 Minuten

MENGE FÜR:

2 Personen

ZUTATEN:

100 g grüner Spargel
2 Scheiben Schwarzbrot
2 EL Pesto
4 Scheiben geräucherter
  Lachs
1 Avocado
4 EL Hüttenkäse
Brunnenkresse

Pro Person: 393 kcal
Protein: 18 g
Kohlenhydrate: 25 g
Ballaststoffe: 8,3 g
Fett: 23 g

ZUBEREITUNG:

– Entfernen Sie den untersten Teil der Spargelstangen. Dämpfen Sie den Spargel 2 Minuten lang in kochendem, leicht gesalzenem Wasser.

– Bestreichen Sie das Schwarzbrot mit Pesto und legen Sie die Lachsscheiben darauf. Teilen Sie die Avocado in zwei Hälften, entfernen Sie die Schale und den Kern und schneiden Sie das Fruchtfleisch in Scheiben. Legen Sie sie auf den Lachs.

– Zum Schluss garnieren Sie das Brot mit Hüttenkäse und Brunnenkresse.

PRO PERSON HABEN SIE NUN:

1 ganzes Stück Schwarzbrot mit Lachs, Avocado und Hüttenkäse, ½ Handvoll Spargel als Beilage und Brunnenkresse als Garnierung.

TIPP:

Nehmen Sie grünes oder rotes Pesto – beide Varianten schmecken sehr gut.

KÄSEBRUNCH

ZUBEREITUNGSZEIT:

15 Minuten

Beachten Sie: Die Zubereitungszeit für die selbst gemachte Marmelade auf S. 59, 63 oder 64 und das Avotella auf S. 52 ist bei der angegebenen Zubereitungszeit nicht mit einberechnet.

MENGE FÜR:

2 Personen

ZUTATEN:

2 EL Butter

40 g Blauschimmelkäse

2 Selleriestangen

1 EL Pekannüsse

4 Scheiben Knäckebrot

2 Scheiben Käse
   (30+ % Fett i. Tr.)

80 g magerer Brie, (max.
   30 % Fett i. Tr.)

4 EL Marmelade

2 EL Avotella

1 EL Butter

80 g Minimozzarella

100 g Beeren

100 g Radieschen

Pro Person: 712 kcal
Protein: 33 g
Kohlenhydrate: 40 g
Ballaststoffe: 7,6 g
Fett: 46 g

ZUBEREITUNG:

– Verarbeiten Sie die Butter und den Blauschimmelkäse zu einer glatten Käsecreme. Füllen Sie die Creme in die halbierten Selleriestangen und garnieren Sie diese mit den Pekannüssen. Stellen Sie die Stangen in den Kühlschrank und nehmen Sie sie, kurz bevor Sie sie servieren, wieder heraus. Halbieren Sie das Knäckebrot.

– Verteilen Sie die Käsescheiben auf zwei Knäckebrothälften und den Brie auf den zwei anderen Hälften. Garnieren Sie jede Hälfte mit 1 Esslöffel Marmelade.

– Bestreichen Sie zwei Knäckebrothälften mit Avotella und die anderen zwei mit Butter.

– Spießen Sie den Minimozzarella und die Beeren auf kleine Holzstäbchen oder richten Sie sie in kleinen Schälchen an.

PRO PERSON HABEN SIE NUN:

1 Selleriestange mit Käsecreme, 2 ganze Scheiben Knäckebrot mit Käse, Avotella und Butter, 1 bis 2 Spieße Minimozzarella und Beeren, ½ Handvoll Radieschen.

TIPP:

Betrachten Sie es als Herausforderung, magere und fette Käsesorten ausfindig zu machen und diese zu variieren.

INFO:

Magerer Käse enthält bis zu 17 % Fett und zählt daher zur Handvoll 3. Käsesorten mit einem höheren Fettanteil zählen zu den Fetten. Mit dem Brunch haben Sie ein bis eineinhalb Esskisten Ihrer täglichen Ration in Anspruch genommen.

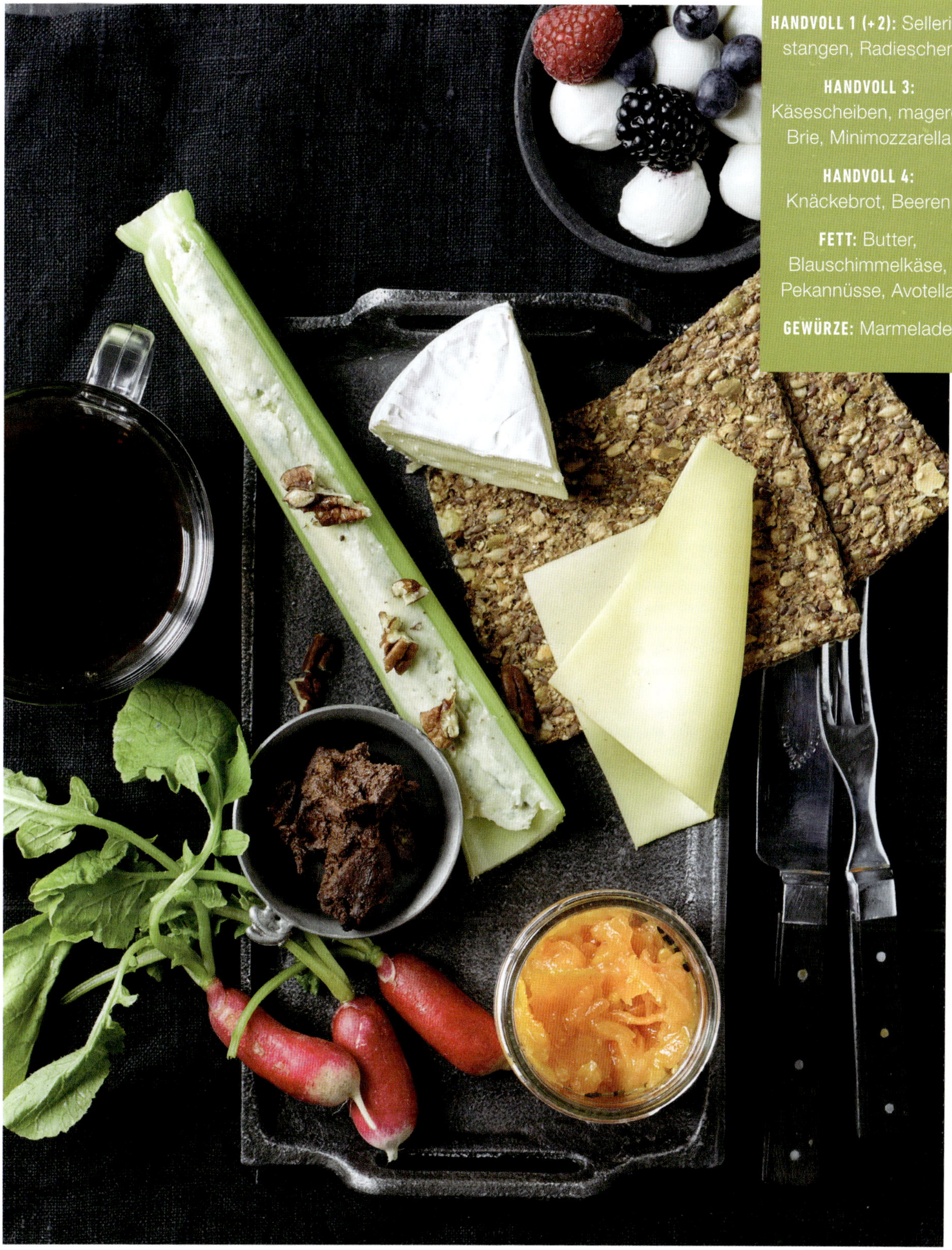

HANDVOLL 1 (+2): Sellerie-stangen, Radieschen

HANDVOLL 3: Käsescheiben, magerer Brie, Minimozzarella

HANDVOLL 4: Knäckebrot, Beeren

FETT: Butter, Blauschimmelkäse, Pekannüsse, Avotella

GEWÜRZE: Marmelade

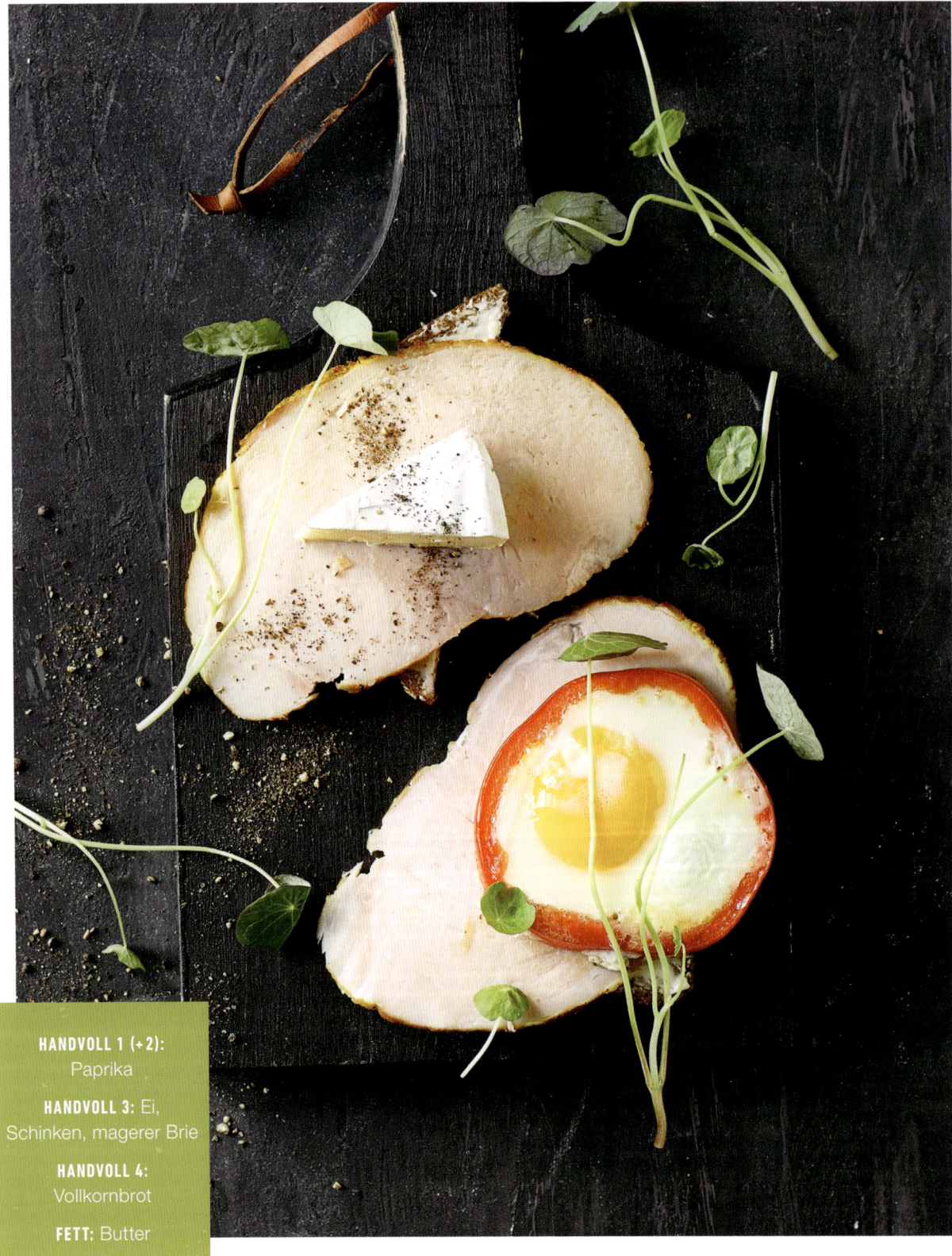

HANDVOLL 1 (+2): Paprika

HANDVOLL 3: Ei, Schinken, magerer Brie

HANDVOLL 4: Vollkornbrot

FETT: Butter

PAPRIKA-EI MIT SCHINKEN UND KÄSE

ZUBEREITUNGSZEIT:

15 Minuten

MENGE FÜR:

2 Personen

ZUTATEN:

2 EL Butter

2 dicke Ringe Paprika-
schote

2 Eier

2 Scheiben Vollkornbrot

4 Scheiben Schinken

40 g magerer Brie (max.
30 % Fett i. Tr.)

Pro Person: 338 kcal
Protein: 18 g
Kohlenhydrate: 19 g
Ballaststoffe: 3,8 g
Fett: 21 g

ZUBEREITUNG:

– Lassen Sie ein wenig Butter in einer Pfanne zergehen.
Legen Sie die Paprikaringe hinein und schlagen Sie die Eier
in die Paprikaringe auf. Stellen Sie die Herdplatte niedriger
und braten Sie die Eier fertig.

– Bestreichen Sie die Vollkornbrotscheiben mit Butter und hal-
bieren Sie sie. Auf jede halbe Scheibe kommt eine Scheibe
Schinken. Zum Schluss legen Sie die Spiegeleier auf zwei
Scheiben Brot und den Brie auf die anderen beiden.

PRO PERSON HABEN SIE NUN:

2 halbe Scheiben Vollkornbrot, die eine mit Schinken und
Spiegelei, die andere mit Schinken und Brie.

TIPP:

Sie können den Schinken und den Brie durch eine zusätzliche Paprikaschote ersetzen.

RED GREENIE – ZUM MITNEHMEN

ZUBEREITUNGSZEIT:

10 Minuten

MENGE FÜR:

2 Personen

ZUTATEN:

150 g Rote Bete
150 g Karotten
100 g TK-Rhabarber
100–200 ml Wasser
2 EL Leinöl

Dazu:

160 g magerer Schnittkäse
    (max. 30 % Fett i. Tr./
    17 % Fett absolut)
2 EL Mandeln

Pro Person: 449 kcal
Protein: 27 g
Kohlenhydrate: 16 g
Ballaststoffe: 6,3 g
Fett: 30 g

ZUBEREITUNG:

– Schneiden Sie Rote Bete, Karotten und Rhabarber in große Stücke und mischen Sie sie im Mixer mit Wasser. Zum Schluss geben Sie das Öl dazu und pürieren alles.

– Schneiden Sie den Käse in Streifen und richten Sie die Streifen zusammen mit den Mandeln auf einem Teller an oder spießen Sie kleinere Käsestücke auf ein Holzstäbchen.

PRO PERSON HABEN SIE NUN:

1 großes Glas Red Greenie, 1 Handvoll Käse und 1 Esslöffel voll Mandeln.

TIPPS:

Nehmen Sie Ihren Greenie einfach mit für unterwegs! Mit ein paar Eiswürfeln bleibt er angenehm erfrischend und kühl.

Sie können statt Leinöl alle anderen Nussöle nehmen.

INFO:

Ein Greenie ist ein Smoothie mit Gemüse. Er ist dickflüssig, nehmen Sie ihn mit einem Löffel zu sich oder mithilfe eines dicken Strohhalms.

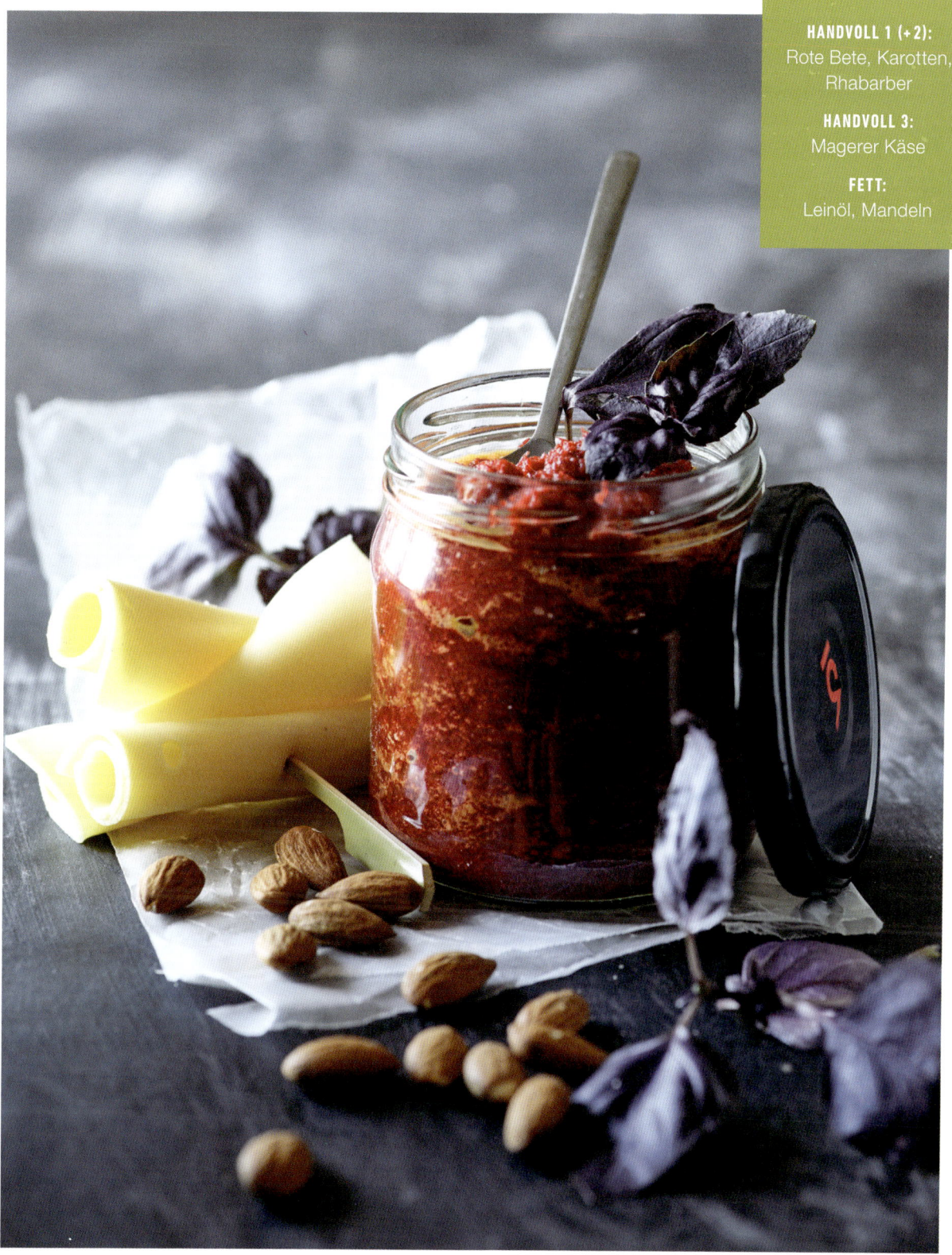

HANDVOLL 1 (+2):
Rote Bete, Karotten,
Rhabarber

HANDVOLL 3:
Magerer Käse

FETT:
Leinöl, Mandeln

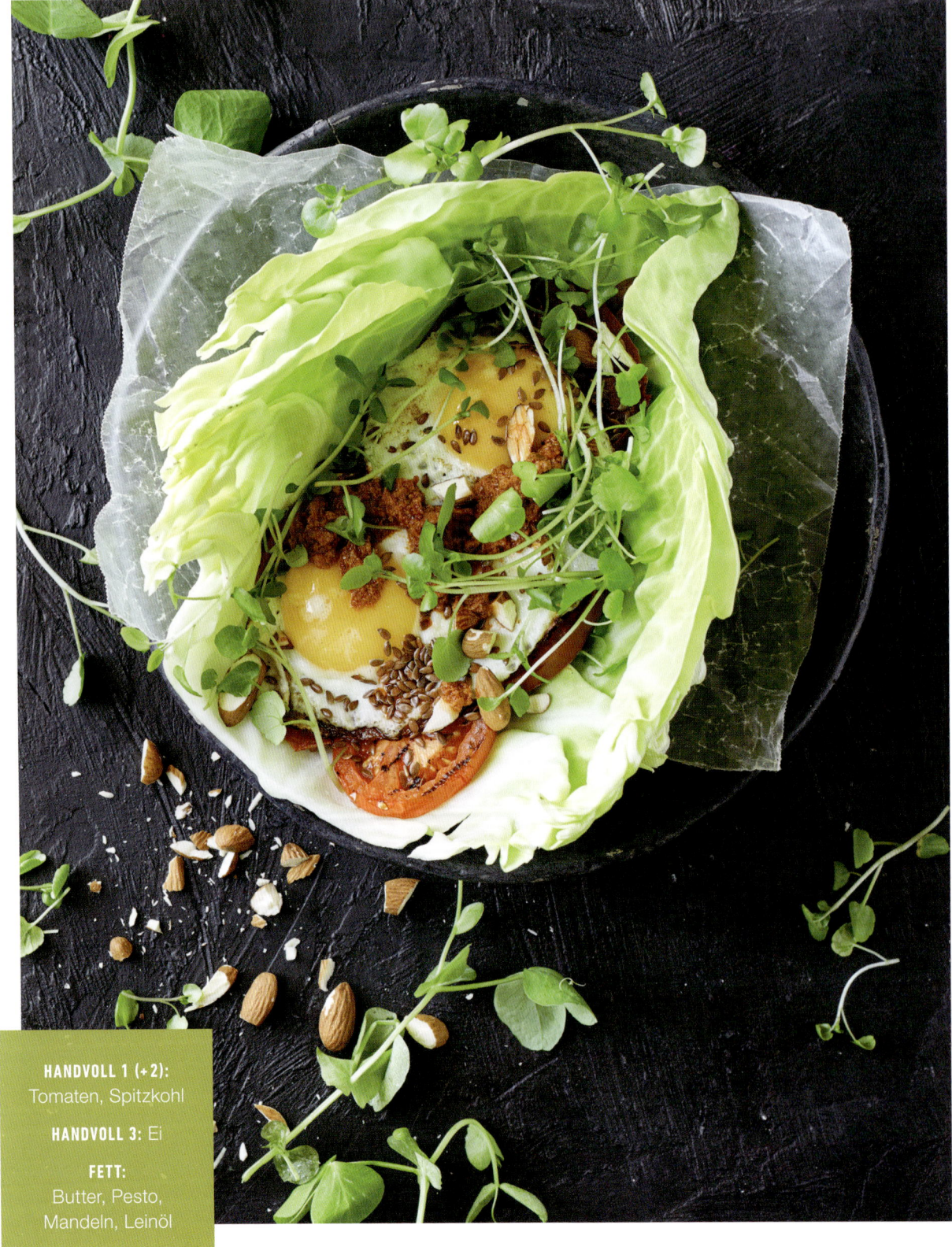

HANDVOLL 1 (+2):
Tomaten, Spitzkohl

HANDVOLL 3: Ei

FETT:
Butter, Pesto,
Mandeln, Leinöl

SPITZKOHLWRAP MIT SPIEGELEI

ZUBEREITUNGSZEIT:

10 Minuten

MENGE FÜR:

2 Personen

ZUTATEN:

2–3 große Tomaten

2 TL Butter

4 Eier

4 Spitzkohlblätter

2 EL Pesto

1 EL Mandeln

1 EL Leinöl

Pro Person: 350 kcal

Protein: 20 g

Kohlenhydrate: 10 g

Ballaststoffe: 5,7 g

Fett: 25 g

ZUBEREITUNG:

– Schneiden Sie die Tomaten in Scheiben. Schmelzen Sie die Butter in zwei Pfannen. Braten Sie die Spiegeleier in der einen und die Tomatenscheiben in der anderen.

– Legen Sie jeweils zwei Spitzkohlblätter ineinander und füllen Sie sie mit den gebratenen Tomaten und dem Spiegelei – zwei Eier in jedem Wrap. Verteilen Sie das Pesto, die Mandeln und das Leinöl auf die beiden Wraps.

PRO PERSON HABEN SIE NUN:

1 gefüllten Spitzkohlwrap.

TIPPS:

Schwarze Oliven eignen sich ebenfalls sehr gut für diesen Wrap. Verwenden Sie 1 Esslöffel pro Wrap!

Nehmen Sie rotes oder grünes Pesto, beide Sorten passen gut zu diesem Gericht.

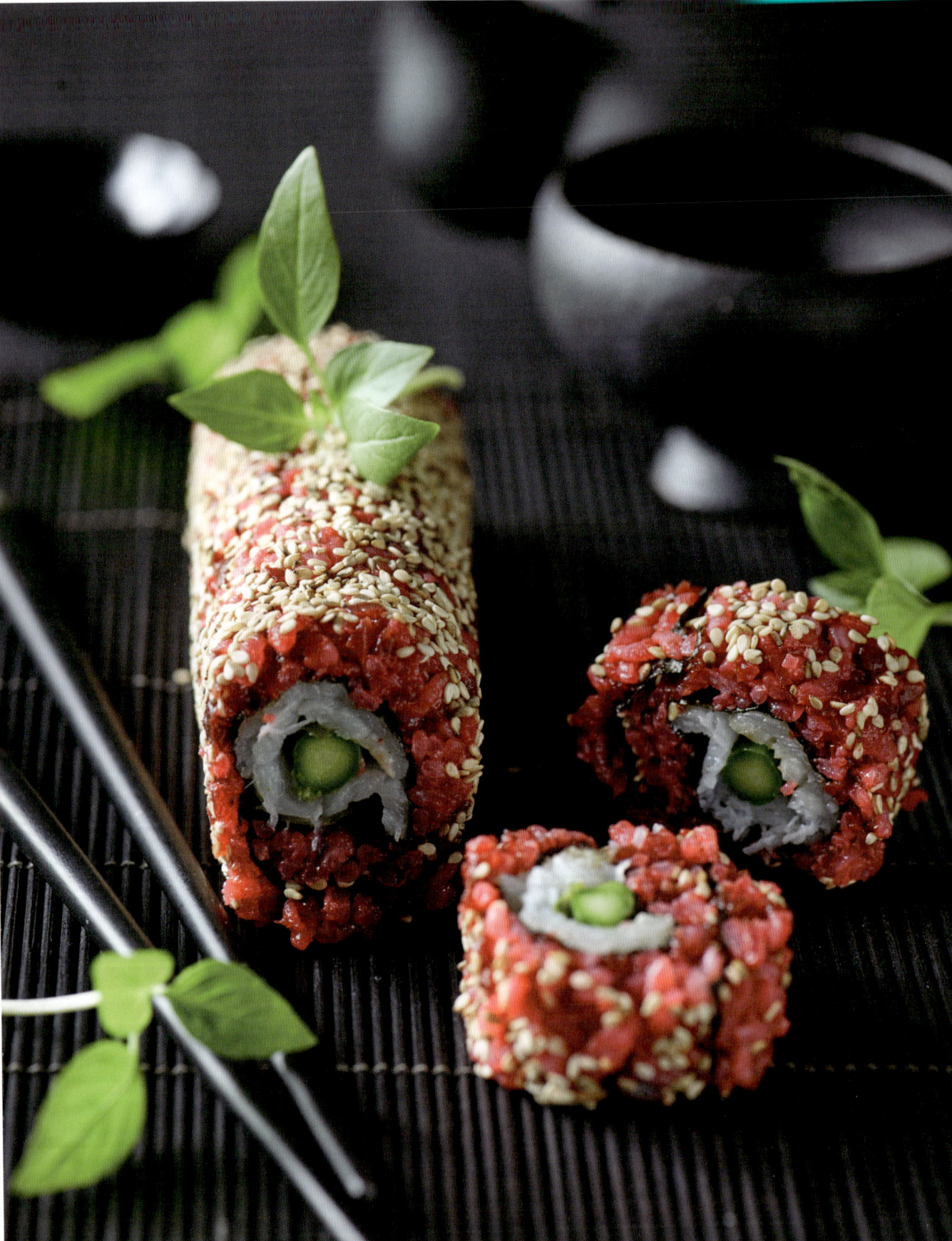

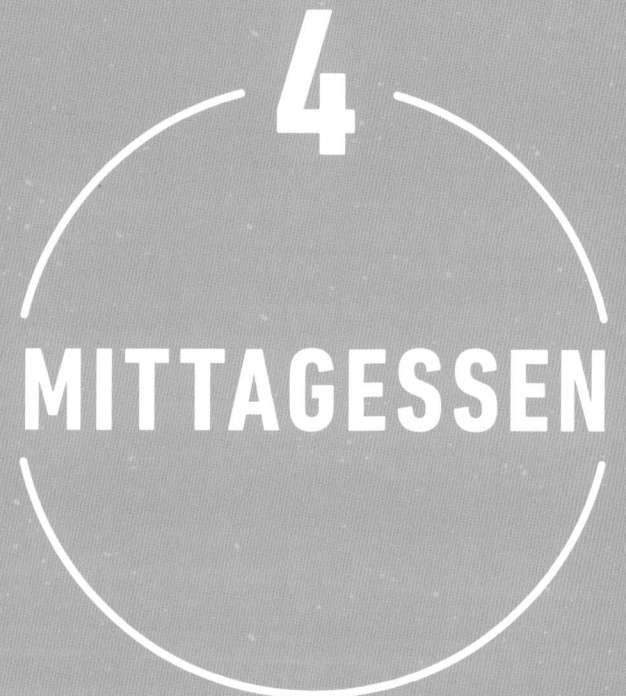

4

MITTAGESSEN

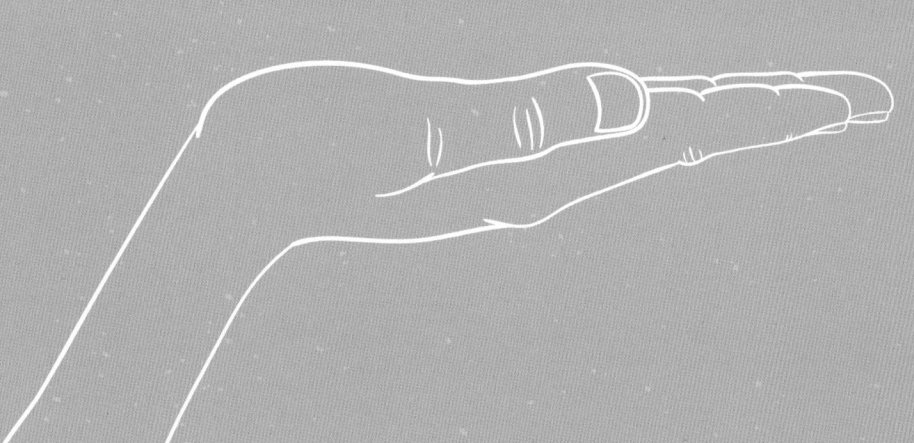

LEICHTES HÜHNCHENSANDWICH

ZUBEREITUNGSZEIT:

20 Minuten

MENGE FÜR:

2 Personen

ZUTATEN:

Hühnchenfüllung:

½ Zwiebel

5 g Butter

Salz

Pfeffer

½ TL Paprikapulver

300 g Hühnchenfilet

Sauerrahmdressing:

4 EL Sauerrahm (5–6 % Fett)

½ EL Ketchup

Salz

Pfeffer

Beilagen:

2 große Tomaten

1 Avocado

1 EL Zitronensaft

150 g Spitzkohl

2 Scheiben Vollkornbrot

Pro Person: 464 kcal

Protein: 43 g

Kohlenhydrate: 29 g

Ballaststoffe: 11,1 g

Fett: 18 g

ZUBEREITUNG:

– Schneiden Sie die Zwiebeln in Ringe und braten Sie sie mit der Butter in einer Pfanne an. Geben Sie Salz, Pfeffer und Paprikapulver dazu. Fügen Sie das Hühnchen hinzu und bräunen Sie es kurz auf hoher Flamme. Schalten Sie den Herd herunter und braten Sie es weitere 8–10 Minuten, bis das Fleisch durch ist.

– Mischen Sie den Sauerrahm mit dem Ketchup und schmecken Sie das Dressing mit Salz und Pfeffer ab.

– Schneiden Sie die Tomaten und die Avocado in Scheiben. Wenden Sie die Avocado in Zitronensaft. Schneiden Sie den Spitzkohl in feine Streifen.

– Rösten Sie das Brot und halbieren Sie die Scheiben.

– Servieren Sie das Brot mit dem Spitzkohl, den Tomaten, dem Hühnchen, den Zwiebeln, der Avocado und dem Sauerrahmdressing.

PRO PERSON HABEN SIE NUN:

1 Sandwich gefüllt mit Spitzkohl, Tomaten, Hühnchen, Zwiebeln, Avocado und Sauerrahmdressing.

TIPP:

Das Dressing können Sie auch mit Kräutern, Currypulver oder süßer Chilisauce abschmecken.

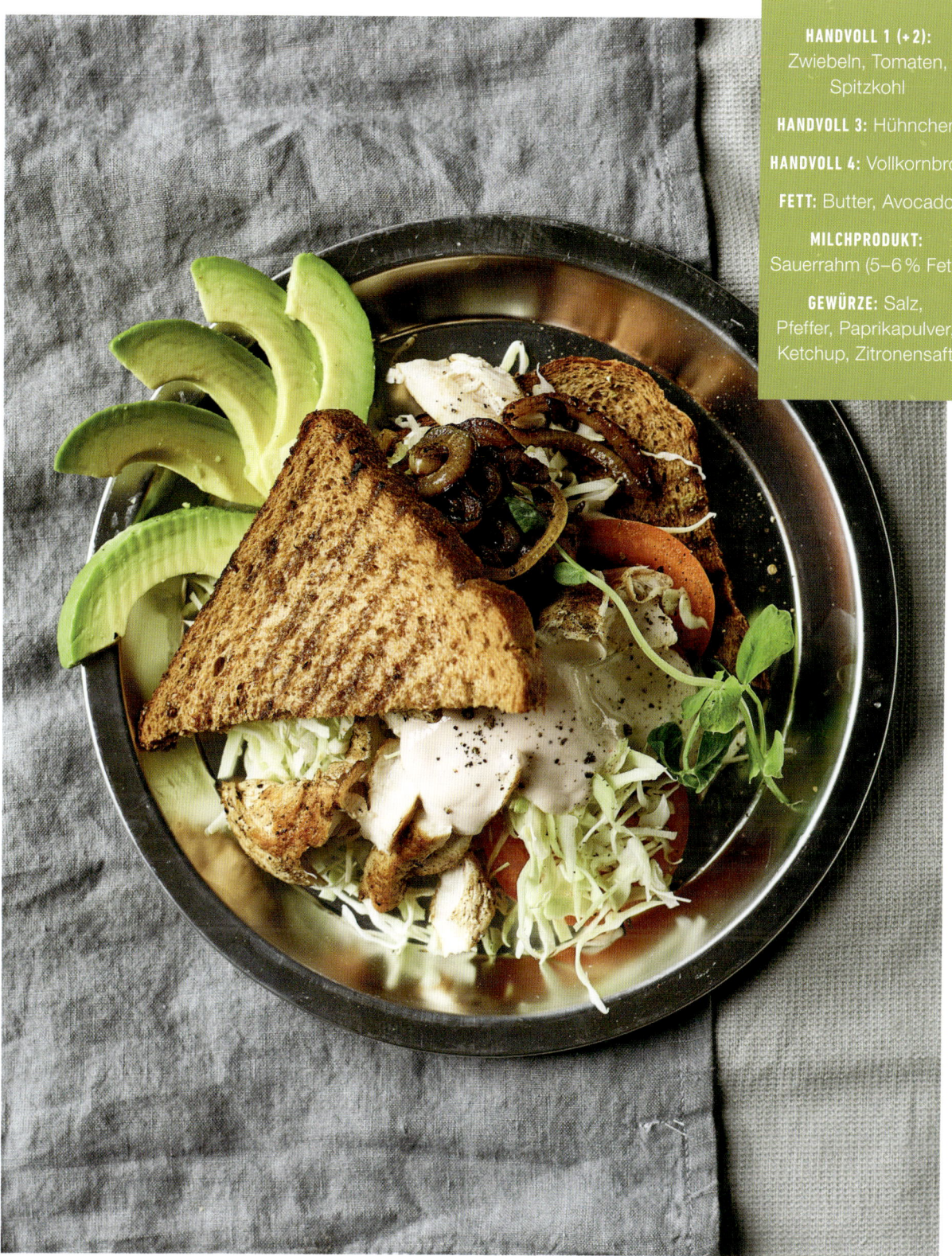

HANDVOLL 1 (+2): Zwiebeln, Tomaten, Spitzkohl

HANDVOLL 3: Hühnchen

HANDVOLL 4: Vollkornbrot

FETT: Butter, Avocado

MILCHPRODUKT: Sauerrahm (5–6 % Fett)

GEWÜRZE: Salz, Pfeffer, Paprikapulver, Ketchup, Zitronensaft

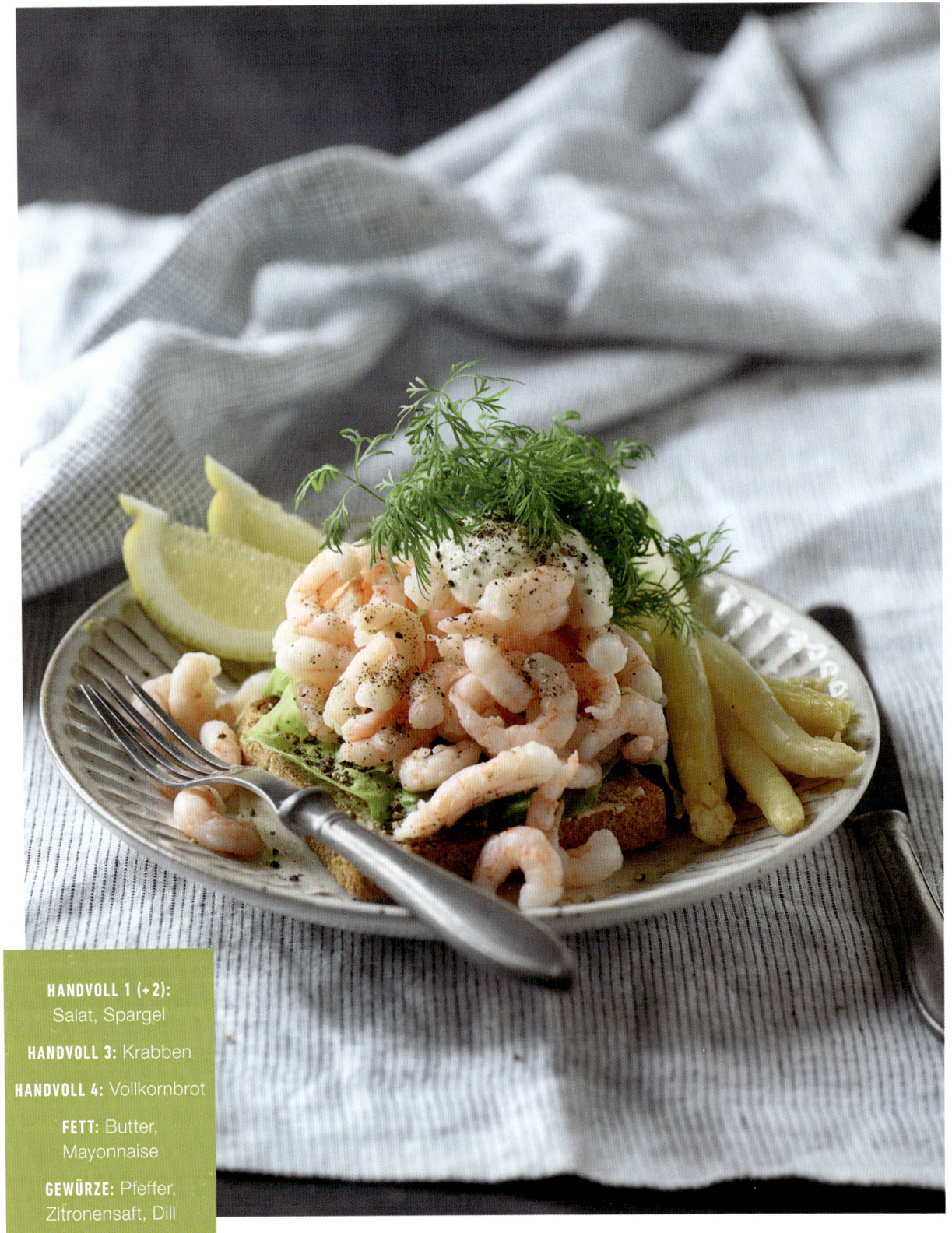

HANDVOLL 1 (+2):
Salat, Spargel

HANDVOLL 3: Krabben

HANDVOLL 4: Vollkornbrot

FETT: Butter,
Mayonnaise

GEWÜRZE: Pfeffer,
Zitronensaft, Dill

KRABBEN MIT GERÖSTETEM BROT

ZUBEREITUNGSZEIT:

15 Minuten

MENGE FÜR:

2 Personen

ZUTATEN:

2 Scheiben Vollkornbrot
10 g Butter
300 g eingelegte Krabben
1 EL Zitronensaft
4 Salatblätter
4 EL Mayonnaise
1 Glas Spargel
Pfeffer
½ Zitrone
Frischer Dill

Pro Person: 462 kcal
Protein: 29 g
Kohlenhydrate: 19 g
Ballaststoffe: 5,5 g
Fett: 30 g

ZUBEREITUNG:

– Bräunen Sie das Brot von beiden Seiten, bestreichen Sie es mit Butter.

– Gießen Sie die Flüssigkeit der eingelegten Krabben ab und wenden Sie diese in Zitronensaft.

– Verteilen Sie die Salatblätter und die Krabben auf dem Brot und bedecken Sie es mit Mayonnaise und Spargel.

– Würzen Sie mit frisch gemahlenem Pfeffer. Garnieren Sie das Brot mit der Zitrone und dem Dill.

PRO PERSON HABEN SIE NUN:

1 Butterbrot mit 1 Handvoll Krabben, 2 Esslöffeln Mayonnaise und 1 kleinen Handvoll Spargel.

TIPP:

Garnieren Sie die Krabben mit Forellenrogen.

TORTILLA MIT HÜHNERSALAT

ZUBEREITUNGSZEIT:

10 Minuten

MENGE FÜR:

2 Personen

ZUTATEN:

Hühnersalat:

300 g gebratenes
  Hühnerfleisch

2 Frühlingszwiebeln

200 g Skyr

2 EL rotes Pesto

Salz

Pfeffer

Beilagen:

200 g Spitzkohl

1 Avocado

1 EL Zitronensaft

2 Tortillas (möglichst
  Vollkorn)

1 Handvoll Basilikum

Pro Person: 680 kcal
Protein: 67 g
Kohlenhydrate: 31 g
Ballaststoffe: 8,7 g
Fett: 31 g

ZUBEREITUNG:

– Schneiden Sie das Hühnerfleisch in Stücke und vermischen Sie es mit den gewürfelten Frühlingszwiebeln, dem Skyr und dem roten Pesto. Würzen Sie alles mit Salz und Pfeffer.

– Reiben Sie den Spitzkohl – achten Sie dabei auf Ihre Finger! Schneiden Sie die Avocado in Scheiben und wenden Sie sie in Zitronensaft.

– Erwärmen Sie die Tortillas in einer Pfanne ohne Fett oder im Toaster und legen Sie den geriebenen Spitzkohl, den Hühnersalat und die Avocado darauf. Garnieren Sie das Ganze mit Basilikum.

PRO PERSON HABEN SIE NUN:

1 Tortilla mit Spitzkohl, Hühnersalat und Avocado, garniert mit Basilikum.

TIPP:

Statt des Hühnerfleischs können Sie auch ein Stück Fleisch verwenden, das Sie noch vom Vorabend übrig haben, beispielsweise Schinken, Lachs oder Rindfleisch.

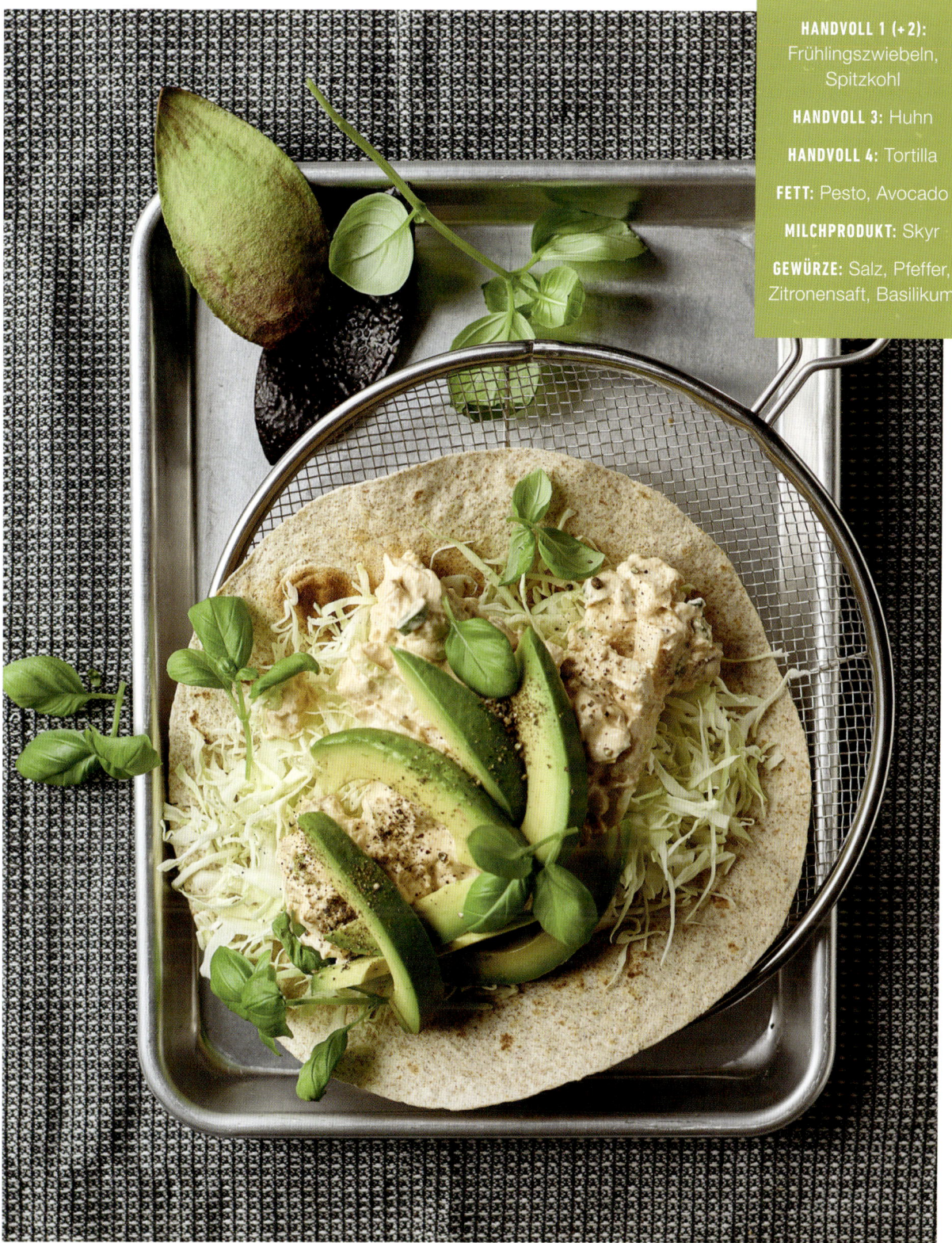

HANDVOLL 1 (+2): Frühlingszwiebeln, Spitzkohl

HANDVOLL 3: Huhn

HANDVOLL 4: Tortilla

FETT: Pesto, Avocado

MILCHPRODUKT: Skyr

GEWÜRZE: Salz, Pfeffer, Zitronensaft, Basilikum

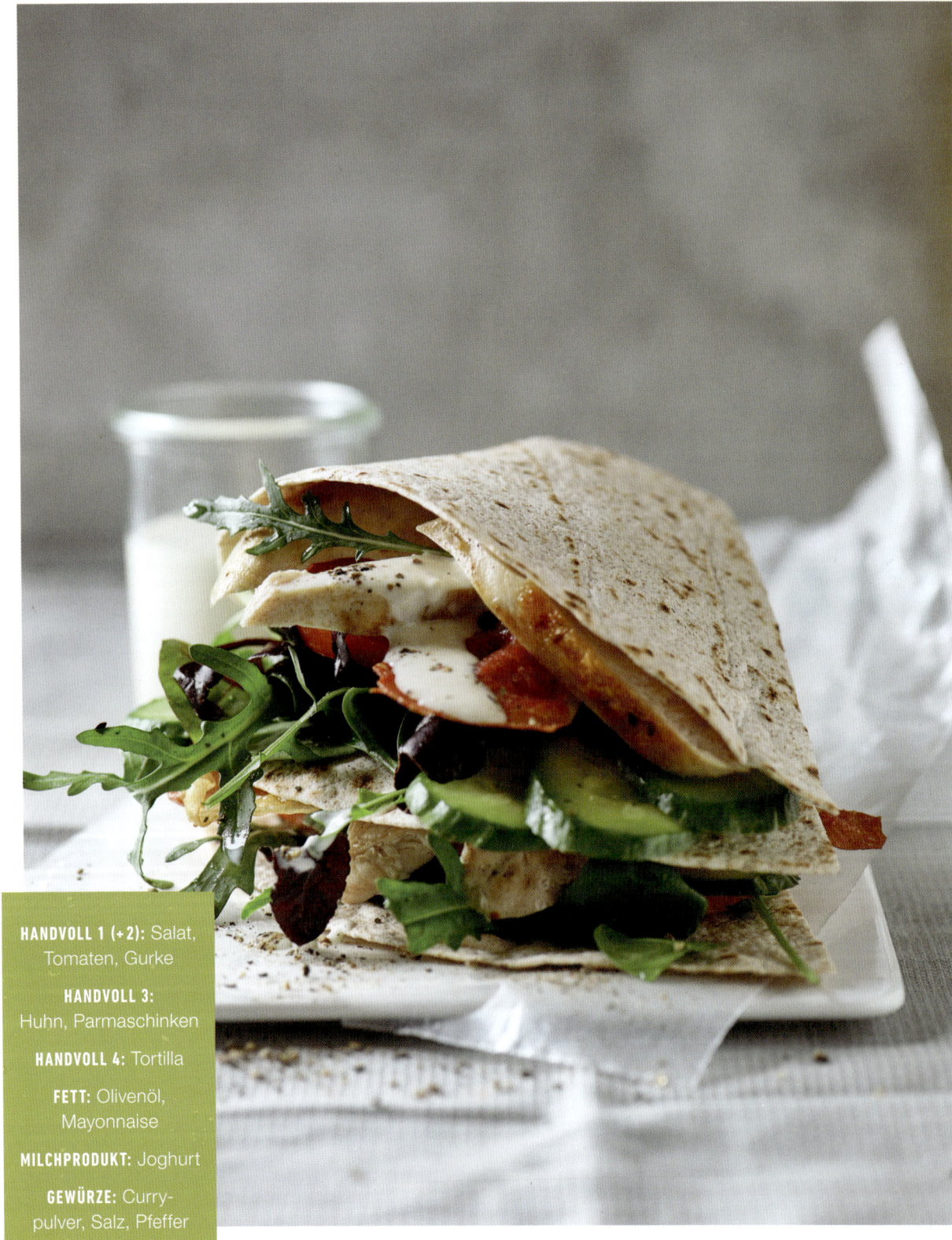

HANDVOLL 1 (+2): Salat, Tomaten, Gurke

HANDVOLL 3: Huhn, Parmaschinken

HANDVOLL 4: Tortilla

FETT: Olivenöl, Mayonnaise

MILCHPRODUKT: Joghurt

GEWÜRZE: Curry-pulver, Salz, Pfeffer

CLUBTORTILLA

ZUBEREITUNGSZEIT:

30 Minuten

MENGE FÜR:

2 Personen

ZUTATEN:

200 g Hühnerfleisch

4 Scheiben Parmaschinken

1 EL Olivenöl

2 Tortillas (möglichst
Vollkorn)

100 g gemischter Salat

2 Tomaten

100 g Gurke

Dressing:

100 g Joghurt (3,5 % Fett)

½ TL Currypulver

20 g Mayonnaise

½ TL Salz

1 Messerspitze Pfeffer

Pro Person: 489 kcal
Protein: 37 g
Kohlenhydrate: 29 g
Ballaststoffe: 4,3 g
Fett: 24 g

ZUBEREITUNG:

- Braten Sie das Hühnerfleisch und den Parmaschinken in einer Pfanne mit Olivenöl.

- Erwärmen Sie die Tortilla in einer Pfanne ohne Fett oder im Toaster und halbieren oder dritteln Sie diese.

- Waschen Sie den Salat gründlich, schneiden Sie die Tomaten und die Gurke in Scheiben.

- Fertigen Sie aus dem Joghurt, dem Curry und der Mayonnaise das Dressing an. Schmecken Sie es mit Salz und Pfeffer ab.

- Verteilen Sie den Salat, die Tomaten, die Gurke, das Hühnerfleisch, den Parmaschinken und das Dressing auf den Tortillastücken.

PRO PERSON HABEN SIE NUN:

1 Tortilla mit Gemüse, Huhn, Parmaschinken und Dressing.

TIPP:

Legen Sie einige rote Zwiebelringe auf das Sandwich.

SPITZKOHL MIT KREBSSCHWÄNZEN

ZUBEREITUNGSZEIT:

10 Minuten

MENGE FÜR:

2 Personen

ZUTATEN:

200 g Spitzkohl

100 g Erbsen

170 g Krebsschwänze
(Abtropfgewicht)

2 Eier

Dressing:

2 EL Sahnemeerrettich

1 EL Mayonnaise

200 g Skyr

Beilagen:

Erbsenkeimlinge

Salz

Pfeffer

80 g Baguette (möglichst Vollkorn)

10 g Butter

Pro Person: 503 kcal
Protein: 40 g
Kohlenhydrate: 34 g
Ballaststoffe: 6 g
Fett: 22 g

ZUBEREITUNG:

– Reiben Sie den Spitzkohl – achten Sie dabei auf Ihre Finger!

– Tauen Sie die Erbsen auf, gießen Sie die Krebsschwänze ab und kochen Sie die Eier 5–6 Minuten.

– Vermischen Sie den Sahnemeerrettich und die Mayonnaise mit dem Skyr.

– Richten Sie den Spitzkohl mit den Erbsen, den Krebsschwänzen, dem Dressing, den Eiern und den Erbsenkeimlingen an. Würzen Sie alles mit Salz und Pfeffer.

– Servieren Sie dazu Baguette und Butter.

PRO PERSON HABEN SIE NUN:

1 Handvoll Spitzkohl mit ½ Handvoll Erbsen, 100 Milliliter Dressing, ½ Handvoll Krebsschwänze, 1 Ei und einige Erbsenkeimlinge, 1 Handvoll Brot mit einer dünnen Schicht Butter.

TIPP:

Anstelle von Erbsenkeimlingen können Sie auch Brunnenkresse oder andere Kräuter verwenden.

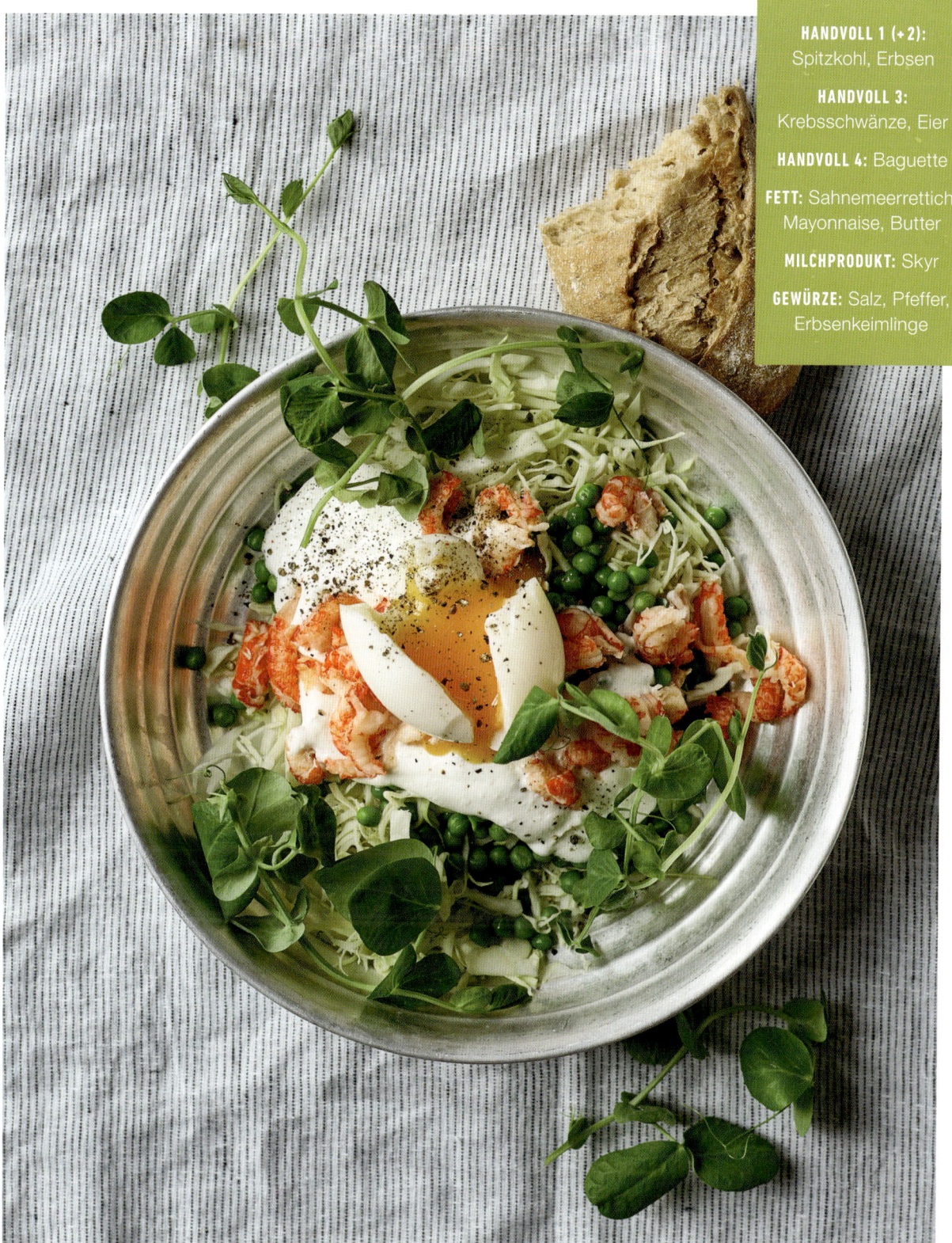

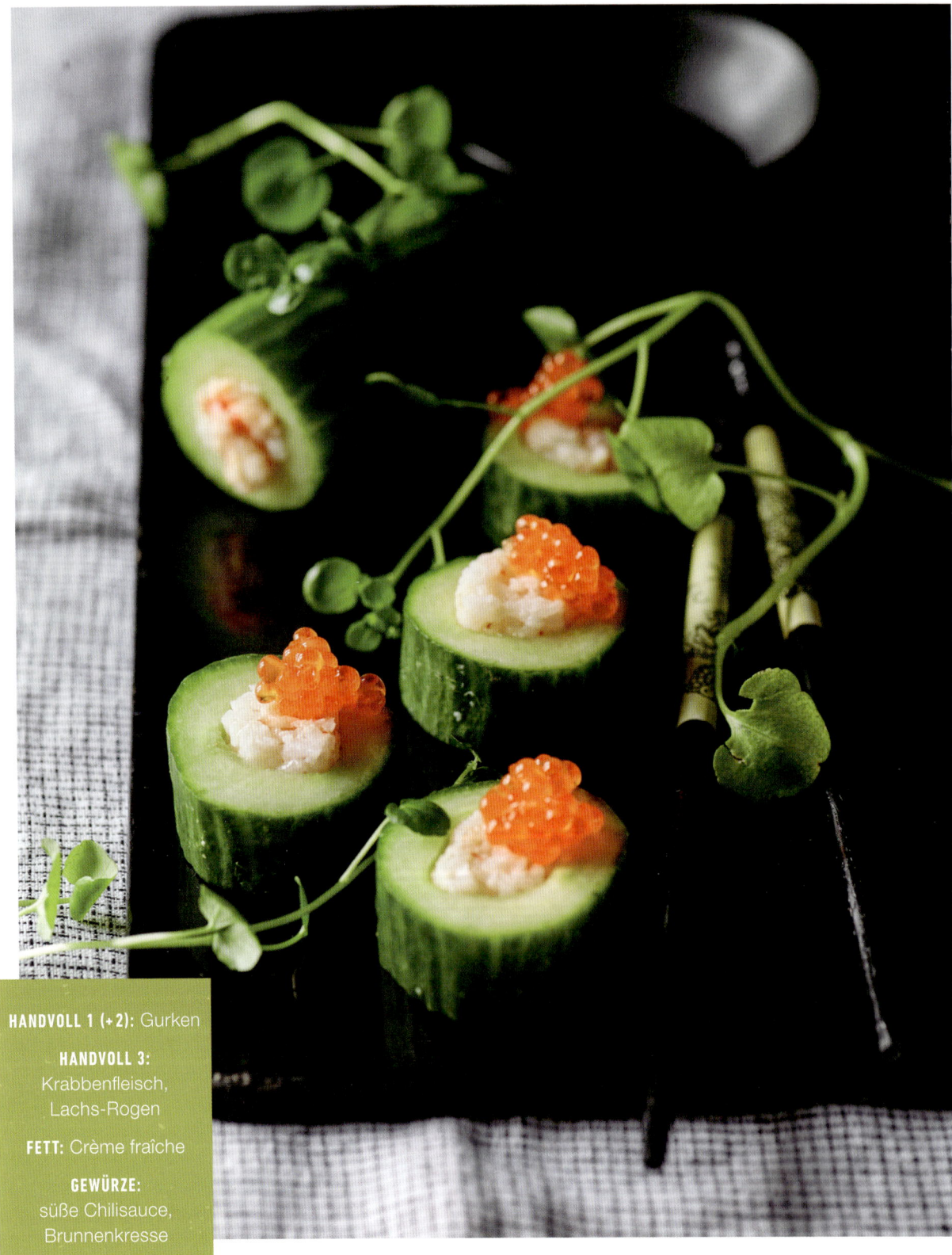

114

GURKENSUSHI

ZUBEREITUNGSZEIT:

15 Minuten

MENGE FÜR:

2 Personen

ZUTATEN:

2 Gurken
4 EL Crème
 fraîche (38 % Fett)
1 EL süße Chilisauce
125 g Krabbenfleisch
1 Glas Lachs-Rogen
Brunnenkresse

Pro Person: 231 kcal
Protein: 18 g
Kohlenhydrate: 6 g
Ballaststoffe: 2,1 g
Fett: 15 g

ZUBEREITUNG:

– Waschen Sie die Gurke und entfernen Sie die Enden. Schneiden Sie die Gurke der Länge nach in in 4 Stücke à 8–10 Zentimeter.

– Entkernen Sie diese mit einem Entkerner oder einem kleinen Messer.

– Vermischen Sie die Crème fraîche und die Chilisauce zu einem Dressing.

– Gießen Sie das Krabbenfleisch gut ab (pressen Sie es aus) und hacken Sie es leicht. Wenden Sie es im Dressing. Füllen Sie den Krabbensalat in die Gurkenstücke. Schneiden Sie sie in dicke Scheiben.

– Garnieren Sie diese mit Lachs-Rogen und Brunnenkresse.

PRO PERSON HABEN SIE NUN:

2 Hände voll Gurkensushi mit Lachs-Rogen und Brunnenkresse.

TIPPS:

Mischen Sie klein gehackten Dill in das Dressing.

Diese Mahlzeit entspricht einer halben Esskiste. Sie können beispielsweise 2 Karottenmuffins dazu essen, siehe S. 218.

CAESAR-SALAT MIT HUHN

ZUBEREITUNGSZEIT:

15 Minuten

MENGE FÜR:

2 Personen

ZUTATEN:

Caesar-Salat:

1 großer Herzsalatkopf

2 Hühnerbrustfilets, 280 g

1 EL Olivenöl

Salz

Pfeffer

1 große Knoblauchzehe

2 Scheiben Vollkorn-
   baguette

Dressing:

1 Eigelb

2 EL Olivenöl

½ TL Dijonsenf

1 ½ EL Zitronensaft

25 g geriebener Parmesan

Evtl. ein kleines
   Anchovisfilet

Pro Person: 552 kcal
Protein: 40 g
Kohlenhydrate: 24 g
Ballaststoffe: 4,7 g
Fett: 32 g

ZUBEREITUNG:

− Zerpflücken Sie den Herzsalat in grobe Stücke.

− Schneiden Sie die Hühnerbrustfilets in Streifen und braten Sie diese in ½ Esslöffel Olivenöl. Würzen Sie das Fleisch mit Salz und Pfeffer.

− Zerdrücken Sie die Knoblauchzehe und rösten Sie den Knoblauch in ½ Esslöffel Olivenöl leicht an. Schneiden Sie die Baguettescheiben in Würfel. Geben Sie die Würfel zum Knoblauch und braten Sie sie von allen Seiten knusprig.

− Geben Sie sämtliche Zutaten für das Dressing außer dem Parmesan in einen Mixer und verarbeiten Sie diese zu einem homogenen Dressing.

− Richten Sie den Salat mit dem gebratenen Huhn, dem Dressing, dem Parmesan und den Croûtons an.

PRO PERSON HABEN SIE NUN:

2–3 Hände voll Salat mit Huhn, Dressing und Croûtons.

TIPPS:

Sie können auch fertiges Caesar-Dressing kaufen, doch es selber zu machen, lohnt sich.

Reichern Sie den Salat mit Gurken oder Tomaten an.

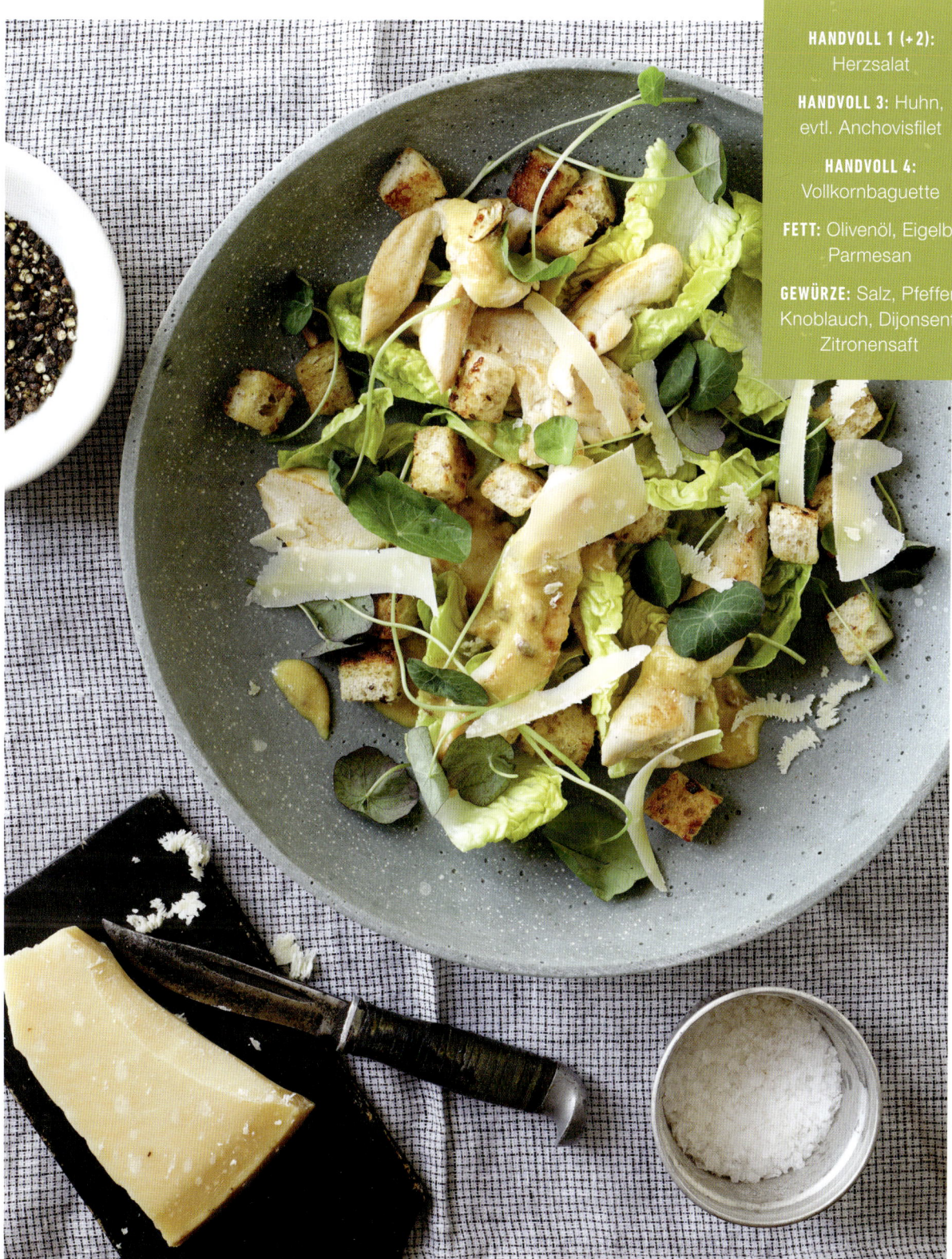

HANDVOLL 1 (+2): Herzsalat

HANDVOLL 3: Huhn, evtl. Anchovisfilet

HANDVOLL 4: Vollkornbaguette

FETT: Olivenöl, Eigelb, Parmesan

GEWÜRZE: Salz, Pfeffer, Knoblauch, Dijonsenf, Zitronensaft

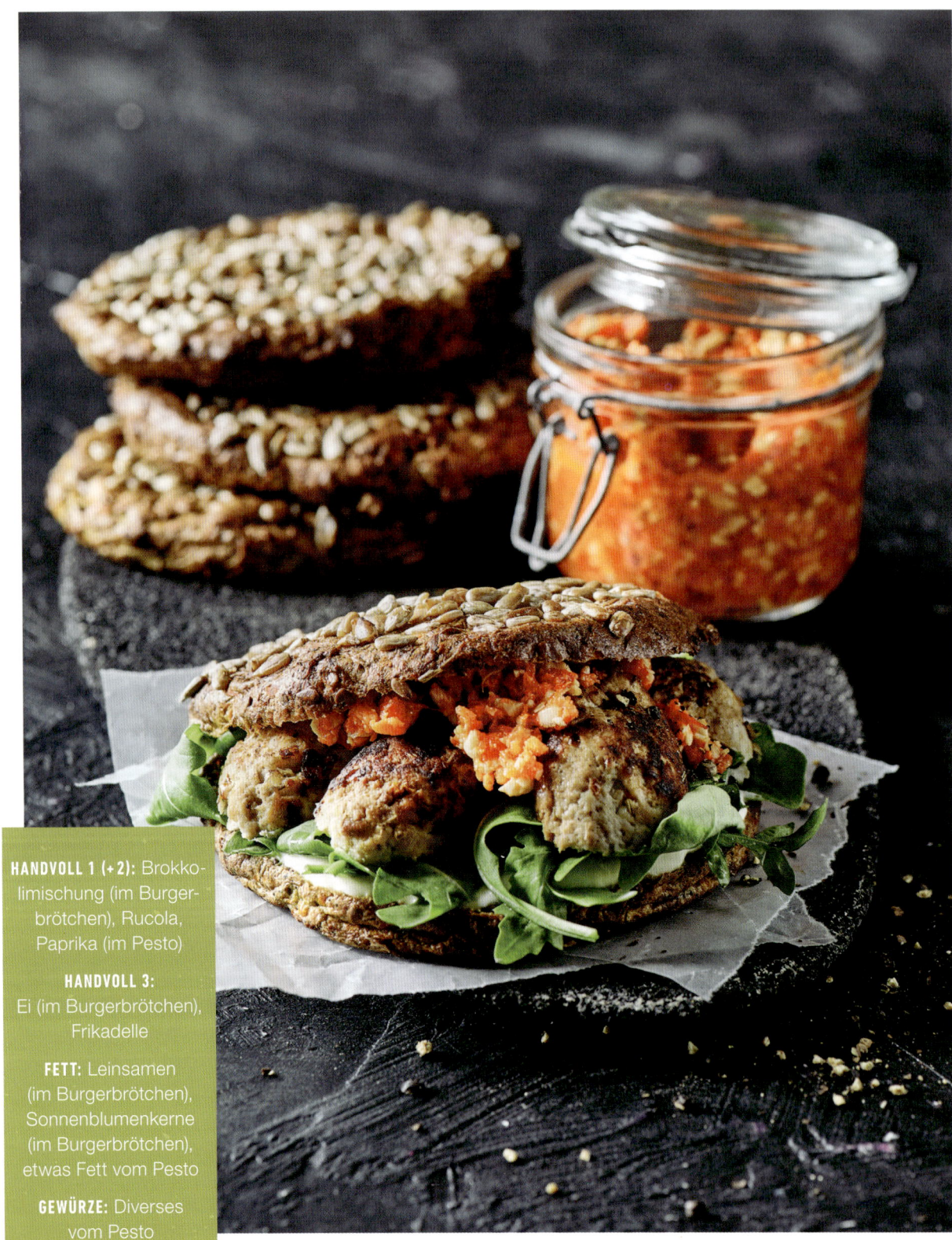

HANDVOLL 1 (+ 2): Brokko-limischung (im Burger-brötchen), Rucola, Paprika (im Pesto)

HANDVOLL 3: Ei (im Burgerbrötchen), Frikadelle

FETT: Leinsamen (im Burgerbrötchen), Sonnenblumenkerne (im Burgerbrötchen), etwas Fett vom Pesto

GEWÜRZE: Diverses vom Pesto

HAMBURGER

ZUBEREITUNGSZEIT:

10 Minuten

MENGE FÜR:

2 Personen

ZUTATEN:

2 grüne Burgerbrötchen
 (Rezept S. 56)
1 Handvoll Rucola
250 g Frikadellen
2 EL Pesto (Rezept S. 60)

Pro Person: 512 kcal
Protein: 26 g
Kohlenhydrate: 17 g
Ballaststoffe: 8,6 g
Fett: 36 g

ZUBEREITUNG:

– Halbieren Sie die Burgerbrötchen.

– Legen Sie auf die eine Hälfte Rucola und eine Frikadelle und bestreichen Sie diese mit Pesto.

– Legen Sie die andere Brötchenhälfte darauf und packen Sie den Burger fest in Butterbrotpapier ein, falls Sie ihn mitnehmen wollen.

PRO PERSON HABEN SIE NUN:

Ein grünes Burgerbrötchen gefüllt mit Rucola, Frikadelle und Pesto.

TIPPS:

Nehmen Sie griechische Frikadellen (Rezept S. 182) oder Rinderhacksteak für den Burger.

Nehmen Sie das Paprikapesto von S. 60. Sie können aber auch ein fertig gekauftes grünes oder rotes Pesto nehmen.

GRÜNKOHLPIE

ZUBEREITUNGSZEIT:

einschließlich Backen
ca. 60 Minuten
Beachten Sie: Der Teig soll
eine halbe Stunde ruhen.

MENGE FÜR:

4 Personen

ZUTATEN:

Teig:
150 g Vollkornmehl
100 g Butter
100 g Quark
1 Prise Salz

Füllung:
1 Packung TK-Grünkohl
2 Eier
60 g geriebener Käse
    (45 % Fett i. Tr./
    25 % Fett absolut)
½ TL geriebene
    Muskatnuss
Salz
Pfeffer

Pro Person: 434 kcal
Protein: 18 g
Kohlenhydrate: 27 g
Ballaststoffe: 8,3 g
Fett: 27 g

ZUBEREITUNG:

- Verarbeiten Sie die Zutaten für den Teig zügig und legen Sie diesen ½ Stunde lang in den Kühlschrank.

- Rollen Sie den Teig aus und legen Sie ihn in eine Springform mit einem Durchmesser von 21–22 Zentimetern.

- Lassen Sie den aufgetauten Grünkohl gut abtropfen und mischen Sie ihn mit den Eiern, dem Käse und den Gewürzen. Geben Sie die Füllung auf den Teig und backen Sie den Pie bei 225 °C etwa 25 Minuten lang, bis der Teig durch und die Füllung fest ist.

PRO PERSON HABEN SIE NUN:

¼ des Pies und eventuell 1 kleinen Salat.

TIPPS:

Sie können den Tortenboden durch übereinandergeschichtete Süßkartoffelscheiben ersetzen. Die Scheiben sollten Sie 15 Minuten im Ofen backen, bevor Sie die Füllung draufgeben.

Servieren Sie den Pie lauwarm oder kalt.

Darüber hinaus können Sie noch eine Handvoll 3 dazu essen wie beispielsweise 50–100 Gramm Hüttenkäse oder 2 Scheiben Bacon.

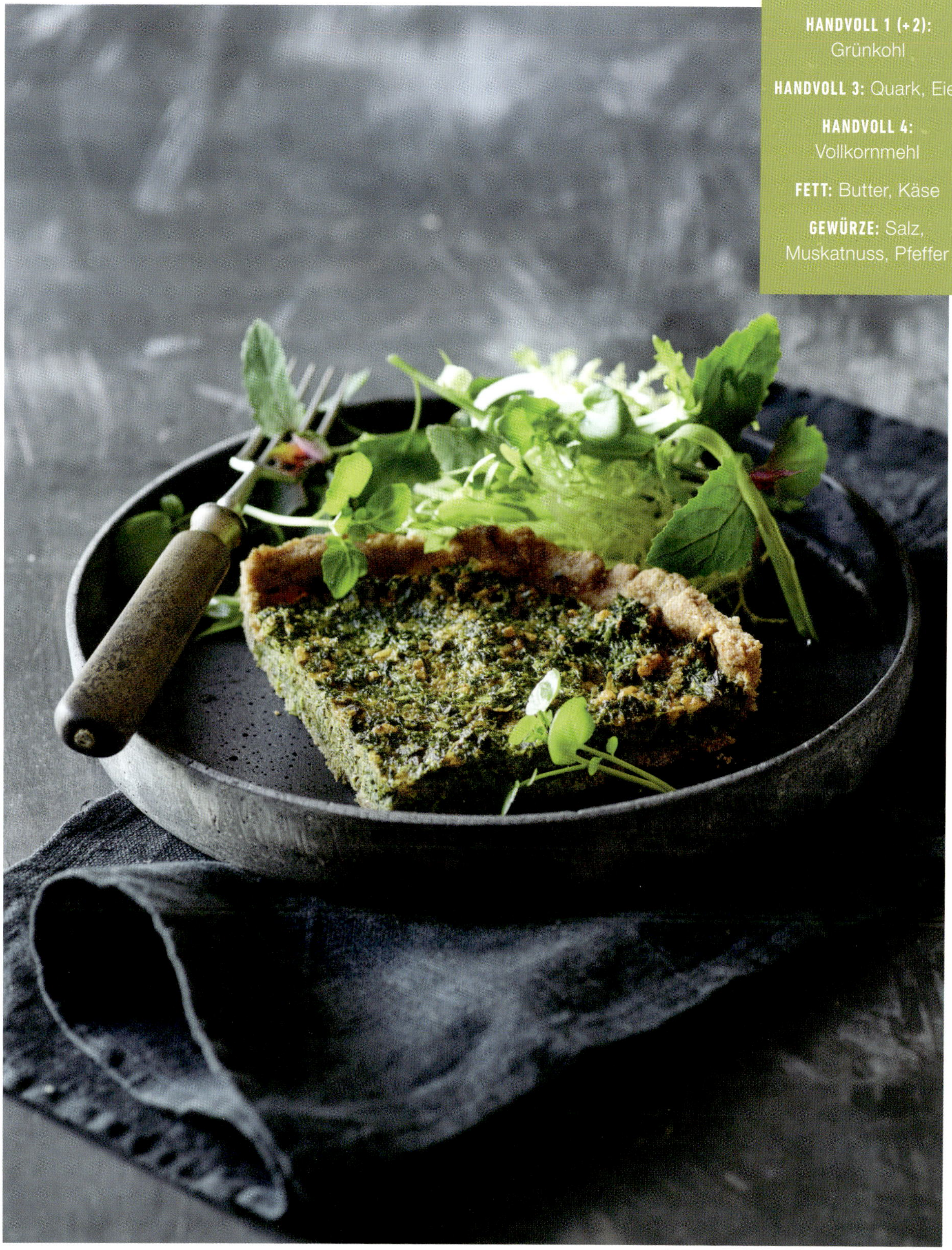

HANDVOLL 1 (+ 2):
Grünkohl

HANDVOLL 3: Quark, Eier

HANDVOLL 4:
Vollkornmehl

FETT: Butter, Käse

GEWÜRZE: Salz,
Muskatnuss, Pfeffer

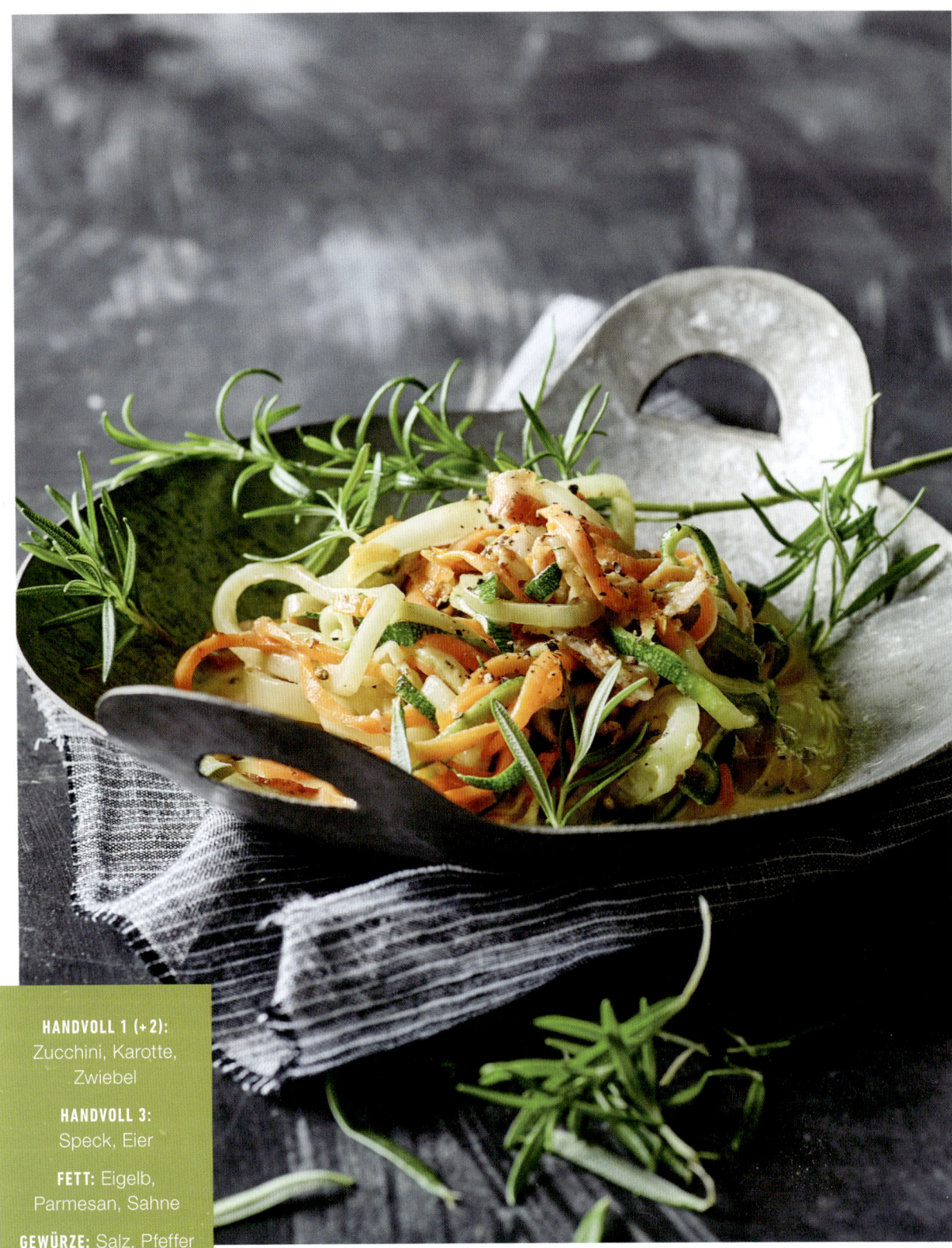

122

GEMÜSECARBONARA

ZUBEREITUNGSZEIT:

20 Minuten

MENGE FÜR:

2 Personen

ZUTATEN:

1 Zucchini

1 Karotte

100 g luftgetrockneter
   Speck

1 Zwiebel

1 Ei

1 Eigelb

20 g geriebener Parmesan

80 ml Sahne (38 % Fett)

Salz

Pfeffer

Pro Person: 400 kcal
Protein: 25 g
Kohlenhydrate: 9 g
Ballaststoffe: 3 g
Fett: 29 g

ZUBEREITUNG:

– Reiben Sie die Zucchini und die Karotte in lange dünne
  Streifen. Übergießen Sie die Streifen mit kochendem Was-
  ser und lassen Sie sie einige Minuten ziehen. Gießen Sie das
  Wasser durch ein Sieb ab.

– Schneiden Sie den Speck in Streifen und die Zwiebel in
  Ringe.

– Braten Sie den Speck ohne Fett in einer Pfanne, bis Fett
  austritt. Geben Sie die Zwiebeln dazu und braten Sie den
  Speck weiter, bis dieser knusprig ist und die Zwiebeln glasig
  sind.

– Geben Sie die Gemüsestreifen in die Pfanne.

– Vermischen Sie das Ei, das Eigelb, den Parmesan und die
  Sahne und gießen Sie die Mischung über das Gemüse. Lassen Sie das Gericht noch einige Minuten auf dem Herd, aber
  lassen Sie es nicht kochen. Schmecken Sie es mit Salz und
  Pfeffer ab.

PRO PERSON HABEN SIE NUN:

2–3 Hände voll Gemüsecarbonara.

TIPPS:

Essen Sie zu diesem Gericht einen kleinen Salat oder 1 Stück
Brot.

Verwenden Sie Kokosmilch anstelle von Sahne.

KAROTTENSUPPE MIT LINSEN

ZUBEREITUNGSZEIT:

40 Minuten

MENGE FÜR:

2 Personen

ZUTATEN:

400 g Karotten
500 ml Gemüsebrühe
150 g rote Linsen
2 ungespritzte Orangen
1 Stück Ingwer (walnuss-
   groß)
½ TL gemahlener Kreuz-
   kümmel (Cumin)
Salz
Pfeffer

Pro Person: 437 kcal
Protein: 24 g
Kohlenhydrate: 69 g
Ballaststoffe: 13,4 g
Fett: 4 g

ZUBEREITUNG:

– Schneiden Sie die Karotten in grobe Stücke und kochen Sie
  diese 10–15 Minuten in Gemüsebrühe, bis sie weich sind.

– Waschen Sie die Linsen gründlich. Geben Sie sie in eine
  Schale und gießen Sie kochendes Wasser darüber. Lassen
  Sie sie 10 Minuten ziehen, bevor Sie das Wasser abgießen
  und nochmals kochendes Wasser darübergießen. Diesmal
  lassen Sie sie 20 Minuten ziehen.

– Reiben Sie die Schale einer Orange ab und pressen Sie
  beide Orangen aus. Reiben Sie den Ingwer.

– Geben Sie den Orangensaft, die Orangenschale und die
  Hälfte des Ingwers zu den Karotten, zusammen mit Kreuz-
  kümmel, Salz und Pfeffer. Pürieren Sie die Suppe mit dem
  Pürierstab, bis sie cremig ist. Schmecken Sie die Suppe
  ab und würzen Sie eventuell noch mit etwas Ingwer nach.
  Fügen Sie die abgetropften Linsen hinzu.

PRO PERSON HABEN SIE NUN:

1 große Portion Karottensuppe mit 1 Handvoll Linsen.

TIPP:

Träufeln Sie vor dem Servieren ein wenig Zitronenöl in die
Suppe.

HANDVOLL 1 (+2):
Karotten

HANDVOLL 3:
Rote Linsen

HANDVOLL 4: Orangen

GEWÜRZE: Brühe,
Ingwer, Kreuzkümmel,
Salz, Pfeffer

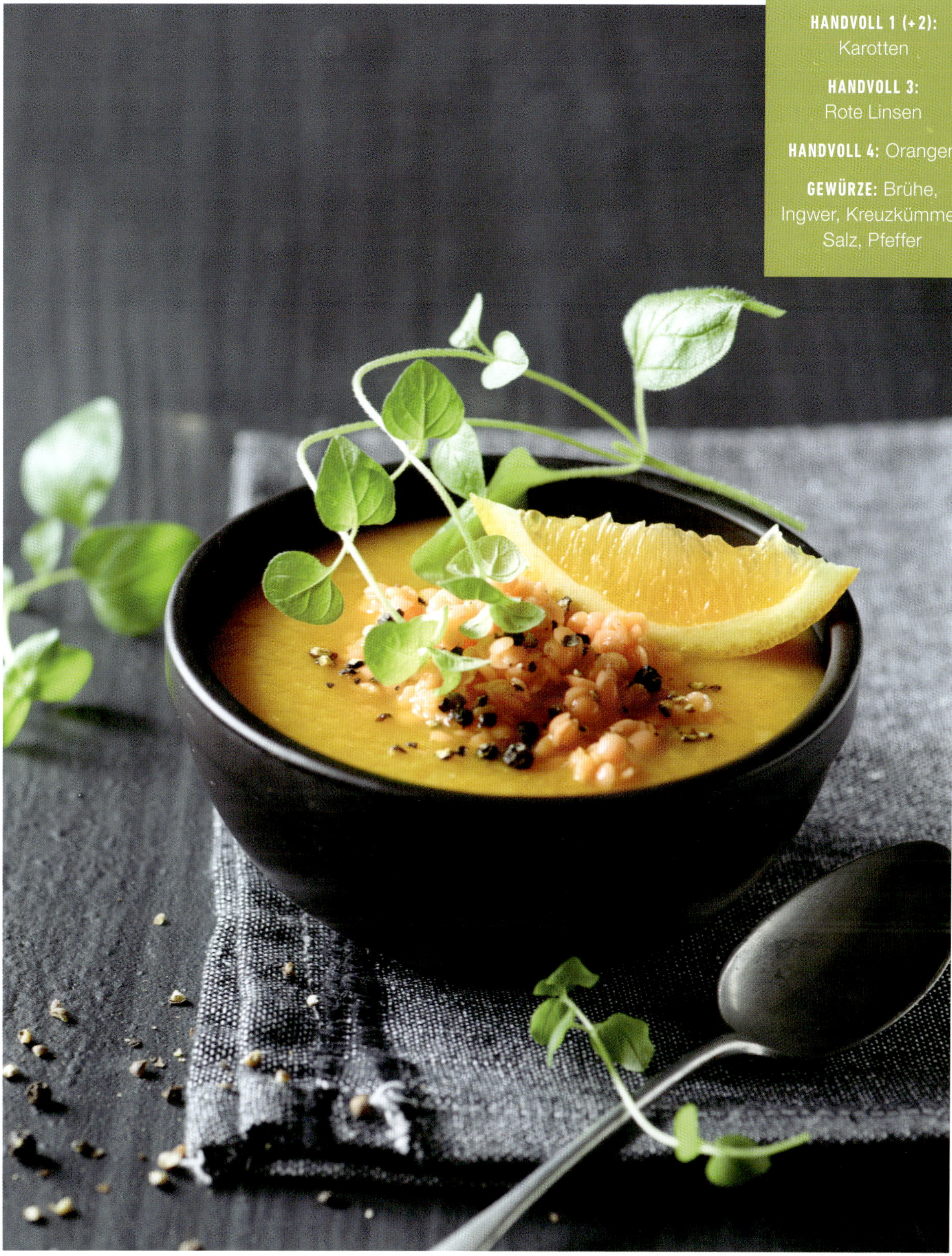

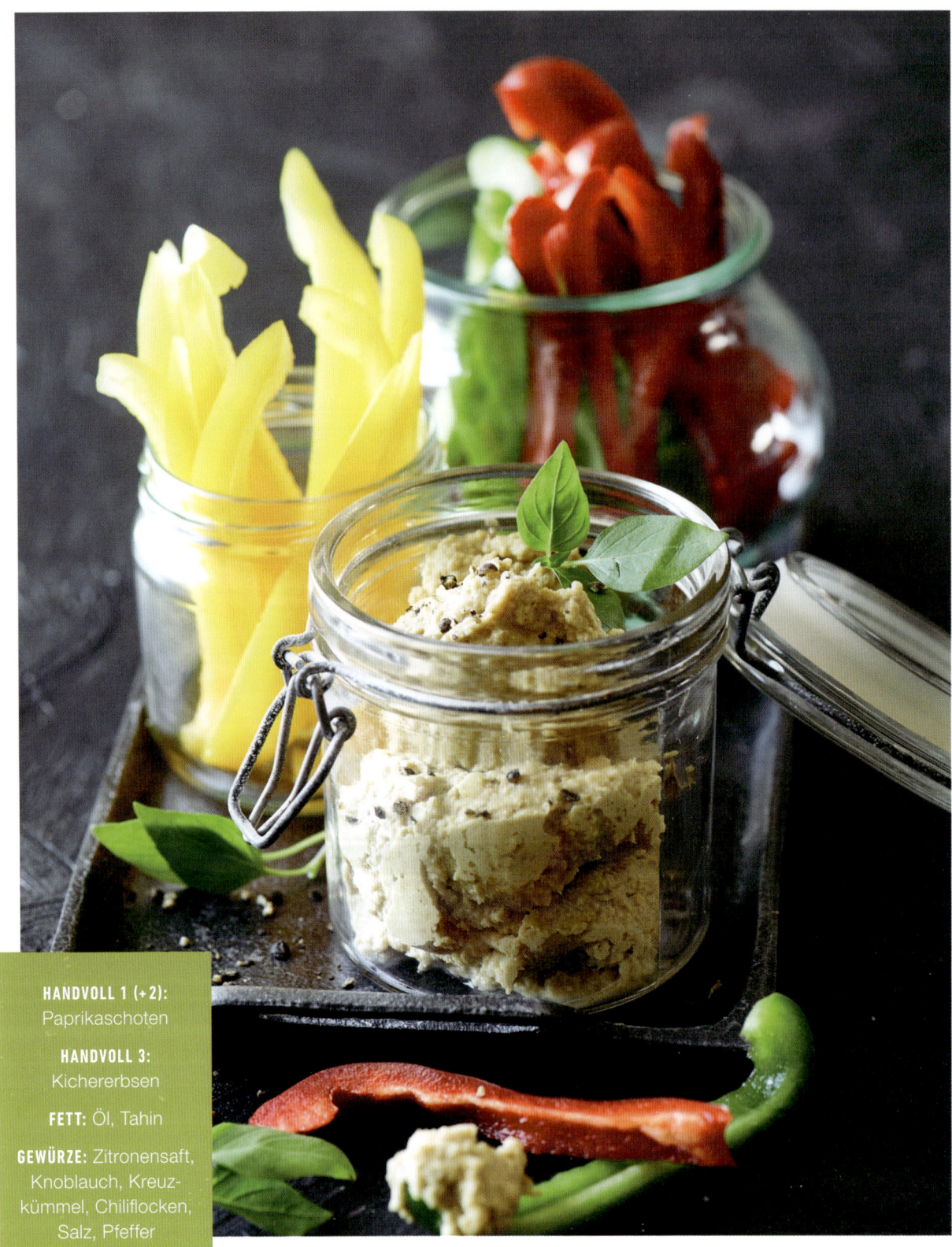

126

HUMMUS MIT PAPRIKA

ZUBEREITUNGSZEIT:

15 Minuten

MENGE FÜR:

2 Personen

ZUTATEN:

Hummus:

1 Dose Kichererbsen
   (ohne Flüssigkeit)
3 EL Öl
1 EL Tahin (Sesampaste)
2 EL Zitronensaft
1–2 Knoblauchzehen
1 TL gemahlener Kreuz-
   kümmel (Cumin)
Chiliflocken nach
   Geschmack
Salz
Pfeffer

Beilagen:

1 rote Paprikaschote
1 gelbe Paprikaschote
1 grüne Paprikaschote

Pro Person: 476 kcal
Protein: 13 g
Kohlenhydrate: 35 g
Ballaststoffe: 12,4 g
Fett: 29 g

ZUBEREITUNG:

– Vermischen Sie alle Zutaten gründlich. Schmecken Sie diese mit etwas Chili, Salz und Pfeffer ab. Geben Sie etwas mehr Öl oder Wasser dazu, falls erforderlich.

– Schneiden Sie die Paprikaschoten in Streifen. Nehmen Sie den Hummus als Dip.

PRO PERSON HABEN SIE NUN:

1 große Handvoll Hummus und 1–2 Hände voll Paprika-streifen.

TIPPS:

Essen Sie einige Grissinis dazu.

Das Gericht eignet sich gut für unterwegs.

HÜHNERSALAT HAWAII

ZUBEREITUNGSZEIT:

20 Minuten

MENGE FÜR:

2 Personen

ZUTATEN:

2 Scheiben Bacon
2 Scheiben frische Ananas
Kresse

Hühnersalat:

4 EL Mayonnaise
4 EL Creme Fine (9 % Fett)
½ TL Currypulver
Salz
Pfeffer
200 g gekochtes
    Hühnerfleisch
150 g Spargel aus dem Glas
150 g Champignons

Pro Person: 503 kcal
Protein: 32 g
Kohlenhydrate: 14 g
Ballaststoffe: 4,1 g
Fett: 35 g

ZUBEREITUNG:

– Braten Sie den Bacon in einer Pfanne knusprig.

– Vermischen Sie die Mayonnaise mit der Creme Fine zu einem Dressing und schmecken Sie dieses mit Currypulver, Salz und Pfeffer ab.

– Schneiden Sie das Hühnerfleisch in Stücke und den Spargel sowie die Champignons in kleine Scheiben.

– Vermischen Sie das Dressing mit dem Fleisch und dem Gemüse.

– Richten Sie den Hühnersalat auf den Ananasscheiben an und garnieren Sie das Gericht mit dem Bacon und der Kresse.

PRO PERSON HABEN SIE NUN:

Eine Scheibe Ananas mit 1 ½ Händen voll Hühnersalat und einer Scheibe Bacon.

TIPPS:

Essen Sie frischen grünen Spargel als Beilage zum Salat.

Anstelle der Ananas können Sie eine Scheibe geröstetes Vollkornbrot verwenden.

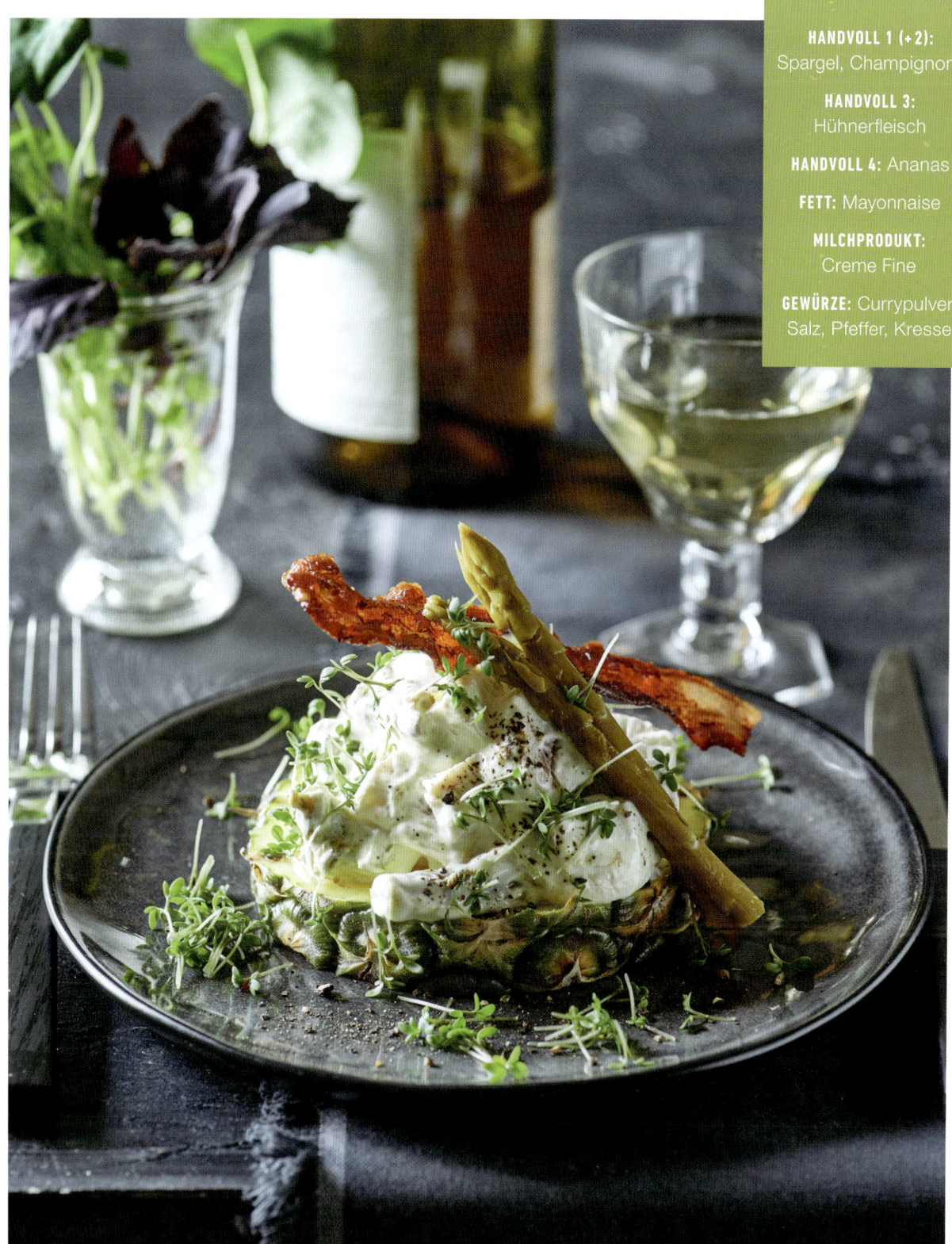

HANDVOLL 1 (+2):
Spargel, Champignons

HANDVOLL 3:
Hühnerfleisch

HANDVOLL 4: Ananas

FETT: Mayonnaise

MILCHPRODUKT:
Creme Fine

GEWÜRZE: Currypulver,
Salz, Pfeffer, Kresse

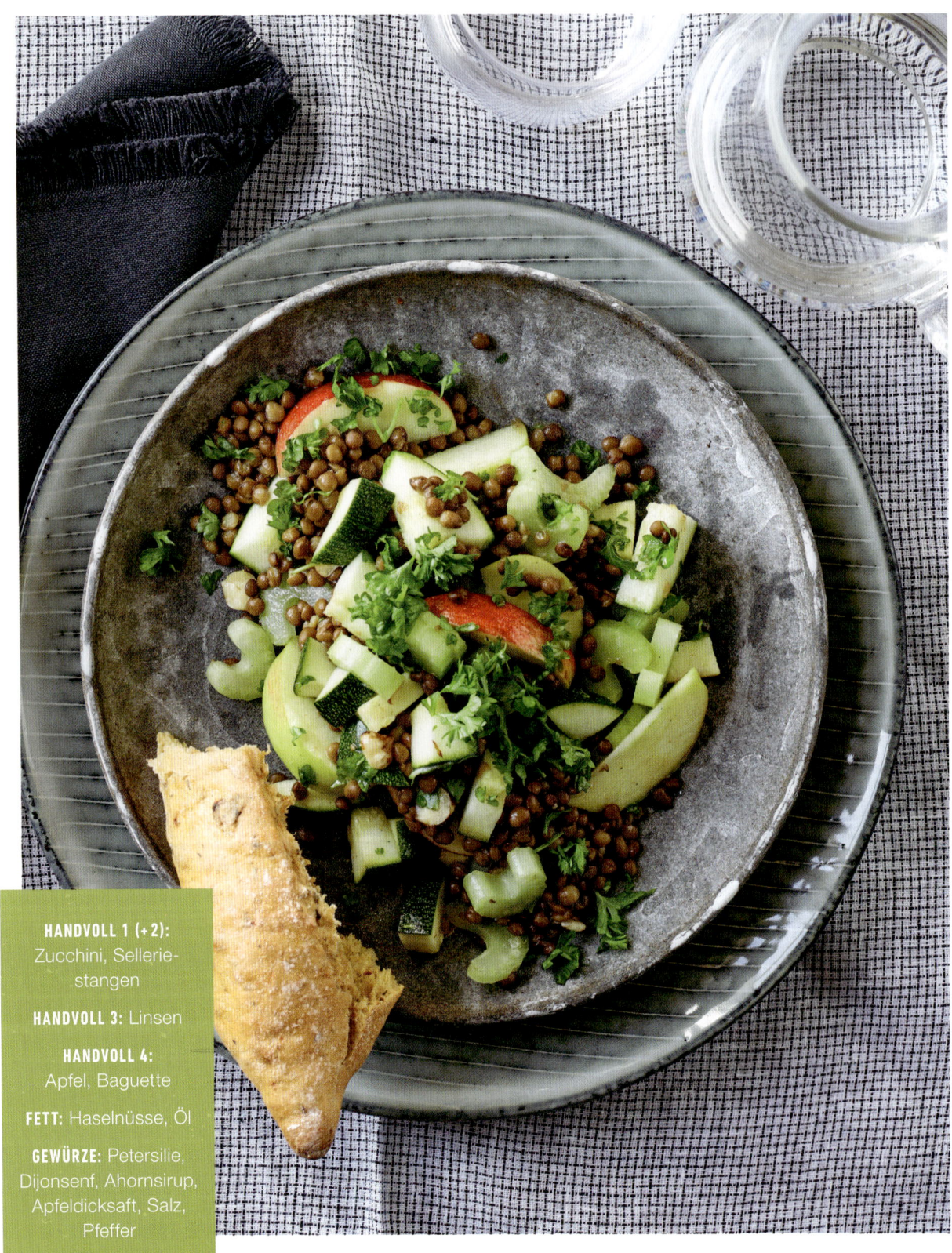

HANDVOLL 1 (+ 2):
Zucchini, Sellerie-
stangen

HANDVOLL 3: Linsen

HANDVOLL 4:
Apfel, Baguette

FETT: Haselnüsse, Öl

GEWÜRZE: Petersilie,
Dijonsenf, Ahornsirup,
Apfeldicksaft, Salz,
Pfeffer

LINSENSALAT

ZUBEREITUNGSZEIT:

15 Minuten

MENGE FÜR:

2 Personen

ZUTATEN:

1 Apfel

100 g Zucchini

2 Selleriestangen

2 EL geröstete Haselnüsse

1 EL Petersilie

200 g Linsen aus der Dose
  oder dem Glas

Dressing:

2 TL Dijonsenf

3 TL Ahornsirup

1 EL Apfeldicksaft

1 EL Öl

Salz

Pfeffer

Beilage:

1 Vollkorn-Baguette

Pro Person: 376 kcal

Protein: 14 g

Kohlenhydrate: 47 g

Ballaststoffe: 4,2 g

Fett: 14 g

ZUBEREITUNG:

- Schneiden Sie den Apfel und die Zucchini in kleine Stücke und die Selleriestangen in dünne Streifen. Hacken Sie die Nüsse und die Petersilie grob.

- Vermischen Sie alle Zutaten für das Dressing. Wenden Sie Apfel, Zucchini, Sellerie, Nüsse und Linsen im Dressing. Streuen Sie die gehackte Petersilie darüber. Essen Sie dazu ein Stück Baguette.

PRO PERSON HABEN SIE NUN:

1–3 Hände voll Linsensalat und ½ Handvoll Brot.

TIPPS:

Sie können den Apfel durch eingemachte Rote Bete ersetzen.

Streuen Sie etwas Feta über den Salat.

ROSENKOHLSALAT MIT ÄPFELN

15 Minuten

MENGE FÜR:
2 Personen

ZUTATEN:
250 g frischer Rosenkohl
1 roter Apfel
1 Handvoll Romanasalat
1 Stängel frischer Thymian
1 TL Senf
2 TL Zitronensaft
1 EL Olivenöl
1 TL Akazienhonig
Salz
Pfeffer
30 g Erdnüsse

Pro Person: 273 kcal
Protein: 10 g
Kohlenhydrate: 18 g
Ballaststoffe: 9 g
Fett: 16 g

ZUBEREITUNG:

– Halbieren Sie den Rosenkohl und schneiden Sie ihn in feine Streifen. Schneiden Sie den Apfel in Würfel und den Salat in feine Streifen.

– Zerkleinern Sie den Thymian. Hacken Sie die Blätter leicht und verrühren Sie diese zusammen mit dem Senf, dem Zitronensaft, dem Öl und dem Honig zu einem Dressing. Schmecken Sie es mit Salz und Pfeffer ab.

– Wenden Sie den Rosenkohl, die Äpfel und den Salat im Dressing und streuen Sie die Erdnüsse darüber.

PRO PERSON HABEN SIE NUN:
1½–2½ Hände voll Salat.

TIPPS:
Der Salat wird zu einer sättigenden Mahlzeit, indem Sie geröstete Kichererbsen oder Hühnerstückchen hinzufügen.

Der Salat passt sehr gut zu Wild oder Entenbrust.

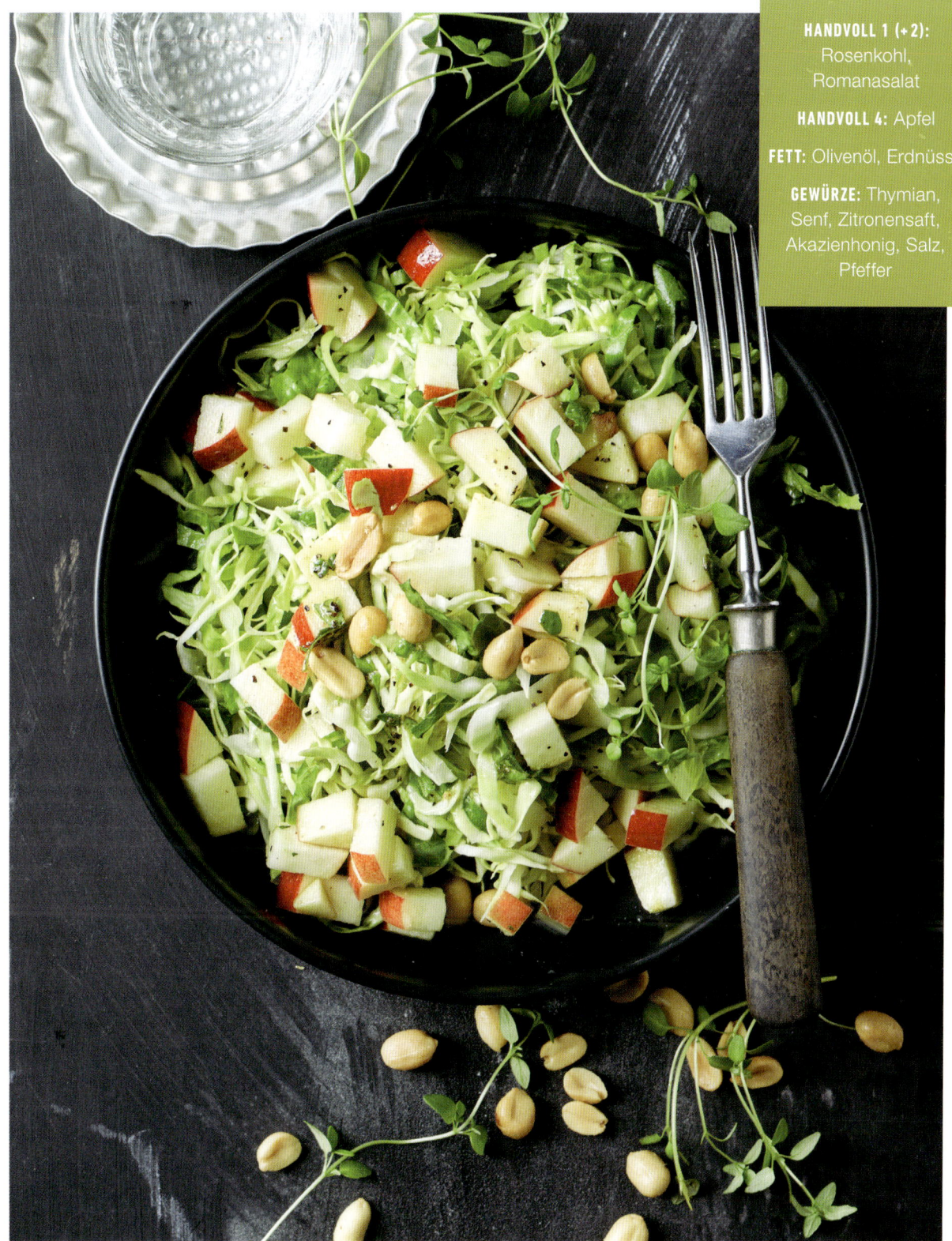

HANDVOLL 1 (+2): Rosenkohl, Romanasalat

HANDVOLL 4: Apfel

FETT: Olivenöl, Erdnüsse

GEWÜRZE: Thymian, Senf, Zitronensaft, Akazienhonig, Salz, Pfeffer

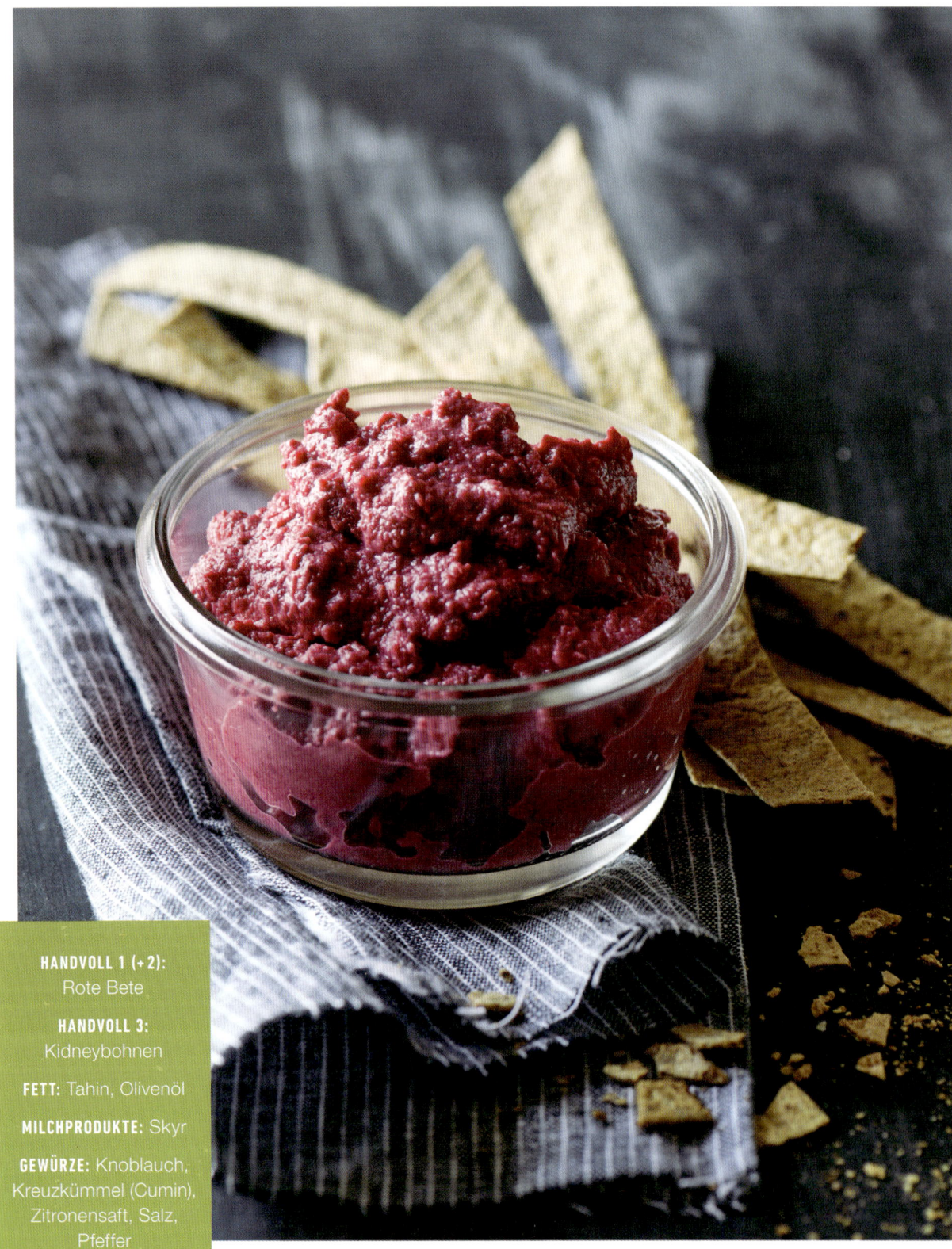

134

HANDVOLL 1 (+ 2):
Rote Bete

HANDVOLL 3:
Kidneybohnen

FETT: Tahin, Olivenöl

MILCHPRODUKTE: Skyr

GEWÜRZE: Knoblauch,
Kreuzkümmel (Cumin),
Zitronensaft, Salz,
Pfeffer

ROTE-BETE-HUMMUS

ZUBEREITUNGSZEIT:

15 Minuten

MENGE FÜR:

2 Personen

ZUTATEN:

300 g gekochte und
   geschälte Rote Bete
240 g Kidneybohnen
   aus der Dose
2 Knoblauchzehen
2 EL Tahin (Sesampaste)
150 g Skyr
2 EL Olivenöl
1 TL Kreuzkümmel (Cumin)
1 EL Zitronensaft
Salz
Pfeffer
Evtl. einige Chiliflocken

Pro Person: 497 kcal
Protein: 24 g
Kohlenhydrate: 39 g
Ballaststoffe: 14 g
Fett: 23 g

ZUBEREITUNG:

– Schneiden Sie die Rote Bete in Stücke.

– Geben Sie die Stücke in einen Mixer zusammen mit den Kidneybohnen, dem gehackten Knoblauch und dem Tahin. Verarbeiten Sie alles zu einer groben Hummus-Masse.

– Geben Sie Skyr hinzu, Öl, Kreuzkümmel, Zitronensaft, Salz und Pfeffer. Mixen Sie alles nochmals durch und servieren Sie den Hummus in einer Schale.

PRO PERSON HABEN SIE NUN:

2 Hände voll Hummus.

TIPPS:

Servieren Sie Gemüsestangen zum Hummus.

Die knusprigen Grissini auf dem Foto sind aus Tortilla, die in lange Streifen geschnitten wurden und danach 8–12 Minuten bei 200 °C im Ofen gebacken wurden.

ROTE-BETE-HUMMUS UND HÜHNCHEN

ZUBEREITUNGSZEIT:

10 Minuten

MENGE FÜR:

2 Personen

ZUTATEN:

300 g Rote-Bete-Hummus
  (Rezept S. 135)
1 Handvoll Rucola
200 g polierte Dinkelkörner
1 gebratene Hühnerbrust
100 g Gurke
1 Handvoll Salatherzen
4 EL Sauerrahm (18 % Fett)
Pfeffer

Pro Person: 455 kcal
Protein: 34 g
Kohlenhydrate: 30 g
Ballaststoffe: 6,4 g
Fett: 21 g

ZUBEREITUNG:

– Verteilen Sie den Hummus auf zwei Gläser oder andere geeignete Behältnisse.

– Schichten Sie die übrigen Zutaten in folgender Reihenfolge darauf: Rucola, Dinkelkörner, Hühnerbrust in mundgerechten Stücken, Gurkenwürfel, Salatblätter und Sauerrahm. Würzen Sie das Ganze mit Pfeffer.

PRO PERSON HABEN SIE NUN:

1 große Handvoll Rote-Bete-Hummus mit 1–2 Händen voll Gemüse, 100 Gramm Dinkelkörner, ½ Hühnerbrust und 2 Esslöffel Sauerrahm.

TIPP:

Aus vielen Resten können Sie eine leckere Mahlzeit zaubern.

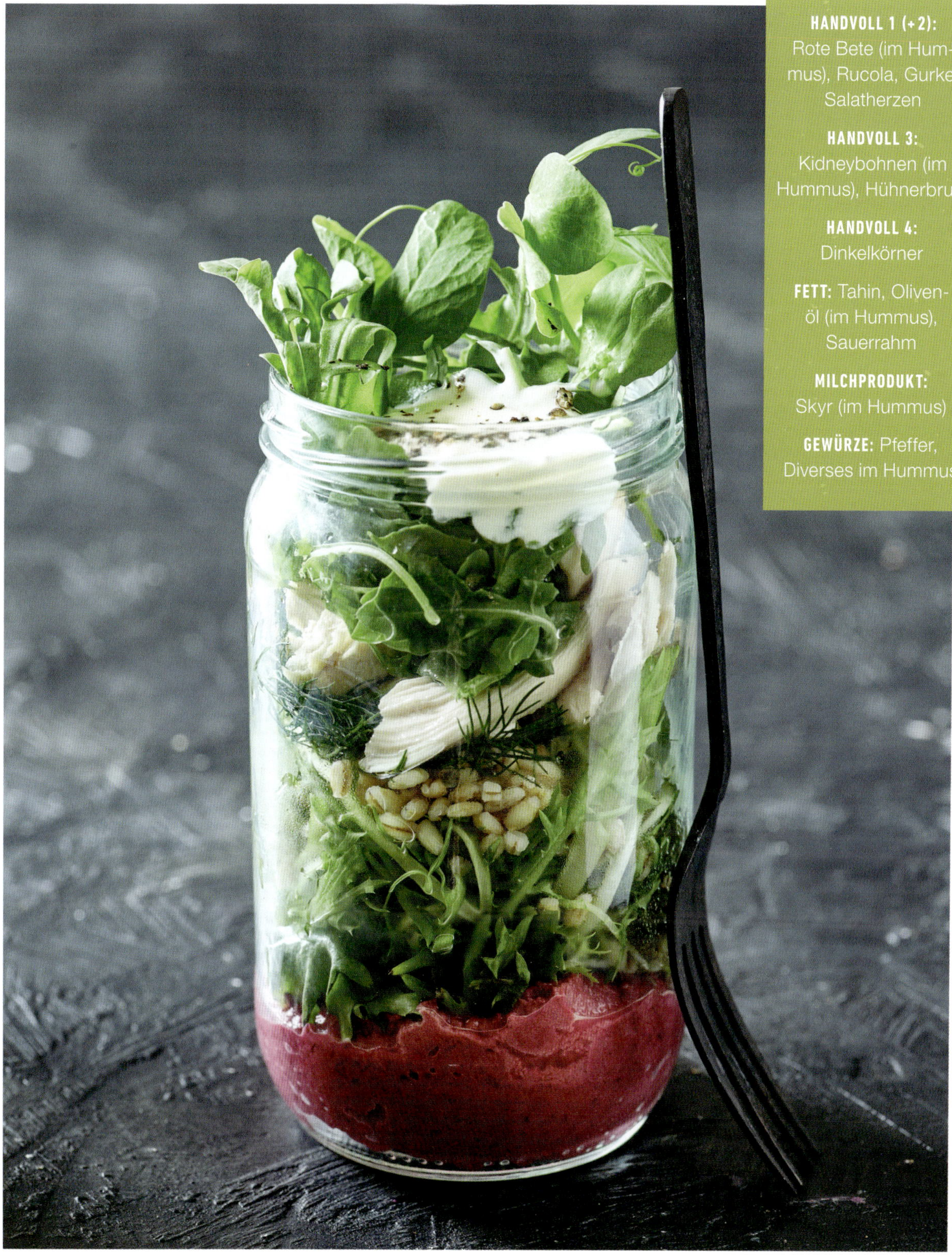

HANDVOLL 1 (+2):
Rote Bete (im Hummus), Rucola, Gurke, Salatherzen

HANDVOLL 3:
Kidneybohnen (im Hummus), Hühnerbrust

HANDVOLL 4:
Dinkelkörner

FETT: Tahin, Olivenöl (im Hummus), Sauerrahm

MILCHPRODUKT:
Skyr (im Hummus)

GEWÜRZE: Pfeffer, Diverses im Hummus

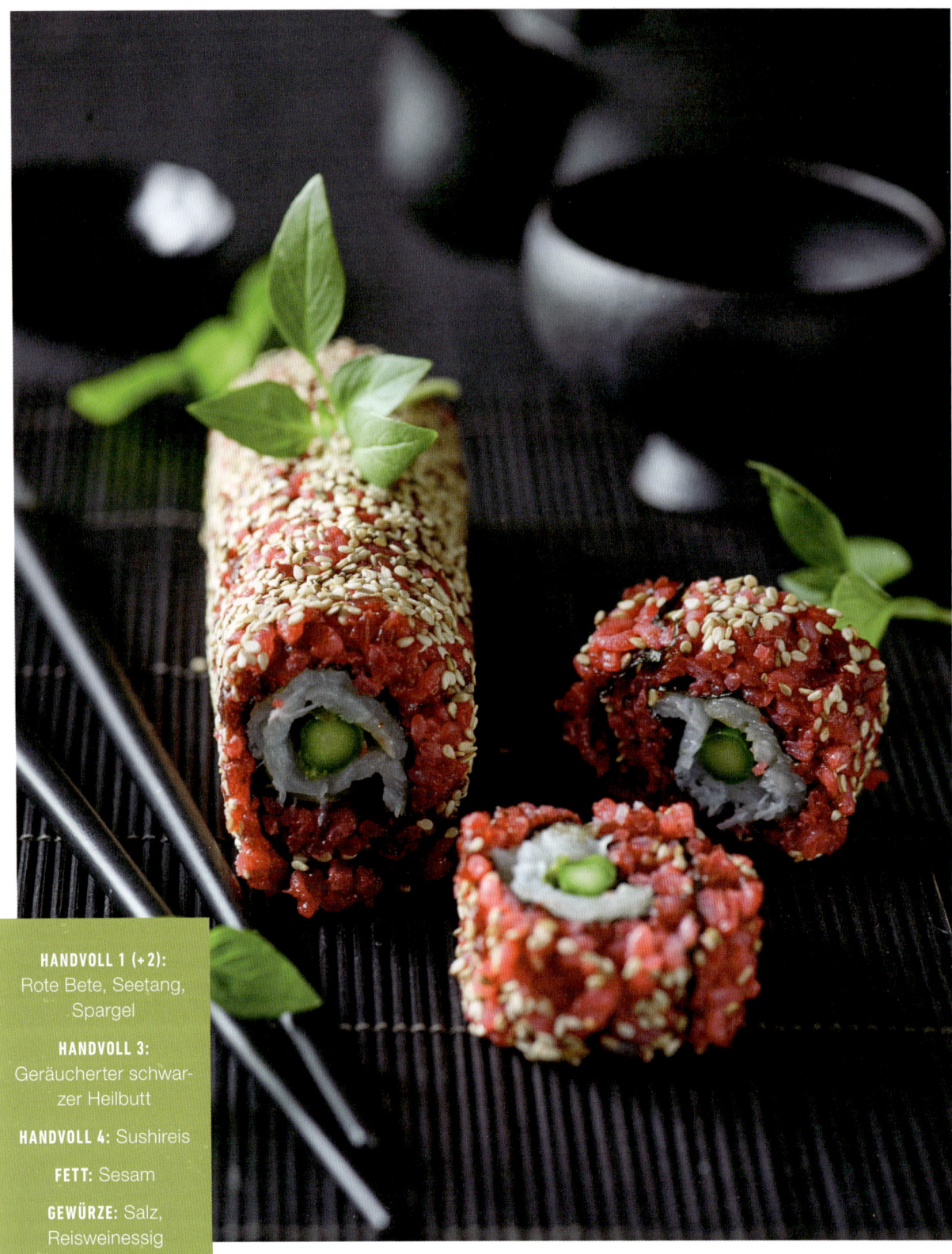

HANDVOLL 1 (+2):
Rote Bete, Seetang,
Spargel

HANDVOLL 3:
Geräucherter schwar-
zer Heilbutt

HANDVOLL 4: Sushireis

FETT: Sesam

GEWÜRZE: Salz,
Reisweinessig

ROTE-BETE-SUSHI

ZUBEREITUNGSZEIT:

60 Minuten

MENGE FÜR:

2 Personen

ZUTATEN:

100 g Sushireis
100 g Rote Bete
150 ml Wasser
Salz
1 EL Reisweinessig
150 g grüner Spargel
3–4 EL Sesam
2 Seetangplatten
200 g geräucherter
    schwarzer Heilbutt

Pro Person: 498 kcal
Protein: 23 g
Kohlenhydrate: 42 g
Ballaststoffe: 5,1 g
Fett: 25 g

ZUBEREITUNG:

— Waschen Sie den Reis gründlich. Schälen Sie die Rote Bete und reiben Sie sie fein. Kochen Sie die Rote Bete zusammen mit dem Reis und einem kleinen Teelöffel mit einem kleinen Teelöffel Salz 10–15 Minuten. Probieren Sie den Reis, ob er gar ist. Nehmen Sie ihn vom Herd und lassen Sie ihn 10 Minuten ziehen. Gießen Sie den Reisweinessig dazu und lassen Sie den Reis vollständig abkühlen.

— Entfernen Sie die Spargelenden. Lassen Sie den Spargel in kochendem Wasser 2 Minuten ziehen und anschließend abkühlen. Rösten Sie den Sesam ohne Fett in einer Pfanne.

— Verteilen Sie die Hälfte der Reismischung auf einer Bambusmatte und legen Sie eine Seetangplatte darüber. Rollen Sie den Spargel in eine Scheibe geräucherten schwarzen Heilbutt, legen Sie die Rolle auf die Seetangplatte und formen Sie das Sushi. Wälzen Sie die Rolle in dem gerösteten Sesam. Wiederholen Sie den Vorgang für die zweite Rolle.

PRO PERSON HABEN SIE NUN:

1 klein geschnittene Sushirolle.

TIPPS:

Ist der Reis zu klebrig, legen Sie ein Stück Backpapier auf die Bambusmatte.

Sie können die Rollen mit Ingwer, Sojasauce und Wasabi servieren.

ZUCCHINITARTE MIT BACON

ZUBEREITUNGSZEIT:
ca. 60 Minuten

MENGE FÜR:
4 Personen

ZUTATEN:
100 g Bacon
3 Zwiebeln
500 g Zucchini
100 g Cheddar
120 g Weizenmehl
1 TL Backpulver
100 ml Olivenöl
6 Eier
Salz
Pfeffer

Pro Person: 643 kcal
Protein: 27 g
Kohlenhydrate: 31 g
Ballaststoffe: 3,9 g
Fett: 45 g

ZUBEREITUNG:

– Schneiden Sie den Bacon in kleine Stücke und hacken Sie die Zwiebeln. Braten Sie beides in einer Pfanne an, bis die Zwiebeln glasig werden.

– Reiben Sie die Zucchini mit der Schale grob. Reiben Sie den Käse grob.

– Mischen Sie den Bacon und die Zwiebeln mit der Zucchini, dem Käse, dem Mehl und dem Backpulver, dem Öl, den Eiern, Salz und Pfeffer. Gießen Sie die Mischung in eine gefettete Auflaufform mit einem Durchmesser von etwa 21 Zentimetern.

– Backen Sie die Tarte 40–45 Minuten bei 180 °C.

PRO PERSON HABEN SIE NUN:
¼ der Tarte, was etwa 2 Händen voll entspricht. Nach Belieben zusätzlich etwas Gemüse.

TIPPS:
Wenn Sie es etwas würziger mögen, mischen Sie Cheddar und Blauschimmelkäse.

Ein vegetarisches Gericht erhalten Sie, wenn Sie den Bacon durch Nüsse ersetzen.

Bewahren Sie die Reste des Gerichts im Kühlschrank auf, sie eignen sich gut für unterwegs.

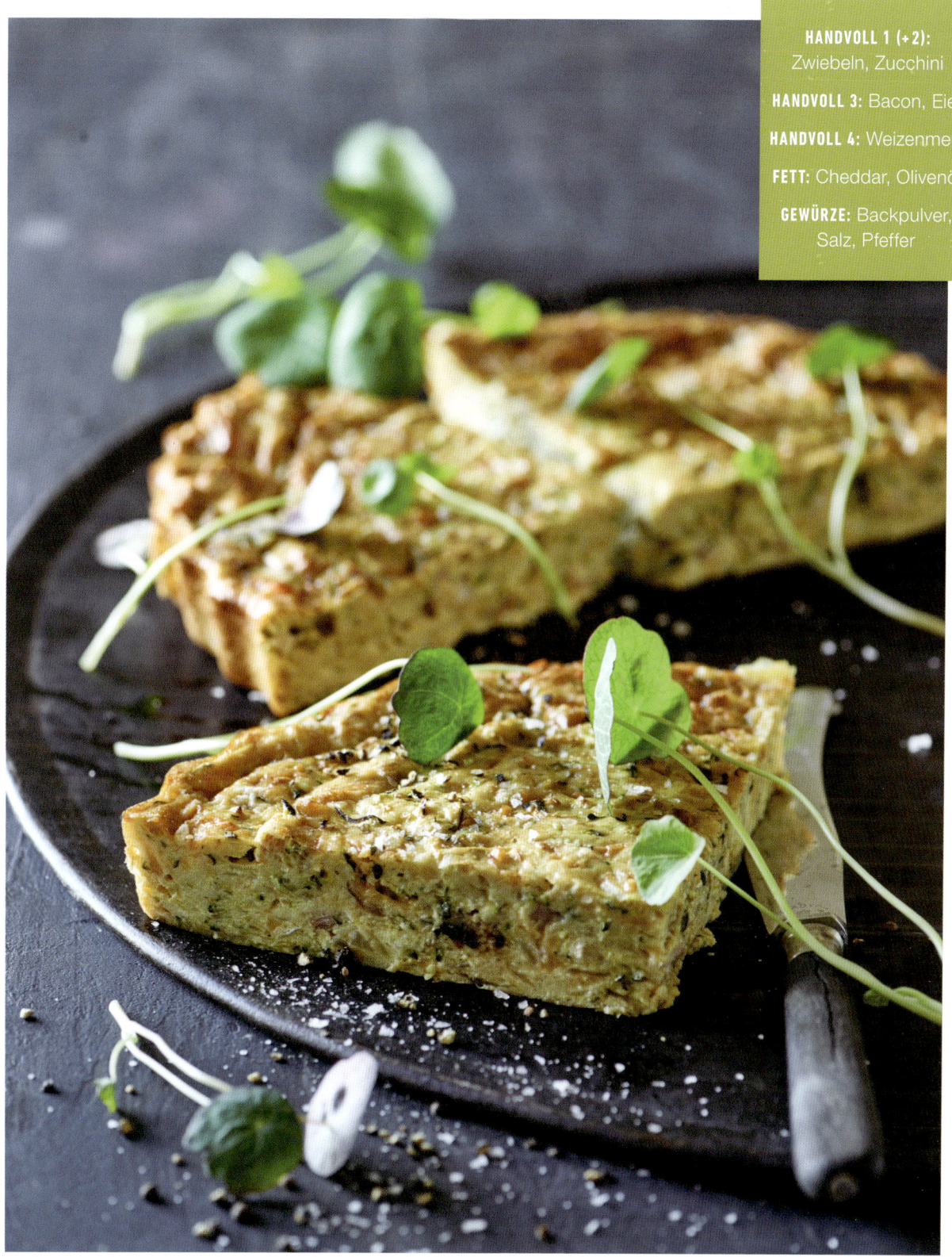

HANDVOLL 1 (+ 2): Zwiebeln, Zucchini

HANDVOLL 3: Bacon, Eier

HANDVOLL 4: Weizenmehl

FETT: Cheddar, Olivenöl

GEWÜRZE: Backpulver, Salz, Pfeffer

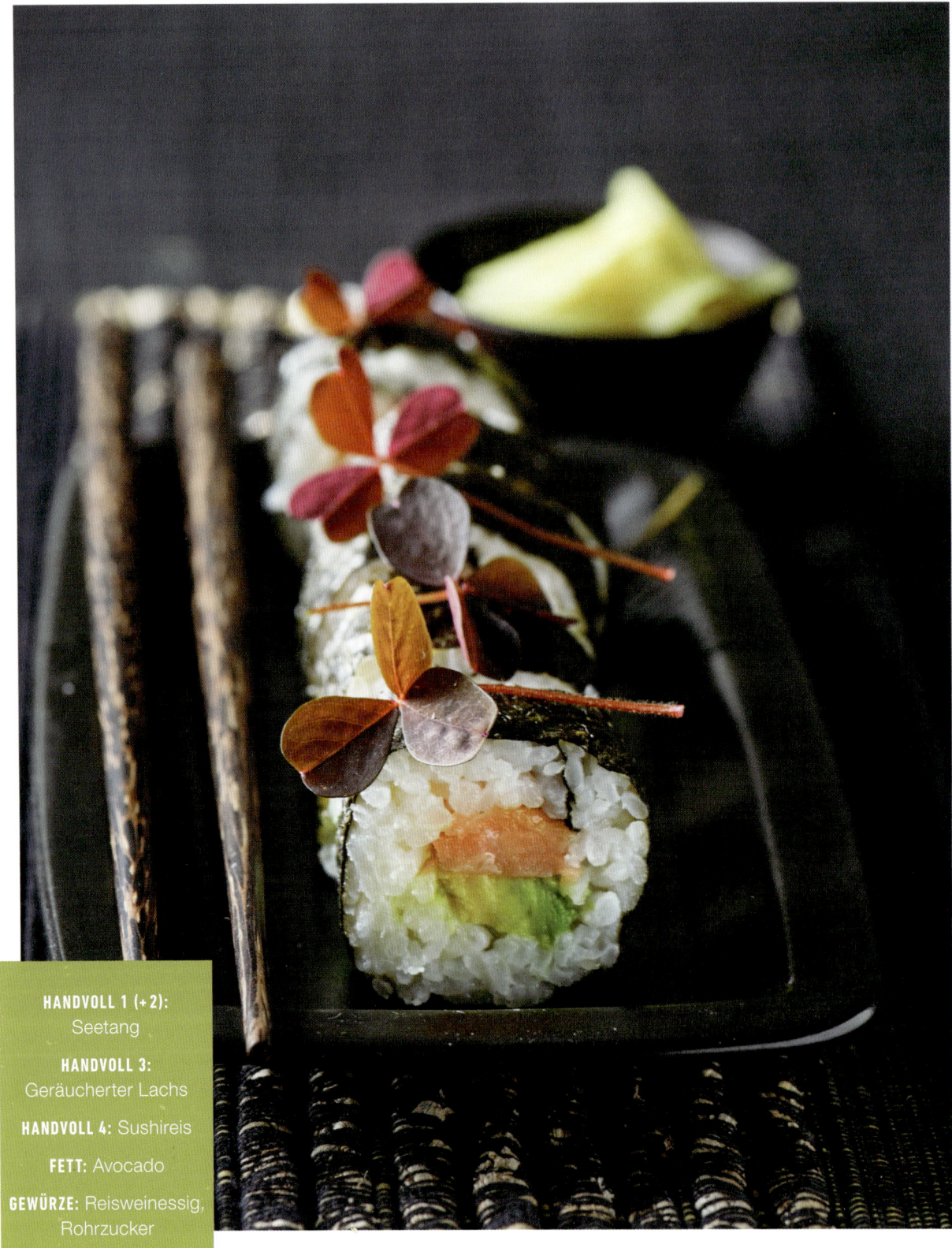

142

HANDVOLL 1 (+ 2):
Seetang

HANDVOLL 3:
Geräucherter Lachs

HANDVOLL 4: Sushireis

FETT: Avocado

GEWÜRZE: Reisweinessig,
Rohrzucker

SUSHI MIT LACHS

ZUBEREITUNGSZEIT:

60 Minuten

MENGE FÜR:

2 Personen

ZUTATEN:

150 g Sushireis
1 TL Rohrzucker
2 EL Reisweinessig
2 Seetangplatten
1 kleine Avocado
150 g geräucherter Lachs

Pro Person: 445 kcal
Protein: 21 g
Kohlenhydrate: 55 g
Ballaststoffe: 3,4 g
Fett: 15 g

ZUBEREITUNG:

– Waschen und kochen Sie den Reis entsprechend der Anleitung auf der Packung. Vermischen Sie den Zucker mit dem Reisweinessig und wenden Sie den Reis vorsichtig darin. Die Mischung soll völlig erkaltet sein.

– Legen Sie die Seetangplatten auf eine Bambusmatte und verteilen Sie den Reis darauf.

– Schneiden Sie die Avocado in Streifen. Verteilen Sie die Streifen und den geräucherten Lachs auf den Seetangplatten.

– Rollen Sie beide Platten fest zusammen und bewahren Sie sie im Kühlschrank auf. Schneiden Sie die Rolle vor dem Servieren in mundgerechte Stücke.

PRO PERSON HABEN SIE NUN:

1 Sushirolle in mundgerechten Stücken.

TIPPS:

Ersetzen Sie die Hälfte des gekochten Reis durch Blumenkohlreis: Hacken Sie 200 Gramm Blumenkohl ganz fein, kochen Sie diesen 1 Minute lang – dann haben Sie gesunden Blumenkohlreis.

Verfeinern Sie das Gericht mit etwas eingelegtem Ingwer, Wasabi oder Soja – den klassischen Beilagen zu Sushi!

Sie können den Rohrzucker durch ein geeignetes Süßungsmittel ohne Kalorien ersetzen.

BLINIS AUS SÜSSKARTOFFELN MIT STEINBEISSER-ROGEN

ZUBEREITUNGSZEIT:

25 Minuten

MENGE FÜR:

2 Personen

ZUTATEN:

Blinis:

100 g Süßkartoffeln

50 g Vollkornmehl

1 ½ TL Backpulver

1 Messerspitze gemahlene Muskatnuss

½ TL Salz

1 Ei

125 ml Milch

1 EL Olivenöl

1 EL Butter zum Braten

Beilagen:

100 g grüner Spargel

1 rote Zwiebel

4 EL Creme Fine (9 % Fett)

100 g Steinbeißer-Rogen

100 g Krabben

Frischer Dill

Pro Person: 479 kcal

Protein: 26 g

Kohlenhydrate: 40 g

Ballaststoffe: 7,2 g

Fett: 22 g

ZUBEREITUNG:

– Schneiden Sie die Süßkartoffeln in Stücke und kochen Sie diese in Wasser ohne Salz gar. Drücken Sie die Kartoffeln durch die Kartoffelpresse.

– Mischen Sie Mehl, Backpulver, Muskatnuss und Salz. Vermischen Sie Ei, Milch und Olivenöl. Verarbeiten Sie die Süßkartoffeln, das Mehl sowie das Eiergemisch zu einem geschmeidigen Teig.

– Lassen Sie die Butter in einer Pfanne schmelzen und gießen Sie den Teig in kleinen runden Kleksen in die Pfanne. (Sie können auch eine Blinipfanne dafür verwenden.) Braten Sie die Blinis 2 Minuten von der einen und 1 Minute von der anderen Seite. Sie sollen goldgelb und gut durchgebacken sein.

– Entfernen Sie den untersten Teil der grünen Spargelstangen. Hacken Sie die Zwiebel ganz fein und richten Sie die gebackenen Blinis mit Creme Fine, den Zwiebeln, dem Rogen, den Krabben, dem ungekochten Spargel und dem frischen Dill an.

PRO PERSON HABEN SIE NUN:

1–2 Hände voll Blinis mit 2 Esslöffeln Creme Fine, 1 Handvoll Steinbeißer-Rogen und Krabben sowie 1 Handvoll grünen Spargel. Garnieren Sie das Gericht mit frischem Dill.

TIPP:

Nehmen Sie außerhalb der Saison grünen Spargel und Steinbeißer-Rogen aus dem Glas.

HANDVOLL 1 (+2): Süßkartoffeln, grüner Spargel, rote Zwiebel

HANDVOLL 3: Ei, Steinbeißer-Rogen, Krabben

HANDVOLL 4: Vollkornmehl

FETT: Olivenöl, Butter

MILCHPRODUKT: Milch

MILCHDRESSING: Creme Fine

GEWÜRZE: Muskatnuss, Salz, frischer Dill, Backpulver

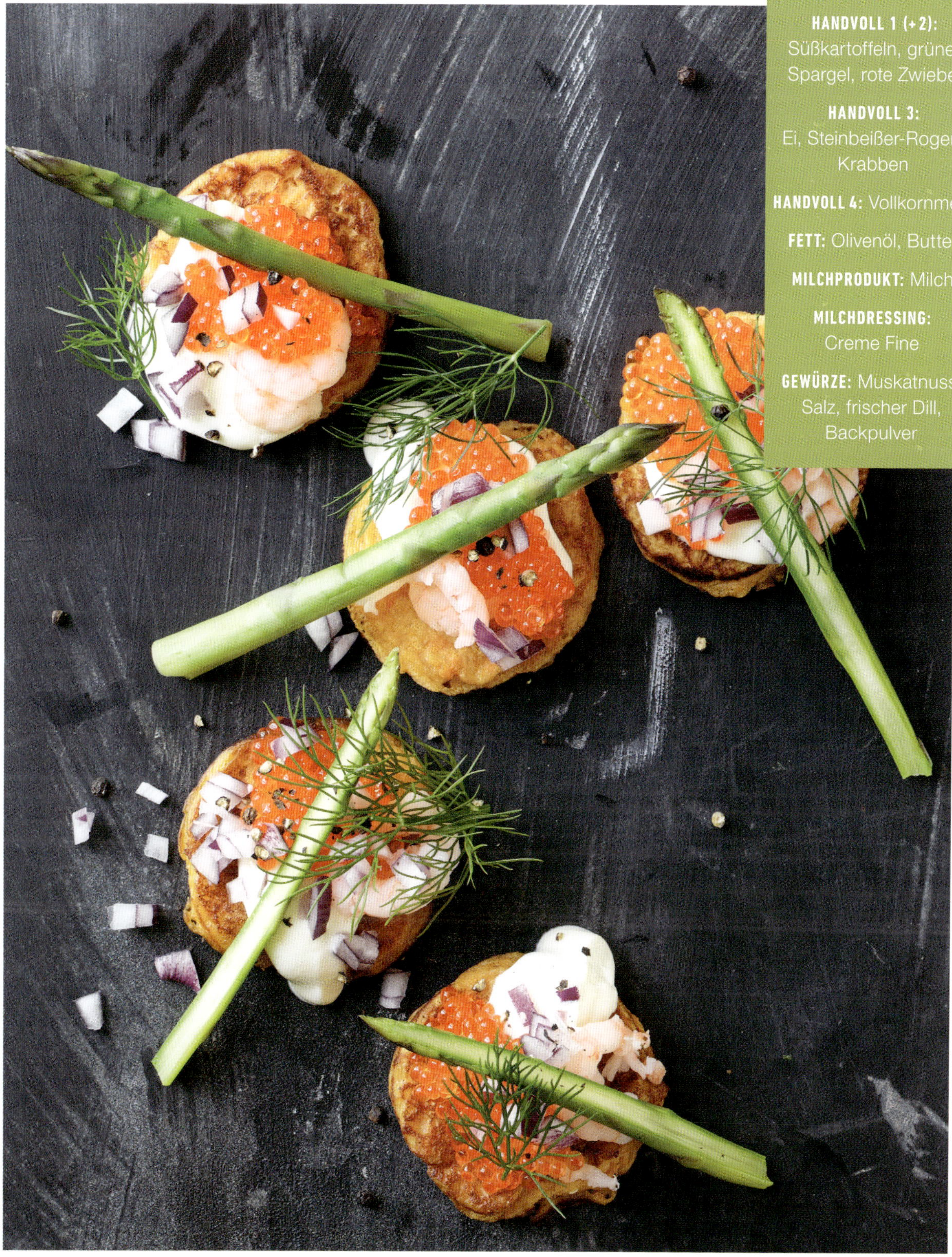

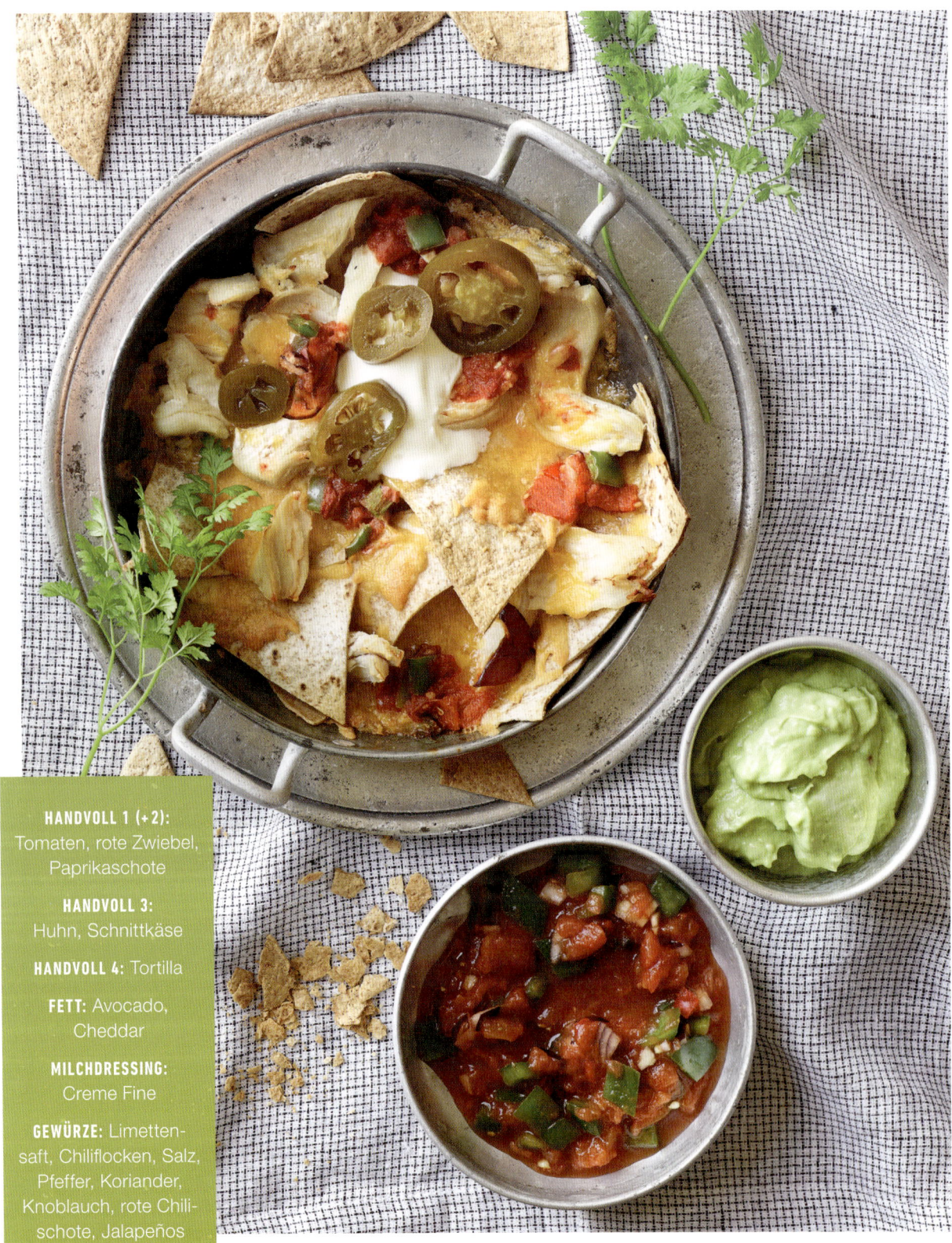

HANDVOLL 1 (+ 2):
Tomaten, rote Zwiebel,
Paprikaschote

HANDVOLL 3:
Huhn, Schnittkäse

HANDVOLL 4: Tortilla

FETT: Avocado,
Cheddar

MILCHDRESSING:
Creme Fine

GEWÜRZE: Limetten-
saft, Chiliflocken, Salz,
Pfeffer, Koriander,
Knoblauch, rote Chili-
schote, Jalapeños

TORTILLA-NACHOS MIT HUHN

ZUBEREITUNGSZEIT:

45 Minuten

MENGE FÜR:

2 Personen

ZUTATEN:

Guacamole:

1 reife Avocado
1 EL Creme Fine (5 % Fett)
1–2 EL Limettensaft
1 Prise Chiliflocken
Salz
Pfeffer
Evtl. frischen Koriander

Salsasauce:

1 Dose gehackte Tomaten
1 rote Zwiebel
½ grüne Paprikaschote
1 Knoblauchzehe
½ TL gemahlener Koriander
1 EL rote Chilis

Beilagen

2 (Vollkorn-)Tortillas
250 g gebratenes Huhn
75 g geriebener Cheddar
75 g geriebener Schnitt-
    käse (30+ % Fett i. Tr.)
3 EL Jalapeños
4 EL Creme Fine (5 % Fett)

Pro Person: 643 kcal
Protein: 45 g
Kohlenhydrate: 45 g
Ballaststoffe: 13 g
Fett: 30 g

ZUBEREITUNG:

– Pürieren Sie die Avocado mit der Creme Fine, dem Limettensaft und den Chiliflocken und schmecken Sie die Guacamole mit Salz und Pfeffer ab. Geben Sie nach Belieben etwas frisch gehackten Koriander dazu. Die Guacamole sollte etwas durchziehen, bevor sie serviert wird.

– Schneiden Sie die Tortillas in Dreiecke und backen Sie diese bei 200 °C 5 Minuten lang.

– Mischen Sie die gehackten Tomaten mit der gehackten roten Zwiebel sowie der Paprikaschote, der gepressten Knoblauchzehe, dem gemahlenen Koriander und den dünnen roten Chilistreifen. Schneiden Sie das Hühnerfleisch ebenfalls in Streifen.

– Geben Sie die Tortilla-Nachos, das Hühnerfleisch und den geriebenen Käse in eine große feuerfeste Form. Verteilen Sie die Nachos gut über die ganze Form. Träufeln Sie etwas Salsasauce darüber und backen Sie das Gericht bei 200 °C 15–20 Minuten lang, bis der Käse geschmolzen ist. Streuen Sie die Jalapeños über das warme Gericht.

– Gießen Sie die Creme Fine in eine kleine Schale und servieren Sie diese als Beilage zusammen mit der Guacamole und der Salsa.

PRO PERSON HABEN SIE NUN:

3 Hände voll Nachos mit Huhn, 2 Esslöffel Guacamole, 100 Milliliter Salsasauce und 1–2 Esslöffel Creme Fine.

TIPPS:

Sie können auch eine fertige Salsasauce kaufen, die Guacamole schmeckt selbst gemacht jedoch am besten.

Tropfen Sie etwas Öl auf die Tortillas und garnieren Sie diese mit Kräutern vor dem Backen.

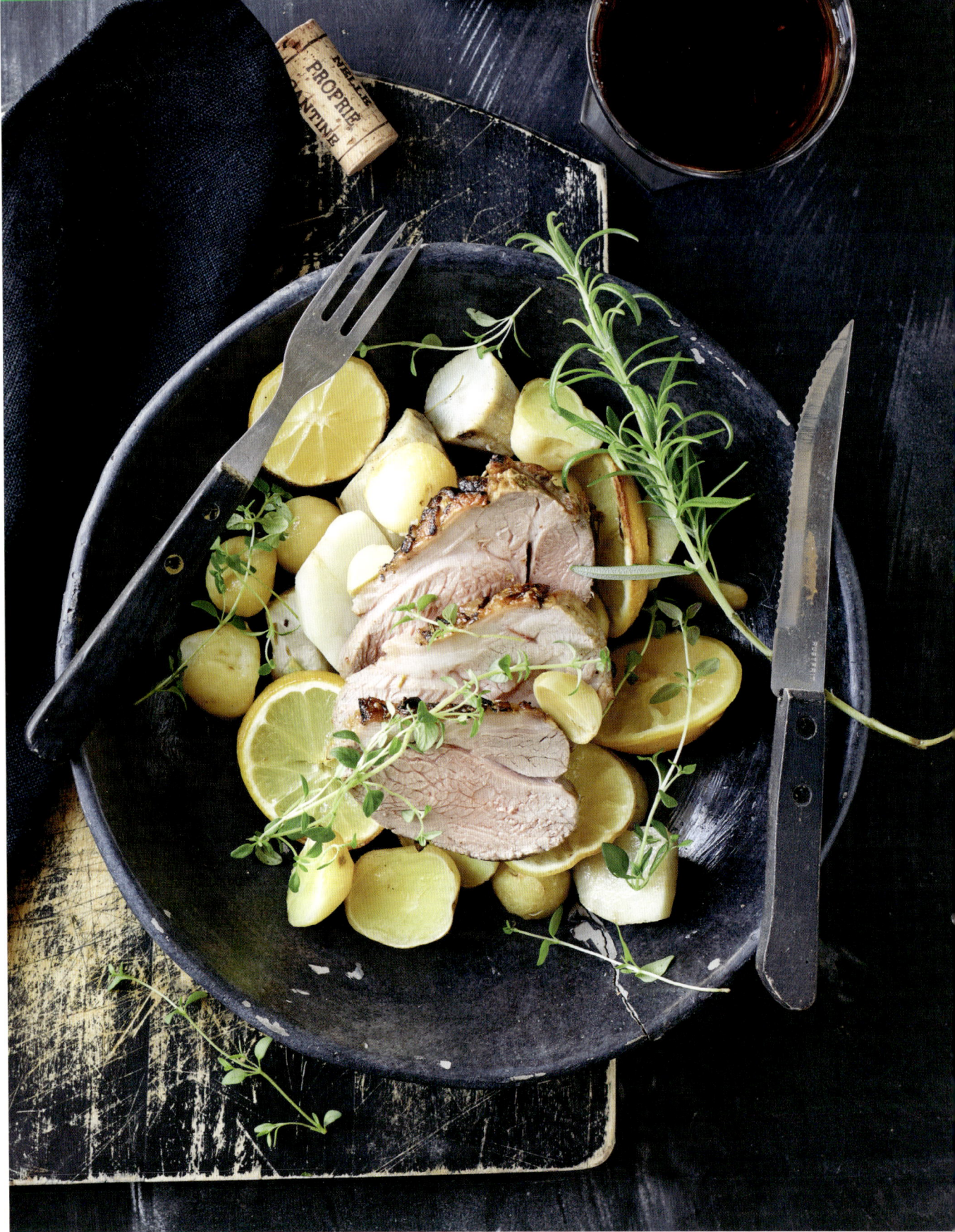

5

ABENDESSEN

SCHNITZEL MIT GEMÜSEBEILAGE

ZUBEREITUNGSZEIT:

60 Minuten

MENGE FÜR:

2 Personen

ZUTATEN:

Panade und Fleisch:

1 Ei

1 EL Wasser

50 g Paniermehl

15 g Weizenmehl

1 TL Salz

1 Messerspitze Pfeffer

400 g Schinkenschnitzel

1 EL Butter

1 EL Olivenöl

Beilagen:

200 g grüne Erbsen

1 Zitrone

1 Glas Kapern

Geriebener Meerrettich
nach Belieben

50 g grüner, gemischter
Salat

4 EL Creme Fine
(5–6 % Fett)

Pro Person: 605 kcal
Protein: 58 g
Kohlenhydrate: 40 g
Ballaststoffe: 7,4 g
Fett: 22 g

ZUBEREITUNG:

– Schlagen Sie das Ei auf einem Teller auf und vermischen Sie es mit ein wenig Wasser.

– Mischen Sie das Paniermehl, das Mehl, das Salz und den Pfeffer auf einem flachen Teller.

– Panieren Sie die Schnitzel zuerst mit dem Ei, danach mit der Paniermehl-Mischung. Drücken Sie die Panade gut fest.

– Erhitzen Sie die Butter und das Olivenöl in einer Pfanne und braten Sie die Schnitzel auf beiden Seiten goldgelb und knusprig.

– Dämpfen Sie die Erbsen einige Minuten in leicht gesalzenem Wasser.

– Richten Sie die Schnitzel mit Zitronenscheiben, Kapern und Meerrettich an.

– Servieren Sie sie zusammen mit den Erbsen, dem Salat und der Creme Fine.

PRO PERSON HABEN SIE NUN:

1 Handvoll Schnitzel, Zitronenscheiben, Kapern und Meerrettich nach Geschmack, 1 Handvoll Erbsen und 1 kleine Handvoll Salat sowie 2 Esslöffel Creme Fine.

TIPP:

Schmecken Sie die Panade und die Creme Fine mit geräuchertem Paprikapulver ab.

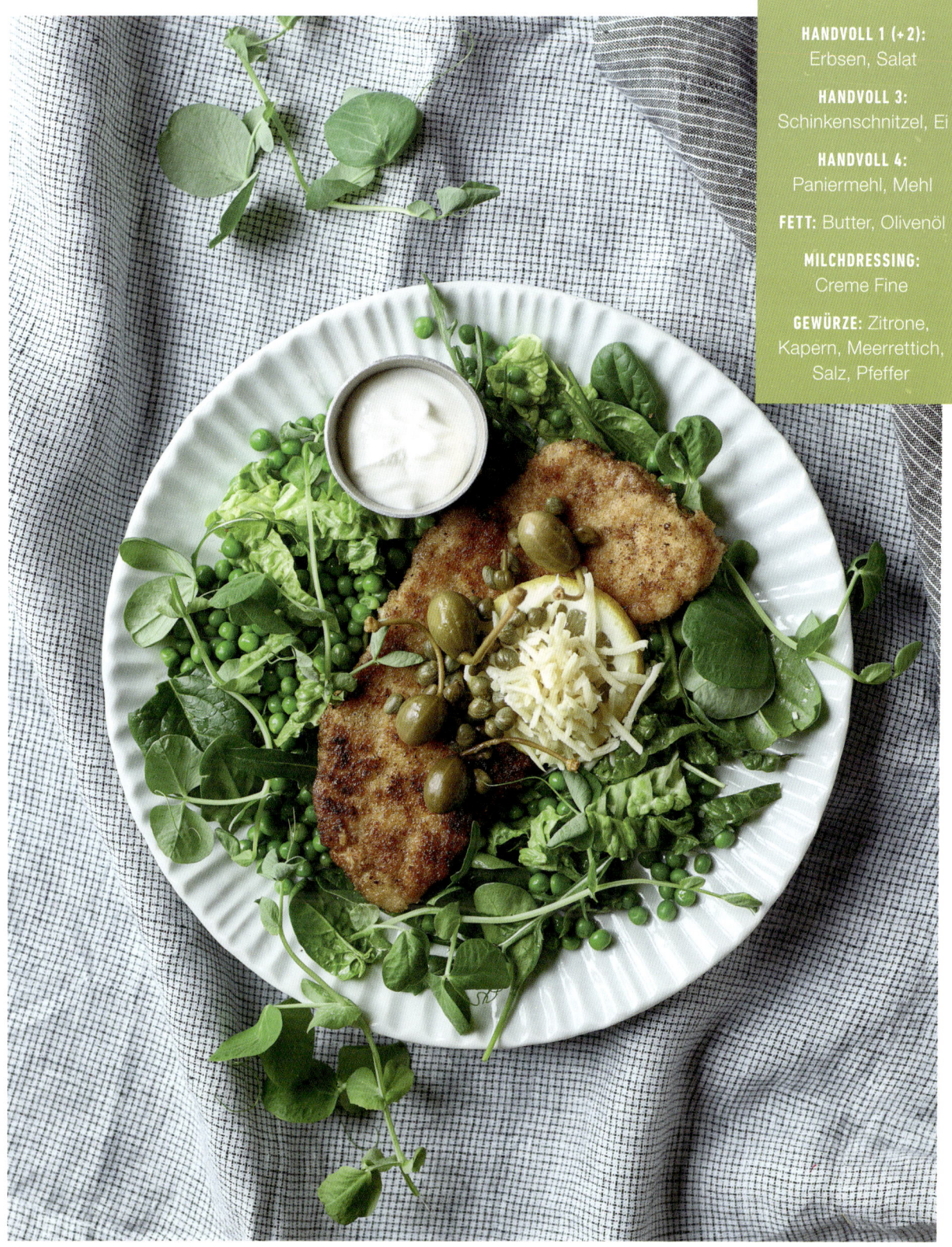

HANDVOLL 1 (+2):
Erbsen, Salat

HANDVOLL 3:
Schinkenschnitzel, Ei

HANDVOLL 4:
Paniermehl, Mehl

FETT: Butter, Olivenöl

MILCHDRESSING:
Creme Fine

GEWÜRZE: Zitrone,
Kapern, Meerrettich,
Salz, Pfeffer

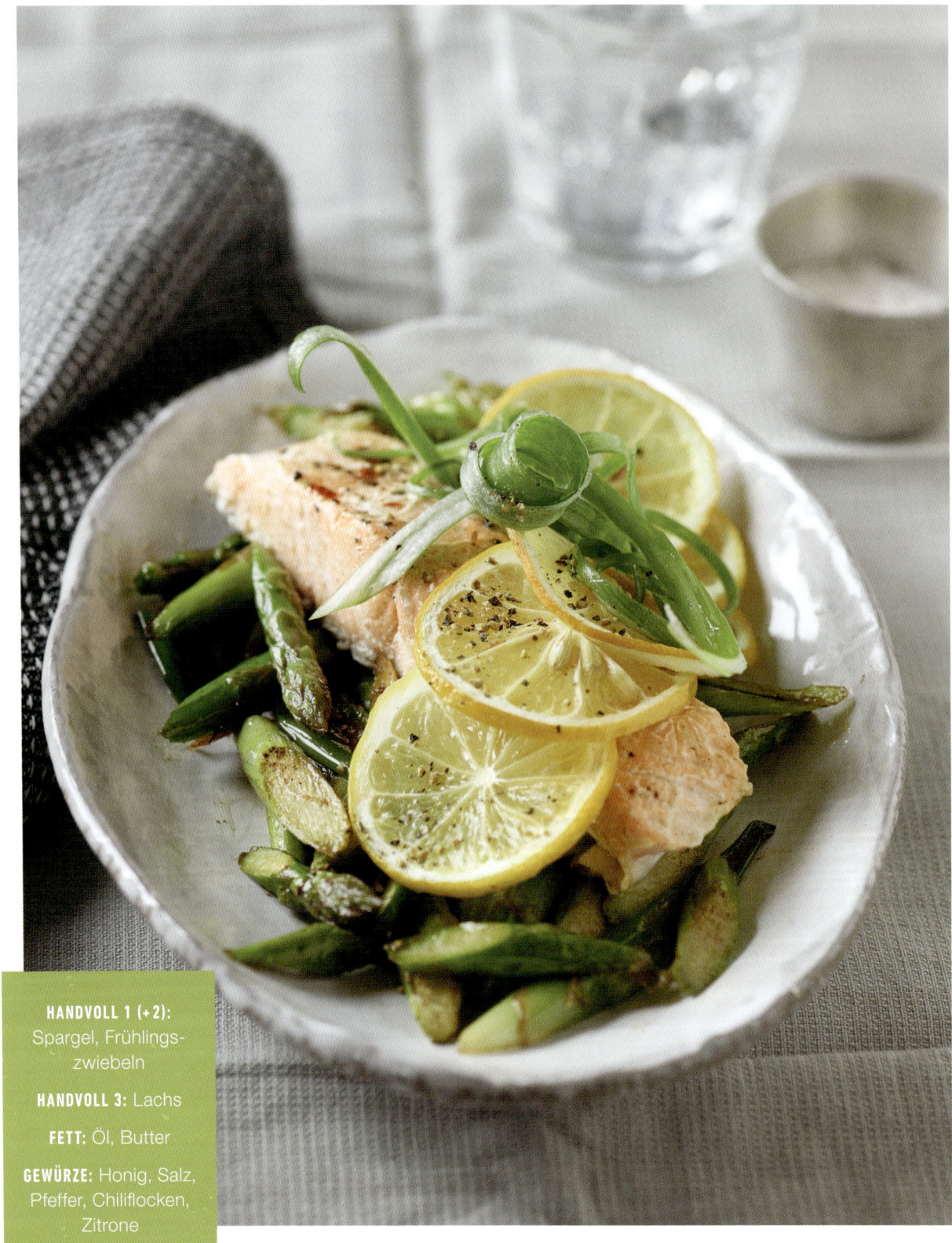

152

LACHS MIT ZITRONE

ZUBEREITUNGSZEIT:

30 Minuten

MENGE FÜR:

2 Personen

ZUTATEN:

300 g frischen Lachs

1 EL Olivenöl

2 TL Honig

Salz

Pfeffer

1 TL Chiliflocken

2 unbehandelte Zitronen
in Scheiben

5 Frühlingszwiebeln

1 Bund Spargel

20 g Butter

Pro Person: 469 kcal
Protein: 33 g
Kohlenhydrate: 12 g
Ballaststoffe: 3,5 g
Fett: 32 g

ZUBEREITUNG:

– Bestreichen Sie die Lachsstücke mit Olivenöl. Legen Sie diese mit der Haut nach unten in eine feuerfeste Form. Streichen Sie Honig darauf und würzen Sie sie mit Salz, Pfeffer und den Chiliflocken. Legen Sie zuletzt die Zitronenscheiben darauf und um die Lachsstücke herum und überbacken Sie sie etwa 20 Minuten bei 200 °C im Ofen, bis sie gar sind. Schneiden Sie 4 Frühlingszwiebeln und alle Spargelstangen in 4 Zentimeter lange Stücke.

– Schneiden Sie die letzte Frühlingszwiebel in lange dünne Streifen und legen Sie sie in Eiswasser, dann erhalten Sie hübsche Ringe zum Garnieren.

– Braten Sie die Frühlingszwiebeln und den Spargel mit Butter in einer Pfanne kurz an und servieren Sie diese als Beilage zum mit Zitrone überbackenen Lachs. Garnieren Sie das Gericht mit den Frühlingszwiebeln.

PRO PERSON HABEN SIE NUN:

1 Handvoll Lachs mit Zitrone und 1–2 Hände voll kurz angebratene Spargelstangen und Frühlingszwiebeln, garniert mit Frühlingszwiebelringen.

TIPPS:

Wickeln Sie den Lachs und die Zitrone in Backpapier ein.

Essen Sie 1 Handvoll neuer Kartoffeln zum Lachs.

HACKFRUCHTEINTOPF MIT PASTA

ZUBEREITUNGSZEIT:
35 Minuten

MENGE FÜR:
2 Personen

ZUTATEN:
80 g (Vollkorn-)Nudeln
1 TL Olivenöl
½ TL Salz

Hackfruchteintopf:
1 ½ Zwiebeln
1 Knoblauchzehe
¼ Chilischote
½ große Süßkartoffel
1 Karotte
1–2 Pastinaken
1 kleiner EL Olivenöl
250 g Rinderhackfleisch
½ Flasche pürierte Tomaten
    oder 1 Dose gehackte
    Tomaten
½ Würfel Rinder-
    brühe, aufgelöst in
    100 ml kochendem
    Wasser
1 EL Sahne (38 % Fett)

Pro Person: 614 kcal
Protein: 33 g
Kohlenhydrate: 63 g
Ballaststoffe: 11,9 g
Fett: 23 g

ZUBEREITUNG:
– Kochen Sie die Nudeln mit dem Olivenöl im Salzwasser.

– Hacken Sie die Zwiebeln, den Knoblauch und die Chilischote sehr fein. Schneiden Sie die Süßkartoffel, die Karotte und die Pastinaken in Würfel.

– Braten Sie die Zwiebel und den Knoblauch in Olivenöl an. Geben Sie zunächst die gehackte Chilischote dazu und anschließend das Rinderhack.

– Lassen Sie das Fleisch leicht braun werden und geben Sie dann die Hackfrüchte dazu. Schwitzen Sie alles 6–8 Minuten an.

– Rühren Sie die pürierten oder gehackten Tomaten darunter. Geben Sie die Brühe und die Sahne dazu.

PRO PERSON HABEN SIE NUN:
2–3 Hände voll Hackfruchteintopf und 1 Handvoll Nudeln.

TIPPS:
Sie können die Pasta durch Kartoffeln, Bulgur, Quinoa oder Couscous ersetzen.

Sie können die Chilischote auch weglassen.

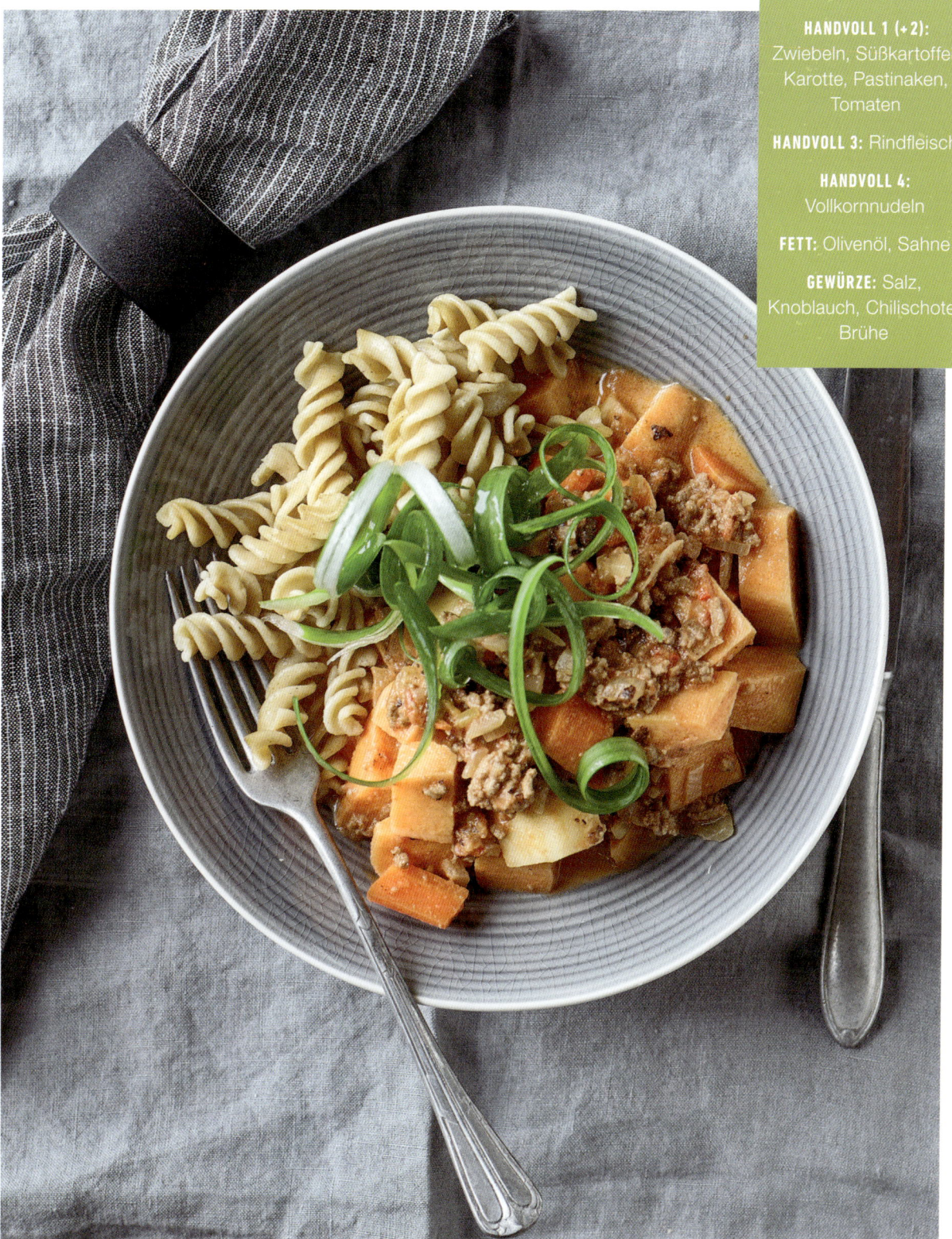

HANDVOLL 1 (+2):
Zwiebeln, Süßkartoffel,
Karotte, Pastinaken,
Tomaten

HANDVOLL 3: Rindfleisch

HANDVOLL 4:
Vollkornnudeln

FETT: Olivenöl, Sahne

GEWÜRZE: Salz,
Knoblauch, Chilischote,
Brühe

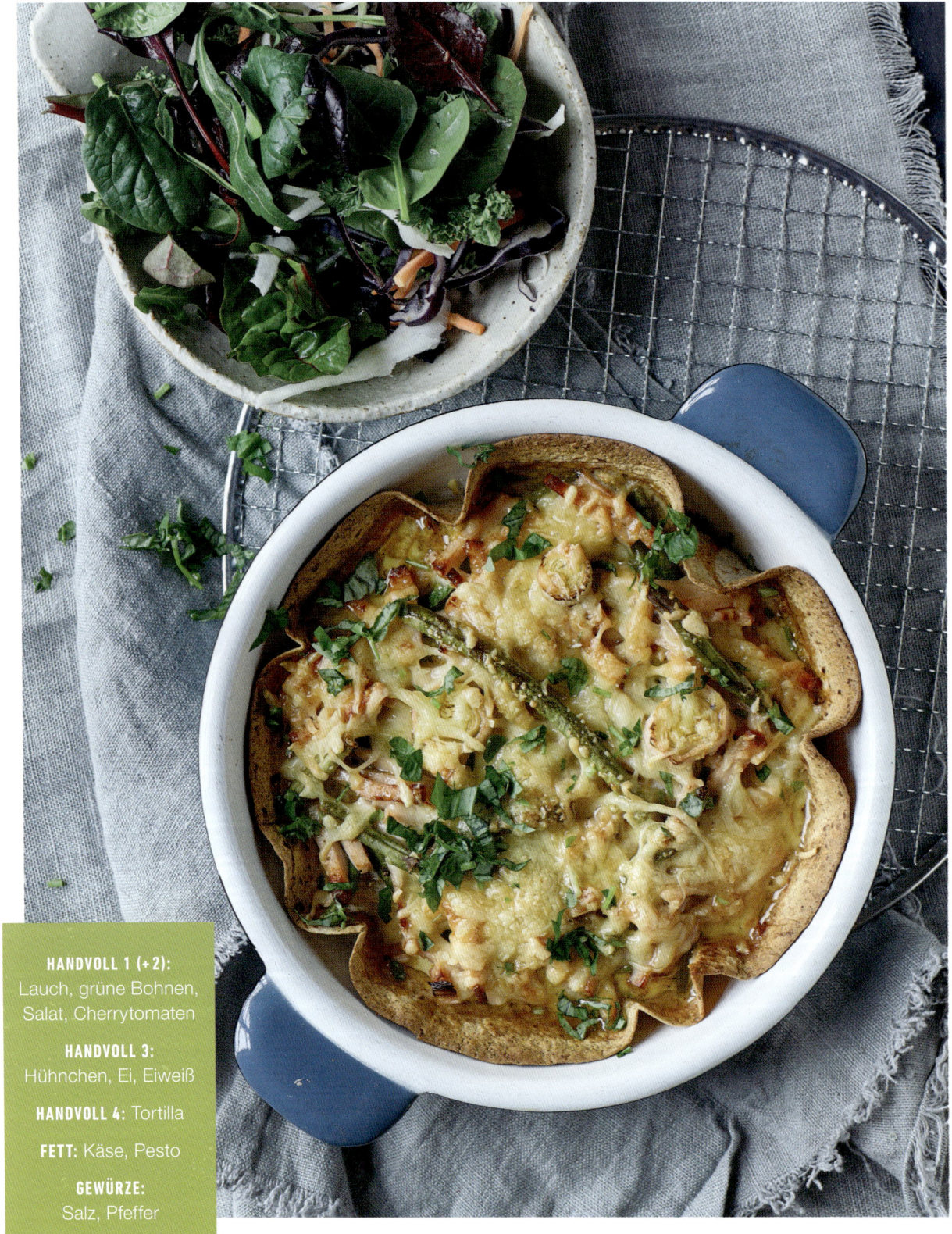

HANDVOLL 1 (+ 2):
Lauch, grüne Bohnen,
Salat, Cherrytomaten

HANDVOLL 3:
Hühnchen, Ei, Eiweiß

HANDVOLL 4: Tortilla

FETT: Käse, Pesto

GEWÜRZE:
Salz, Pfeffer

TORTILLAAUFLAUF MIT HÜHNCHEN

ZUBEREITUNGSZEIT:

45 Minuten

MENGE FÜR:

2 Personen

ZUTATEN:

2 (Vollkorn-)Tortillas

100 g Lauch in dünnen
    Streifen

150 g grüne Bohnen,
    aufgetaut

250 g Hühnchenstreifen

1 Ei

2 Eiweiß

100 g geriebener Käse
    (45+ % Fett i. Tr.)

2 EL rotes Pesto

Salz

Pfeffer

50 g gemischter
    grüner Salat

100 g Cherrytomaten

Pro Person: 680 kcal
Protein: 67 g
Kohlenhydrate: 31 g
Ballaststoffe: 8,7 g
Fett: 31 g

ZUBEREITUNG:

– Legen Sie jede Tortilla in eine passende Auflaufform. Verteilen Sie Lauch, Bohnen und Hühnerfleisch darauf.

– Vermengen Sie das Ei, das Eiweiß, den Käse und das Pesto und verteilen Sie die Mischung auf die beiden Auflaufformen. Würzen Sie alles mit Salz und Pfeffer.

– Überbacken Sie den Auflauf etwa 35 Minuten bei 200 °C, bis er goldgelb und gar ist.

– Servieren Sie den Auflauf mit Salat und den Cherrytomaten.

PRO PERSON HABEN SIE NUN:

½ Hühnerauflauf, 1 Handvoll Salat und Cherrytomaten.

TIPP:

Ersetzen Sie die grünen Bohnen durch Champignons oder Gemüsereste.

WOK MIT RINDFLEISCH UND WARMEM BROKKOLISALAT

ZUBEREITUNGSZEIT:

25 Minuten

MENGE FÜR:

2 Personen

ZUTATEN:

Wokgericht:

90 g (Vollkorn-)Reis
Salz
300 g geschnittenes
   Rindfleisch
1 EL Olivenöl
2 Zwiebeln
1 TL Paprikapulver
Pfeffer
½ Würfel Rinder-
   brühe, aufgelöst in
   200 ml kochendem
   Wasser
1 EL Speisestärke

Warmer Brokkolisalat:

4 Scheiben Bacon
20 g Mandeln
½ Brokkoli

Pro Person: 653 kcal
Protein: 46 g
Kohlenhydrate: 46 g
Ballaststoffe: 6,5 g
Fett: 30 g

ZUBEREITUNG:

- Kochen Sie den Reis etwa 20 Minuten in leicht gesalzenem Wasser, bis er gar ist.

- Schneiden Sie das Fleisch in grobe Würfel und braten Sie es in Olivenöl an.

- Hacken Sie die Zwiebeln fein, geben Sie sie dazu und würzen Sie das Ganze mit Paprikapulver, Salz und Pfeffer.

- Gießen Sie die Brühe darüber und lassen Sie das Fleisch 10–15 Minuten köcheln, bis es gar ist.

- Rühren Sie die Speisestärke mit etwas kaltem Wasser an und geben Sie sie zur Sauce.

- Schneiden Sie den Bacon in kleine Stücke und hacken Sie die Mandeln grob. Zerteilen Sie den Brokkoli in kleine Röschen.

- Braten Sie den Bacon ohne Fett von beiden Seiten in einer Pfanne an. Geben Sie den Brokkoli und die Mandeln dazu und braten Sie alles weitere 5 Minuten.

PRO PERSON HABEN SIE NUN:

1–1½ Hände Wokgericht, 1 Handvoll gekochten Reis, 1–2 Hände voll warmen Brokkolisalat.

TIPP:

Geben Sie den Brokkoli und den Bacon in den Wok und streuen Sie vor dem Servieren Mandeln darüber.

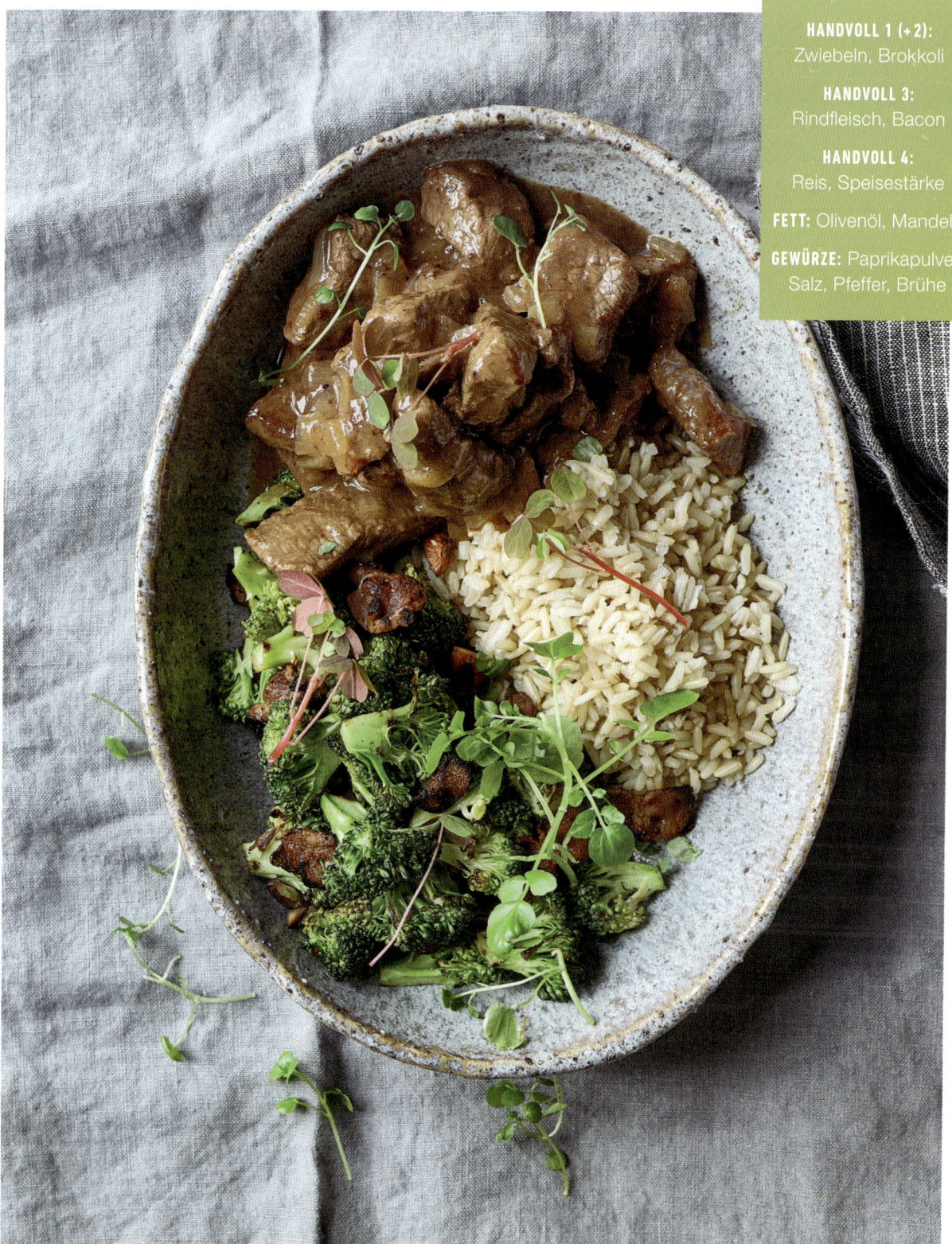

HANDVOLL 1 (+2):
Zwiebeln, Brokkoli

HANDVOLL 3:
Rindfleisch, Bacon

HANDVOLL 4:
Reis, Speisestärke

FETT: Olivenöl, Mandeln

GEWÜRZE: Paprikapulver,
Salz, Pfeffer, Brühe

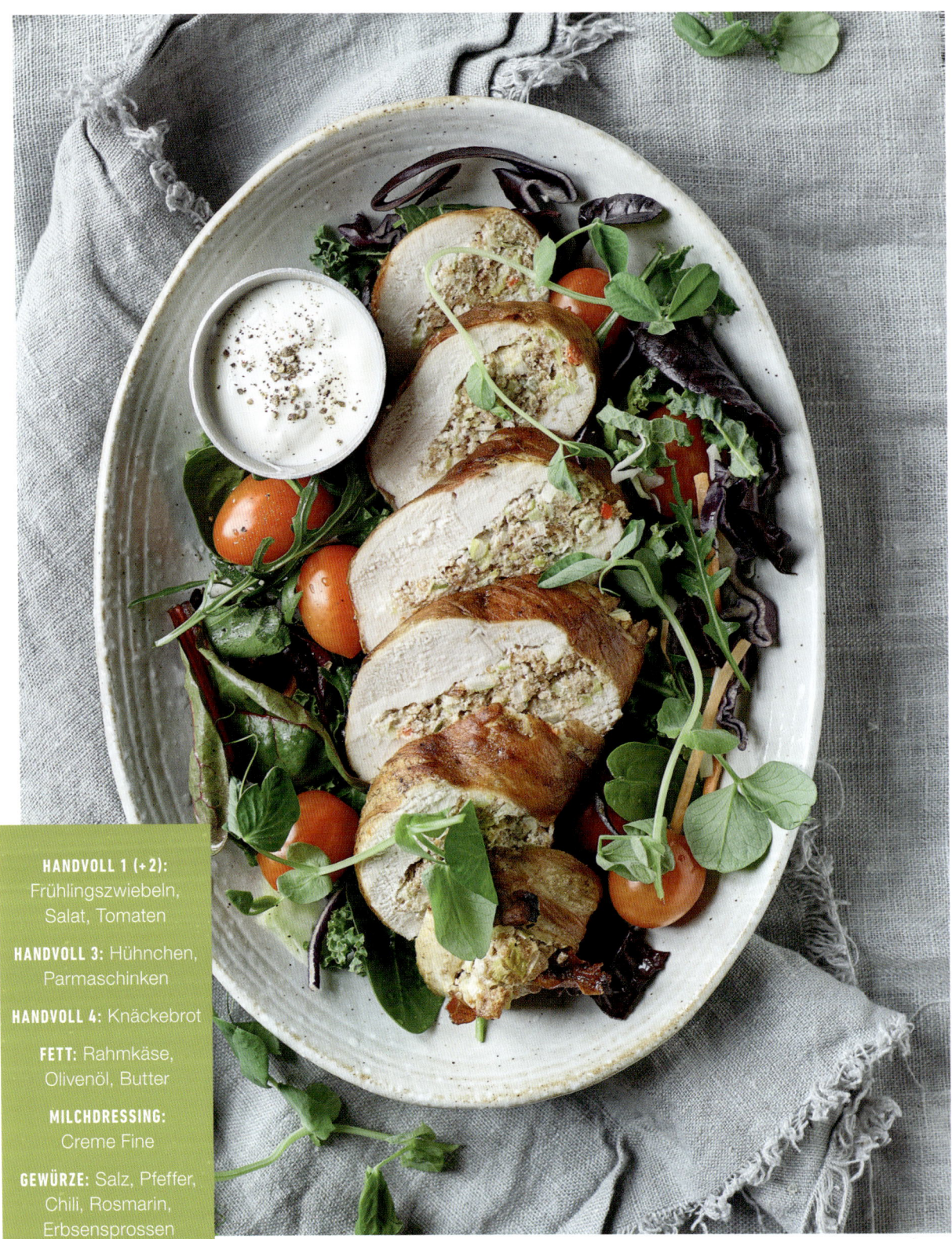

160

HANDVOLL 1 (+ 2):
Frühlingszwiebeln,
Salat, Tomaten

HANDVOLL 3: Hühnchen,
Parmaschinken

HANDVOLL 4: Knäckebrot

FETT: Rahmkäse,
Olivenöl, Butter

MILCHDRESSING:
Creme Fine

GEWÜRZE: Salz, Pfeffer,
Chili, Rosmarin,
Erbsensprossen

GEFÜLLTE HÜHNERBRUST MIT PARMASCHINKEN

ZUBEREITUNGSZEIT:

40 Minuten

MENGE FÜR:

2 Personen

ZUTATEN:

Füllung für die Hühner-
brustfilets:

2 Frühlingszwiebeln

⅓ rote Chilischote

1 Stängel frischer Rosmarin
  (oder 1 TL getrockneter
  Rosmarin)

100 g Rahmkäse natur

Salz

Pfeffer

2 Scheiben Knäckebrot

Hühnchen:

2 Hühnerbrustfilets

4 Scheiben Parmaschinken

1 TL Olivenöl

1 TL Butter

Beilagen:

150 g gemischter Salat

20 kleine Cherrytomaten

4 EL Creme Fine
  (5–6 % Fett)

Erbsensprossen (optional)

Pfeffer

Pro Person: 575 kcal
Protein: 52 g
Kohlenhydrate: 22 g
Ballaststoffe: 5,6 g
Fett: 29 g

ZUBEREITUNG:

– Schneiden Sie die Frühlingszwiebeln und die Chilischote
sehr fein. Entfernen Sie die Rosmarinnadeln vom Stiel und
hacken Sie sie sehr fein. Mischen Sie Rahmkäse, Frühlingszwiebeln, Chili, Rosmarin, Salz und Pfeffer.

– Reiben Sie das Knäckebrot zu Mehl. Verarbeiten Sie das
Knäckebrotmehl mit dem Rahmkäse zu einer homogenen
festen Masse. Teilen Sie diese in 2 Portionen.

– Schneiden Sie die Hühnerbrüste vorsichtig an der einen
Seite fast bis zur anderen auf, sodass Sie diese öffnen können. Formen Sie die Käsefüllung so, dass sie in eine Hühnerbrust passt. Geben Sie die Käsefüllung auf die eine Hälfte
der Hühnerbrust und klappen Sie diese wieder zu. Pressen
Sie sie leicht mit den Händen zusammen, sodass die Hühnerbrust die Käsemasse fest umschließt.

– Legen Sie zwei Scheiben Parmaschinken nebeneinander
und wickeln Sie eine gefüllte Hühnerbrust fest darin ein.
Machen Sie das Gleiche mit der anderen Hühnerbrust.

– Braten Sie die Hühnerbrüste in einer Pfanne mit Olivenöl
und Butter von allen Seiten etwa 6–8 Minuten insgesamt
an. Beginnen Sie mit der Seite, an der sich die Enden des
Parmaschinkens befinden.

– Backen Sie das Huhn in einer feuerfesten Form bei 180 °C
für 20–25 Minuten.

– Schneiden Sie das Huhn in feine Scheiben und richten Sie
es mit Salat, Tomaten, Creme Fine und Erbsensprossen an.
Würzen Sie es mit frisch gemahlenem Pfeffer.

PRO PERSON HABEN SIE NUN:

1–1½ Hände voll gefüllte Hühnerbrust, 1 Handvoll Salat,
½–1 Handvoll Cherrytomaten, 2 Esslöffel voll Creme Fine.

»AFFENHIRN« MIT APFEL-KAROTTEN-SALAT

ZUBEREITUNGSZEIT:

einschließlich Backen
ca. 75 Minuten

MENGE FÜR:

2 Personen

ZUTATEN:

1 kleiner Blumenkohl
300 g Rinderhack
1 Eiweiß
2 EL Sahne (38 % Fett)
1 EL geriebener Parmesan
Salz
Pfeffer
6 Scheiben Bacon

Apfel-Karotten-Salat:

1 Apfel
200 g Karotten
1 EL Apfelessig
½ EL Olivenöl
1 TL Honig
1 EL Haselnüsse

Pro Person: 524 kcal
Protein: 46 g
Kohlenhydrate: 19 g
Ballaststoffe: 7,6 g
Fett: 27 g

ZUBEREITUNG:

- Entfernen Sie die äußeren grünen Blätter und kochen Sie den Blumenkohl etwa 6 Minuten lang in leicht gesalzenem Wasser.

- Vermischen Sie das Rinderhack mit dem Eiweiß, der Sahne, dem Parmesan, Salz und Pfeffer.

- Umhüllen Sie den Blumenkohl mit der Hackfleischmischung und umwickeln Sie ihn mit dem Bacon.

- Legen Sie das »Affenhirn« in eine feuerfeste Form und überbacken Sie es bei 180 °C 55–60 Minuten, bis es durch ist. Schalten Sie den Ofen die letzten 5–10 Minuten eventuell etwas höher, damit der Bacon knusprig wird.

- Reiben Sie den Apfel und die Karotten und mischen Sie sie.

- Vermischen Sie den Essig, das Olivenöl und den Honig zu einem Dressing und geben Sie es über den Salat. Hacken Sie die Nüsse grob und streuen Sie sie darüber.

PRO PERSON HABEN SIE NUN:

2 Hände voll »Affenhirn« und 1 große Handvoll Apfel-Karotten-Salat.

TIPPS:

Es genügt auch ein halber Blumenkohl und Sie können den Blumenkohl auch durch Brokkoli ersetzen.

Nehmen Sie gewöhnliches Hackfleisch.

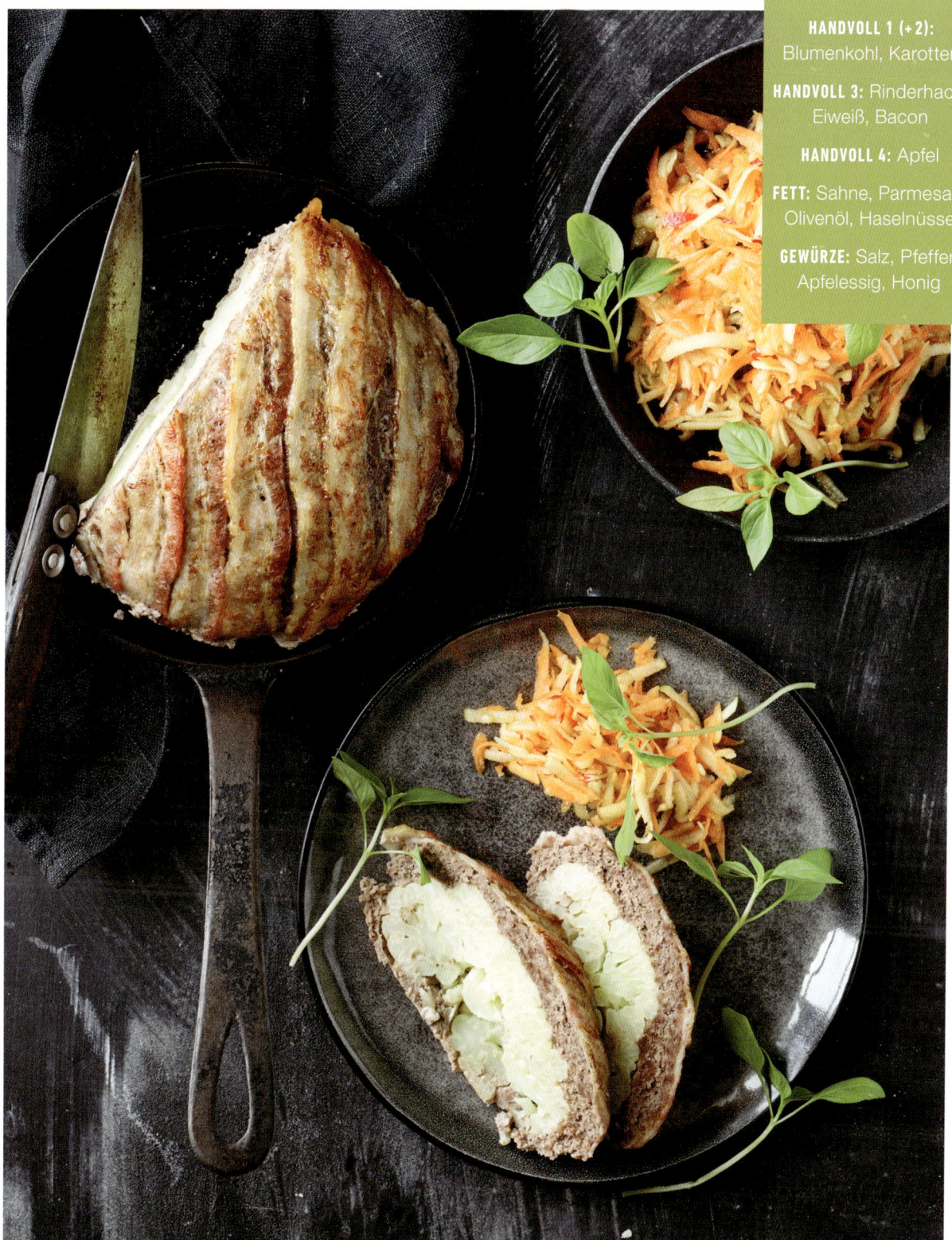

HANDVOLL 1 (+2): Blumenkohl, Karotten

HANDVOLL 3: Rinderhack, Eiweiß, Bacon

HANDVOLL 4: Apfel

FETT: Sahne, Parmesan, Olivenöl, Haselnüsse

GEWÜRZE: Salz, Pfeffer, Apfelessig, Honig

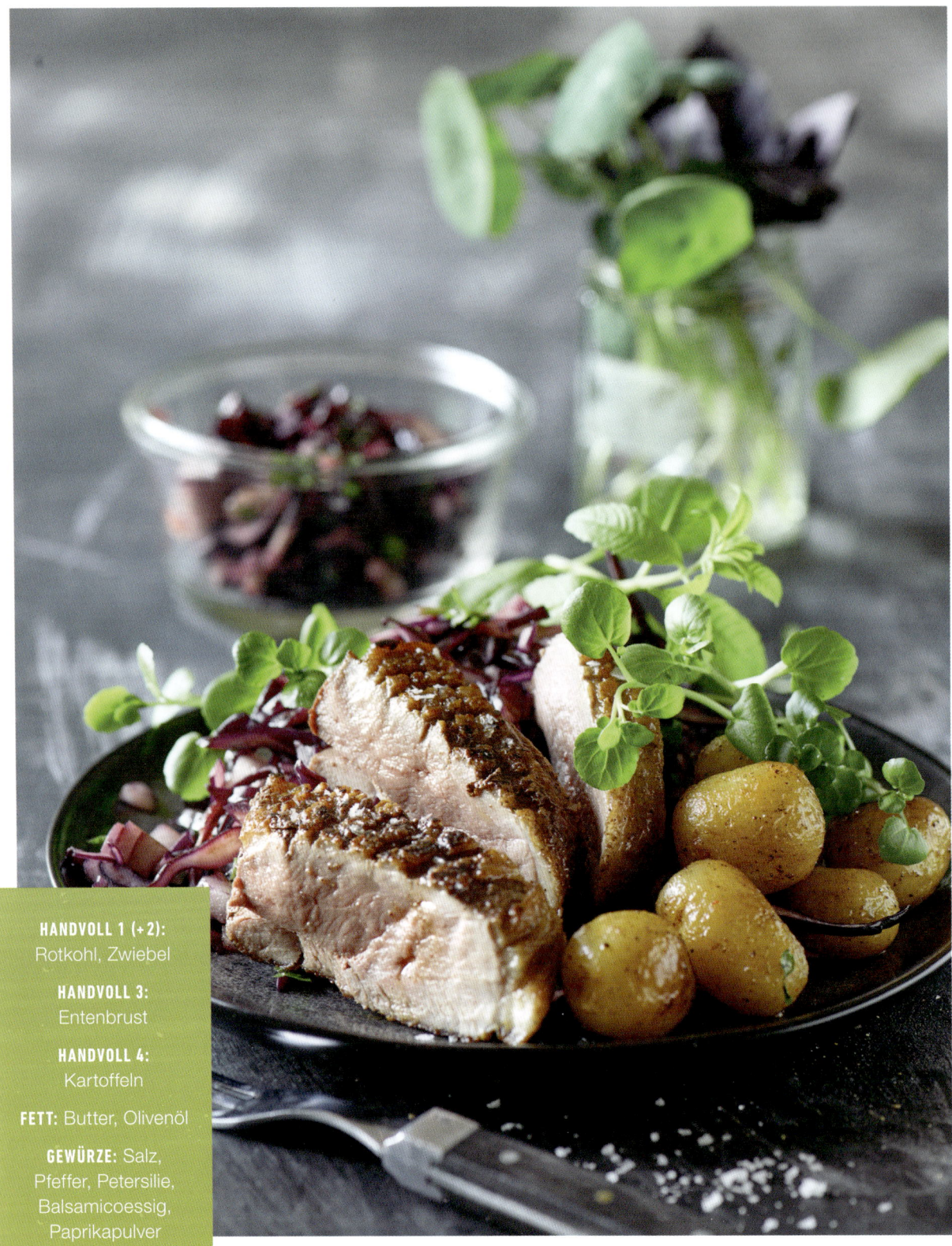

HANDVOLL 1 (+2):
Rotkohl, Zwiebel

HANDVOLL 3:
Entenbrust

HANDVOLL 4:
Kartoffeln

FETT: Butter, Olivenöl

GEWÜRZE: Salz,
Pfeffer, Petersilie,
Balsamicoessig,
Paprikapulver

ENTENBRUST MIT ROTKOHLSALAT

ZUBEREITUNGSZEIT:

30 Minuten

MENGE FÜR:

2 Personen

ZUTATEN:

Entenbrust:

1 große Entenbrust
Salz
Pfeffer
1 EL Butter

Beilage:

200 g gekochte kleine
   Kartoffeln
1 TL Paprikapulver

Rotkohlsalat:

300 g Rotkohl
½ rote Zwiebel
1 Bund Petersilie
1 EL Olivenöl
1 TL Balsamicoessig

Pro Person: 442 kcal
Protein: 35 g
Kohlenhydrate: 28 g
Ballaststoffe: 5,9 g
Fett: 20 g

ZUBEREITUNG:

– Schneiden Sie die Haut der Entenbrust rautenförmig ein und würzen Sie sie mit Salz und Pfeffer. Braten Sie die Entenbrust insgesamt 20 Minuten in einer Pfanne mit Butter an und wenden Sie sie dabei mehrmals.

– Legen Sie die Entenbrust auf einen Teller und braten Sie die Kartoffeln im restlichen Fett in der Pfanne an, bis sie außen knusprig sind. Würzen Sie sie mit Paprikapulver.

– Schneiden Sie den Rotkohl in feine Streifen. Hacken Sie die Zwiebel und die Petersilie. Geben Sie alles in eine Schüssel.

– Vermischen Sie das Öl und den Balsamicoessig zu einem Dressing und wenden Sie den Rotkohlsalat darin. Schneiden Sie die Entenbrust in Scheiben.

PRO PERSON HABEN SIE NUN:

1 Handvoll Entenbrust, 1–2 Hände voll Rotkohlsalat und 1 Handvoll Paprikakartoffeln.

TIPP:

Den Rotkohlsalat können Sie rechtzeitig vorbereiten – wenn er ein wenig durchzieht, schmeckt er besser!

BLUMENKOHLSUPPE

ZUBEREITUNGSZEIT:

30 Minuten

MENGE FÜR:

2 Personen

ZUTATEN:

450 g Blumenkohl
500 ml Gemüsebrühe
1 kleine Zwiebel
1 Lauch
2 Thymianzweige
2 EL Pinienkerne
4 EL Creme Fine (9 % Fett)

Pro Person: 223 kcal
Protein: 10 g
Kohlenhydrate: 18 g
Ballaststoffe: 10,6 g
Fett: 10 g

ZUBEREITUNG:

– Entfernen Sie die Blätter vom Blumenkohl. Schneiden Sie 75 Gramm ganz kleine Blumenkohlröschen ab. Übergießen Sie diese mit kochendem Wasser und lassen Sie sie 1–2 Minuten ziehen. Gießen Sie das Wasser ab und stellen Sie die Röschen für später zur Seite. Schneiden Sie den restlichen Blumenkohl einschließlich des Strunks in grobe Stücke. Geben Sie diese zusammen mit der Brühe in einen Topf.

– Schälen Sie die Zwiebel und hacken Sie diese zusammen mit dem weißen Teil des Lauchs. Geben Sie beides zu dem Blumenkohl in den Topf. Fügen Sie die Thymianzweige hinzu und kochen Sie die Suppe 15 Minuten lang, bis das Gemüse gar ist.

– Bräunen Sie die Pinienkerne in einer Pfanne ohne Fett.

– Entfernen Sie die Thymianzweige und rühren Sie die Creme Fine unter die Suppe. Pürieren Sie diese, bis sie glatt und cremig ist. Wärmen Sie die Suppe zusammen mit den kleinen Blumenkohlröschen noch mal richtig auf.

– Streuen Sie die angebräunten Pinienkerne darüber.

PRO PERSON HABEN SIE NUN:

1 große Portion Suppe mit 1 Esslöffel darübergestreuter Pinienkerne.

TIPPS:

Fügen Sie 1 Portion Fleischklößchen oder geröstete Kichererbsen hinzu, wenn die Suppe besser sättigen soll.

Strecken Sie die Suppe mit Brühe, wenn Sie mehr Flüssigkeit haben wollen.

Da das Gericht nur eine halbe Esskiste füllt, können Sie auch noch ein kleines Stück Kuchen essen.

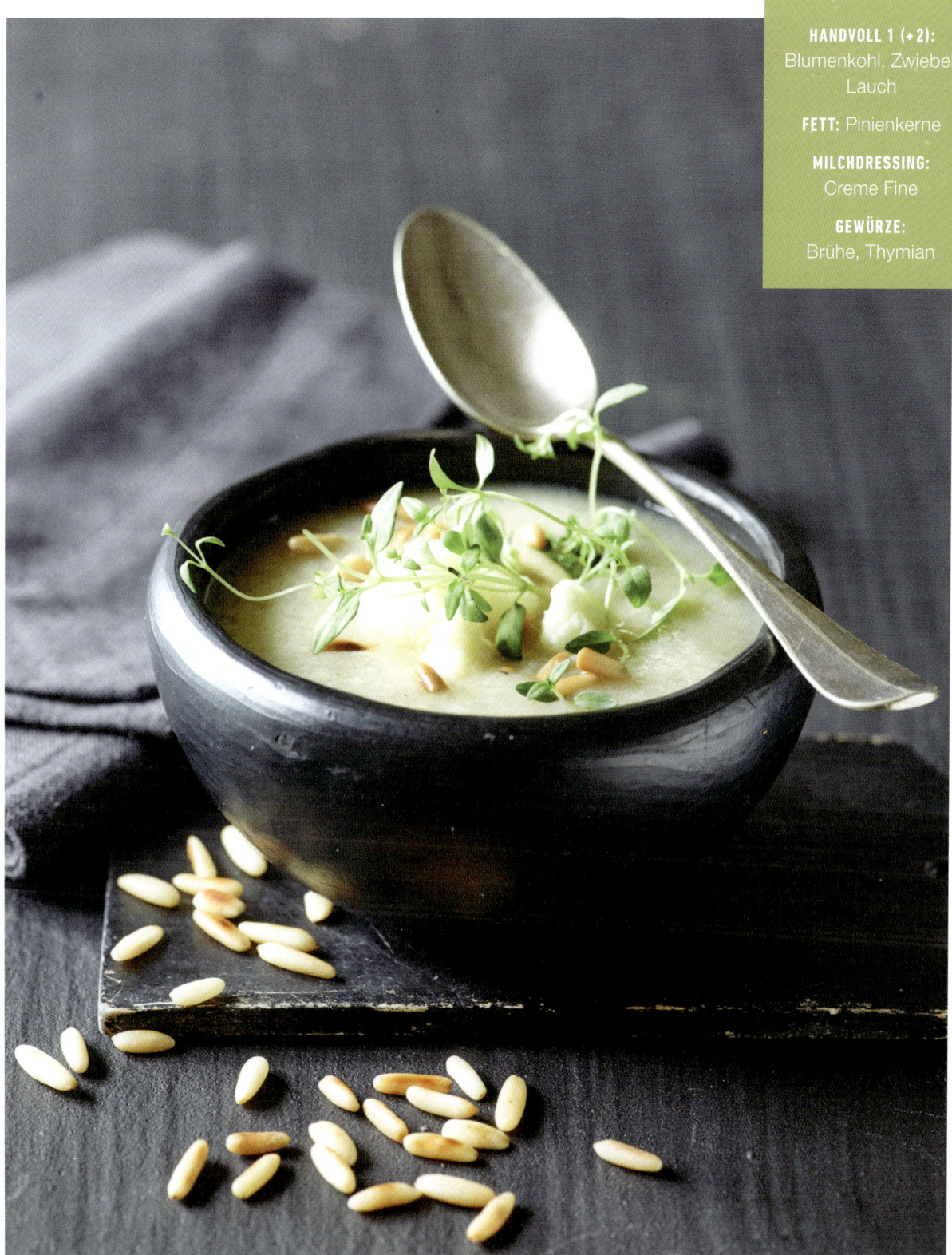

HANDVOLL 1 (+2):
Blumenkohl, Zwiebel,
Lauch

FETT: Pinienkerne

MILCHDRESSING:
Creme Fine

GEWÜRZE:
Brühe, Thymian

167

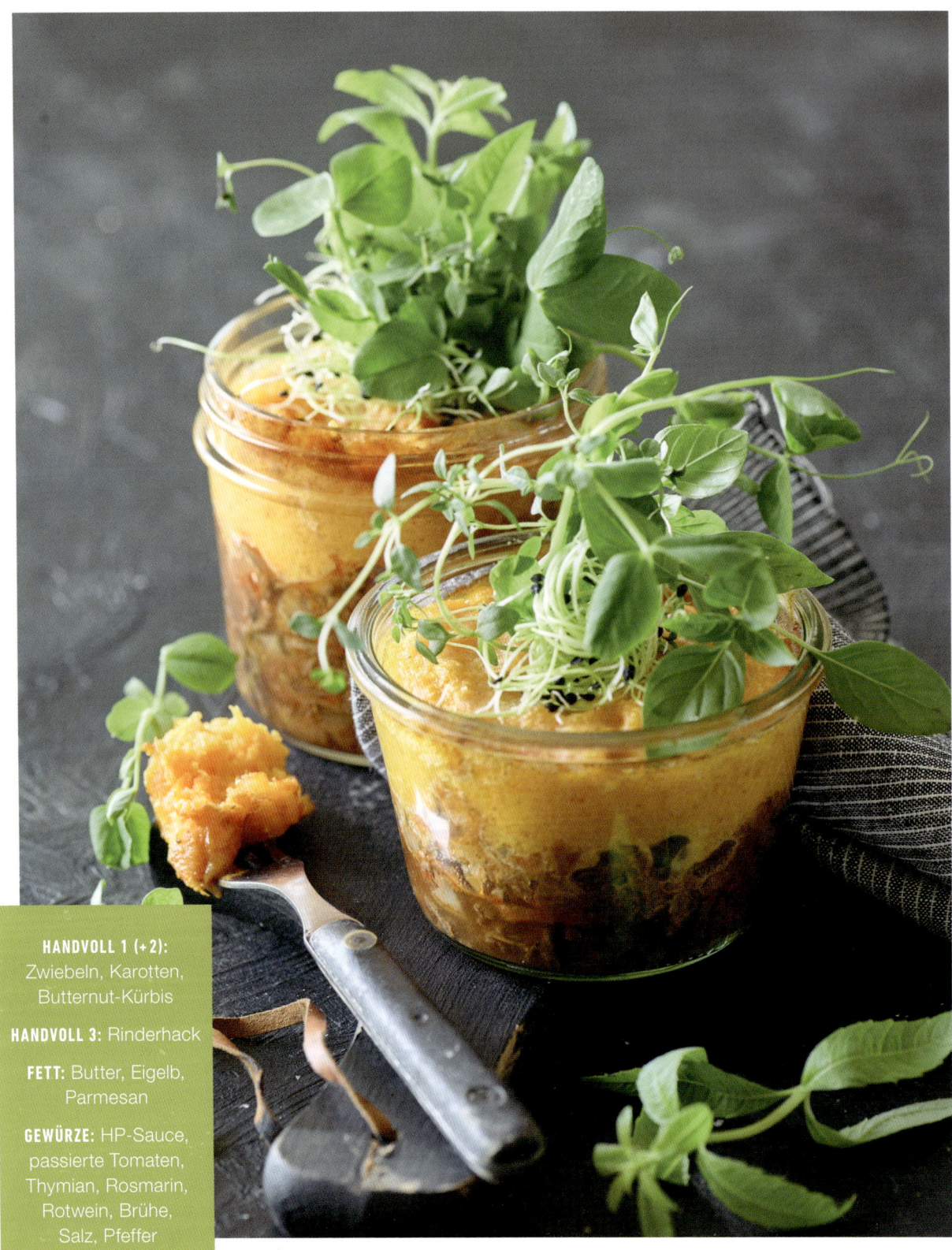

HANDVOLL 1 (+2):
Zwiebeln, Karotten,
Butternut-Kürbis

HANDVOLL 3: Rinderhack

FETT: Butter, Eigelb,
Parmesan

GEWÜRZE: HP-Sauce,
passierte Tomaten,
Thymian, Rosmarin,
Rotwein, Brühe,
Salz, Pfeffer

COTTAGE PIE

ZUBEREITUNGSZEIT:
einschließlich Backen
ca. 60 Minuten

MENGE FÜR:
2 Personen

ZUTATEN:
1 Zwiebel
300 g Rinderhack
1 Karotte
1 EL HP-Sauce
1 EL passierte Tomaten
½ TL Thymian
½ TL Rosmarin
1 Glas Rotwein
100–200 ml Rinderbrühe
Salz
Pfeffer
500 g Butternut-Kürbis
1 EL Butter
1 Eigelb
2 EL geriebener Parmesan

Pro Person: 457 kcal
Protein: 42 g
Kohlenhydrate: 15 g
Ballaststoffe: 4,8 g
Fett: 19 g
Alkohol: 7 g

ZUBEREITUNG:

– Hacken Sie die Zwiebel und schwitzen Sie diese zusammen mit dem Fleisch in einem Topf an. Reiben Sie die Karotte und geben Sie diese zusammen mit der HP-Sauce, den passierten Tomaten, dem Thymian, dem Rosmarin, dem Rotwein und der Brühe in den Topf. Würzen Sie alles mit Salz und Pfeffer und lassen Sie das Gericht etwa 20 Minuten köcheln.

– Halbieren Sie den Kürbis der Länge nach und entfernen Sie die Kerne. Schneiden Sie den Kürbis in Würfel. Kochen Sie diese in Wasser ohne Salz gar. Pürieren Sie den Kürbis zusammen mit der Butter und dem Eigelb und salzen Sie die Masse.

– Geben Sie zuerst das Fleischgemisch in eine feuerfeste Form und bedecken Sie es mit dem Kürbismus. Glätten Sie das Kürbismus mit einem feuchten Löffel, streuen Sie den geriebenen Parmesan darüber und stechen Sie kleine Luftlöcher in die Oberfläche, bevor Sie das Gericht in den Ofen schieben.

– Überbacken Sie den Pie 20–30 Minuten bei 200 °C, bis die Oberfläche goldgelb ist.

PRO PERSON HABEN SIE NUN:
3 Hände voll Pie.

TIPPS:

Machen Sie die doppelte Portion, dann reicht es für zwei Tage.

Ersetzen Sie das Rindfleisch durch Lamm – auf diese Weise erhalten Sie einen traditionellen Pie, auch »Shepherd's Pie« genannt.

FISCHPAKET MIT GEMÜSE

ZUBEREITUNGSZEIT:

einschließlich Backen
ca. 35 Minuten

MENGE FÜR:

2 Personen

ZUTATEN:

350 g Dorsch
Salz
50 g Spinat
2 Tomaten
100 g Zucchini
Pfeffer
½ Apfel
1 Zitrone
2 Stängel Petersilie
4 Stängel Dill
2 EL Butter
150 g neue Kartoffeln
4 EL Creme Fine (5 % Fett)
2 EL Sahne (38 % Fett)
1–2 TL geriebener
   Meerrettich
1 TL Kapern

Pro Person: 451 kcal
Protein: 38 g
Kohlenhydrate: 22 g
Ballaststoffe: 4,9 g
Fett: 22 g

ZUBEREITUNG:

– Schneiden Sie den Dorsch in zwei Stücke. Streuen Sie etwas Salz darüber und lassen Sie den Fisch ruhen.

– Verteilen Sie den Spinat, die Tomaten- und Zucchinischeiben auf zwei Stücken Alufolie. Würzen Sie das Gemüse mit Salz und Pfeffer. Legen Sie jeweils ein Stück Dorsch darauf, legen Sie Apfel- und Zitronenscheiben darüber und streuen Sie die Kräuter darüber. Geben Sie 1 Esslöffel Butter auf jedes Paket. Schließen Sie die Pakete und backen Sie diese 20–25 Minuten bei 200 °C, bis der Fisch gar ist.

– Kochen Sie die Kartoffeln in leicht gesalzenem Wasser.

– Verrühren Sie die Creme Fine, die Sahne, den Meerrettich und die gehackten Kapern zu einer kalten Sauce. Schmecken Sie diese mit Salz ab.

PRO PERSON HABEN SIE NUN:

1 Fischpaket, 1 kleine Handvoll Kartoffeln und 3 Esslöffel voll kalter Meerrettichsauce.

TIPPS:

Würzen Sie die Meerrettichsauce mit Kräutern und nach Belieben mit etwas Zitronensaft.

Nehmen Sie Seelachs, Schellfisch oder Seehecht anstelle von Dorsch.

Sie können die Pakete rechtzeitig vorbereiten und im Kühlschrank aufbewahren.

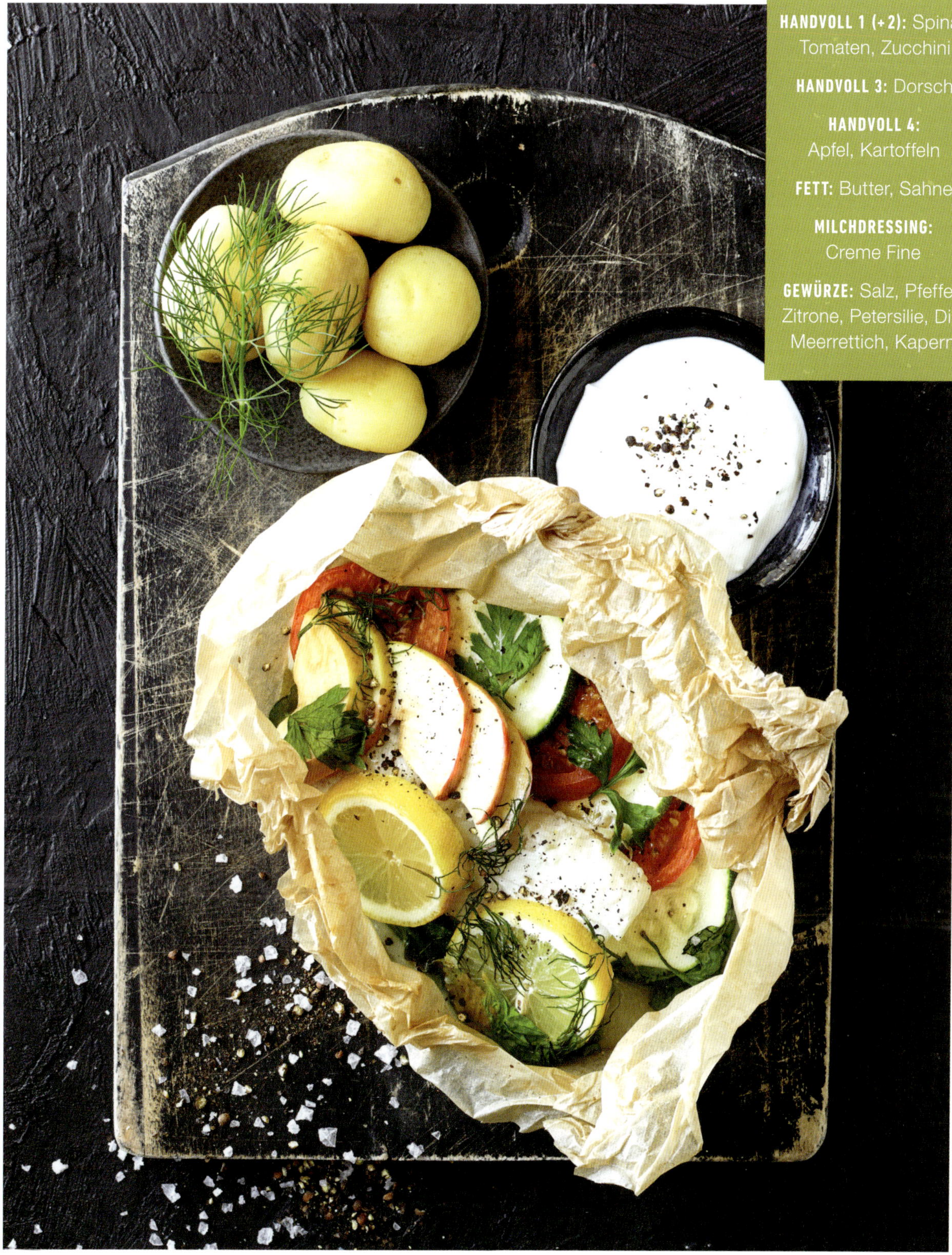

HANDVOLL 1 (+2): Spinat, Tomaten, Zucchini

HANDVOLL 3: Dorsch

HANDVOLL 4: Apfel, Kartoffeln

FETT: Butter, Sahne

MILCHDRESSING: Creme Fine

GEWÜRZE: Salz, Pfeffer, Zitrone, Petersilie, Dill, Meerrettich, Kapern

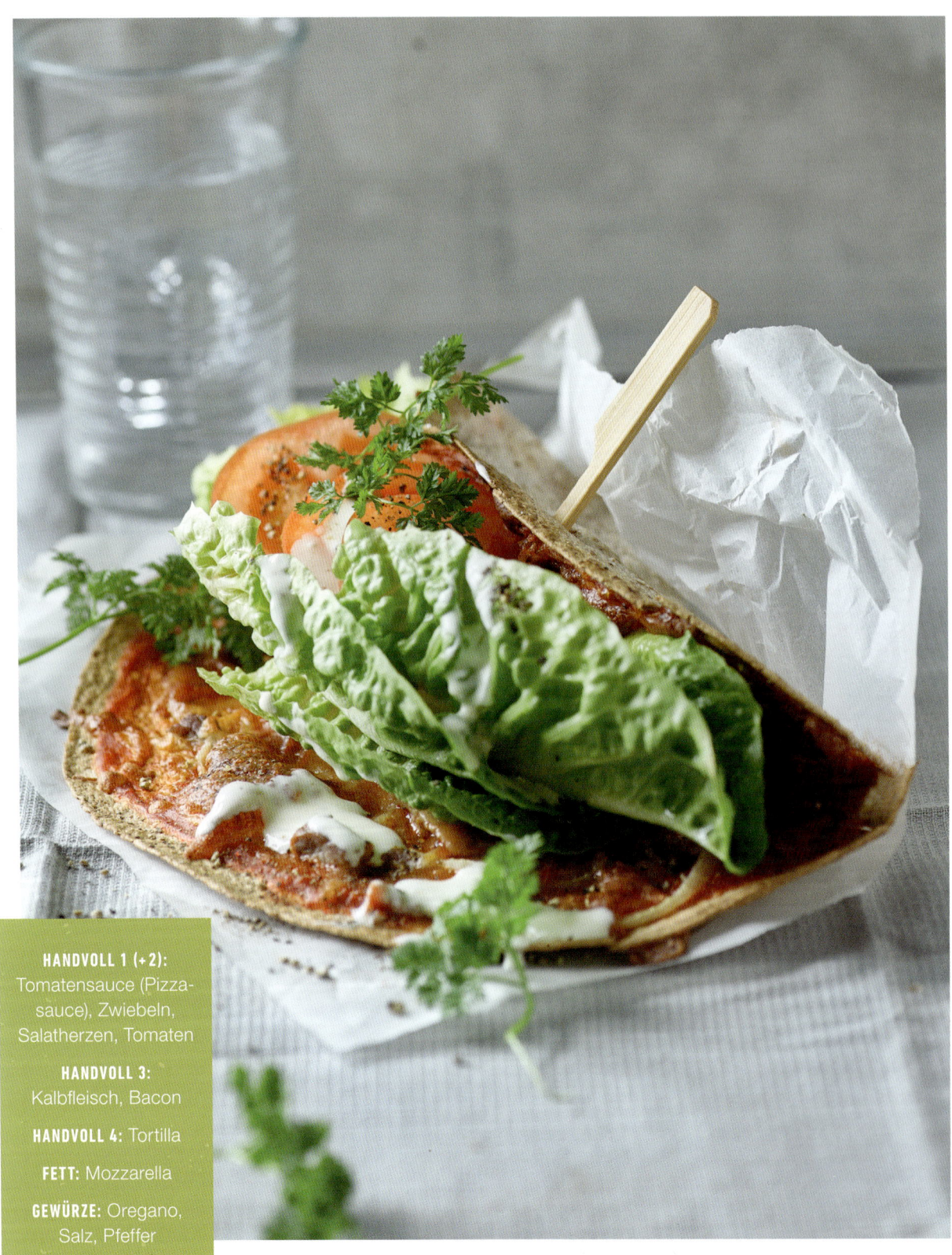

172

TORTILLAPIZZA MIT MOZZARELLA

ZUBEREITUNGSZEIT:

30 Minuten

MENGE FÜR:

2 Personen

ZUTATEN:

2 (Vollkorn-)Tortillas

6 EL Pizzasauce

2 TL getrockneter Oregano

Salz

Pfeffer

160 g mageres Kalbfleisch
(oder anderes Fleisch)

8–10 dünne Zwiebel-
scheiben

150 g geriebener Mozzarella

4 Scheiben Bacon

15–20 Salatherzenblätter

2 Tomaten in Scheiben

Pro Person: 537 kcal
Protein: 47 g
Kohlenhydrate: 34 g
Ballaststoffe: 8,7 g
Fett: 23 g

ZUBEREITUNG:

- Legen Sie die Tortillafladen mit Backpapier auf ein Blech und verteilen Sie die Pizzasauce darüber. Würzen Sie die Fladen mit Oregano, Salz und Pfeffer.

- Schneiden Sie das Fleisch in dünne Streifen und verteilen Sie diese gleichmäßig auf die Fladen. Legen Sie die Zwiebeln, den Mozzarella und zum Schluss den Bacon darauf.

- Backen Sie die Tortillas bei 220 °C etwa 15 Minuten lang, bis der Käse goldgelb und geschmolzen ist.

- Servieren Sie die Tortillapizzen auf einem Salat- und Tomatenbett.

PRO PERSON HABEN SIE NUN:

1 Tortillapizza und 1 Handvoll Salat und Tomaten.

TIPPS:

Ersetzen Sie das Kalbfleisch und den Bacon durch andere Proteine.

Ersetzen Sie den geriebenen Käse durch frischen Mozzarella.

INFO:

Stellen Sie den Ofen auf die »Pizzastufe« ein, mit stärkerer Hitze und kürzerer Backzeit (8–12 Minuten). Die richtige Einstellung erfordert ein wenig Übung, da sie vom jeweiligen Ofentyp abhängig ist. Passen Sie auf, dass die Pizza nicht zu feucht wird – sonst erhalten Sie keinen knusprigen Boden. Unterhitze mit Warmluft eignet sich ebenfalls gut für Pizza.

GEFÜLLTER LACHS MIT ZUCKERERBSEN

ZUBEREITUNGSZEIT:

einschließlich Backen
ca. 30 Minuten

MENGE FÜR:

2 Personen

ZUTATEN:

2 Stücke frischer Lachs
    je 170 g
2 EL Sauerrahm (18 % Fett)
1 EL gehackte Petersilie
1 EL gehackter Schnitt-
    lauch
1 EL gehackter Dill
Salz
Pfeffer

Zuckererbsen:

300 g Zuckererbsen
½ rote Zwiebel
1 EL Butter

Pro Person: 464 kcal
Protein: 40 g
Kohlenhydrate: 11 g
Ballaststoffe: 4,5 g
Fett: 28 g

ZUBEREITUNG:

– Legen Sie die Lachsstücke mit der Haut nach unten auf ein Backblech. Schneiden Sie die Stücke der Länge nach auf, ohne sie ganz zu durchtrennen. Verrühren Sie den Sauerrahm mit der Petersilie, dem Schnittlauch und dem Dill und füllen Sie die Lachsstücke mit der Mischung. Würzen Sie den Fisch mit Salz und Pfeffer.

– Backen Sie den Lachs 20 Minuten lang bei 200 °C, bis er durch ist.

– Schneiden Sie die Zuckererbsen in längliche Stücke und die Zwiebeln in feine Würfel. Braten Sie das Gemüse kurz in Butter an. Es soll noch Biss haben.

PRO PERSON HABEN SIE NUN:

1 Handvoll gefüllten Lachs und 1–2 Hände voll Gemüse.

TIPP:

Nehmen Sie gefrorene Erbsen oder grüne Bohnen, wenn Sie keine Zuckererbsen bekommen.

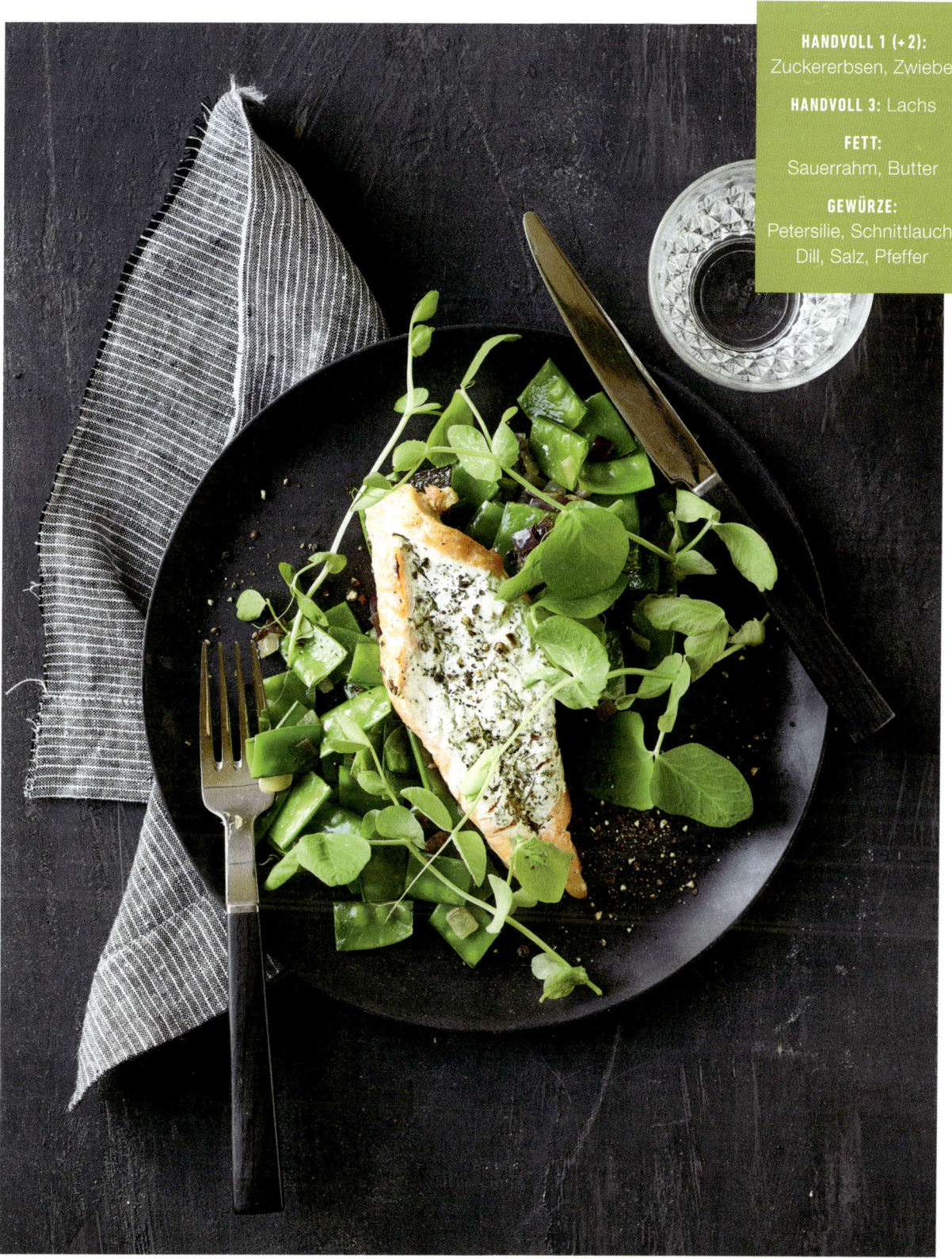

HANDVOLL 1 (+2):
Zuckererbsen, Zwiebel

HANDVOLL 3: Lachs

FETT:
Sauerrahm, Butter

GEWÜRZE:
Petersilie, Schnittlauch,
Dill, Salz, Pfeffer

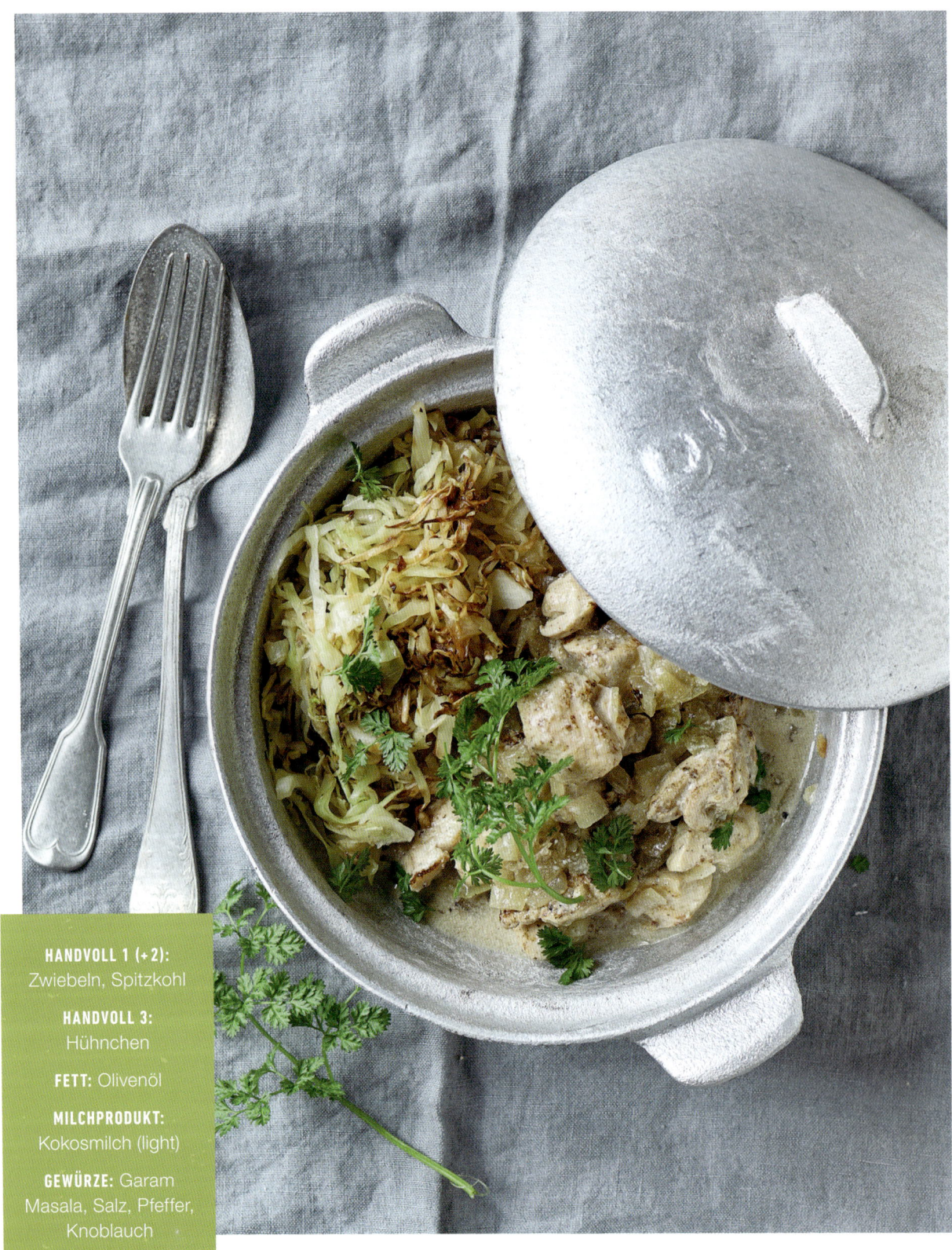

176

HANDVOLL 1 (+2):
Zwiebeln, Spitzkohl

HANDVOLL 3:
Hühnchen

FETT: Olivenöl

MILCHPRODUKT:
Kokosmilch (light)

GEWÜRZE: Garam
Masala, Salz, Pfeffer,
Knoblauch

HÜHNCHEN MASALA

ZUBEREITUNGSZEIT:
25 Minuten

MENGE FÜR:
2 Personen

ZUTATEN:
300 g frisches Hühnchen
1 EL Garam Masala
    (oder Currypulver)
2 Zwiebeln
1 EL Olivenöl
400 g Kokosmilch light
Salz
Pfeffer

Bett aus Spitzkohl:
300 g Spitzkohl
2 Knoblauchzehen
1 EL Olivenöl
Salz
Pfeffer

Pro Person: 554 kcal
Protein: 37 g
Kohlenhydrate: 19 g
Ballaststoffe: 4,8 g
Fett: 36 g

ZUBEREITUNG:

– Schneiden Sie das Hühnchen in mundgerechte Stücke, wenden Sie es in Garam Masala und lassen Sie es eine Weile stehen.

– Hacken Sie die Zwiebeln fein und schwitzen Sie sie in Olivenöl an. Geben Sie danach die Hühnchenstücke, Kokosmilch, Salz und Pfeffer dazu. Lassen Sie das Gericht 10 Minuten köcheln, bis das Hühnchen gar ist.

– Schwitzen Sie den in feine Streifen geschnittenen Spitzkohl und den gehackten Knoblauch in einer Pfanne mit Olivenöl an. Würzen Sie den Kohl mit Salz und Pfeffer.

PRO PERSON HABEN SIE NUN:

1–2 Hände voll Spitzkohl mit 1 Handvoll Hühnchen und der Hälfte der Sauce.

TIPP:

Essen Sie 1 kleines Vollkornbaguette dazu oder 1 Handvoll gekochten Reis.

GEFÜLLTE LENDCHEN MIT WEISSKOHLSALAT

ZUBEREITUNGSZEIT:

einschließlich Backen
ca. 60 Minuten

MENGE FÜR:

2 Personen

ZUTATEN:

Gefüllte Lendchen:

1 Schweinelendchen
1 EL Oliven
1 EL eingelegte getrock-
  nete Tomaten
1 Knoblauchzehe
2 EL würziger Käse
Salz
Pfeffer

Weißkohlsalat:

300 g Weißkohl
2 EL eingelegte getrocknete
  Tomaten
2 EL Pinienkerne
2 EL Feta
Petersilie nach Belieben

Dazu:

2 Esslöffel Pesto mit
Meerrettich

Pro Person: 488 kcal
Protein: 44 g
Kohlenhydrate: 11 g
Ballaststoffe: 5,4 g
Fett: 28 g

ZUBEREITUNG:

– Schneiden Sie die Lendchen der Länge nach auf, ohne sie ganz zu durchtrennen.

– Hacken Sie die Oliven und 1 Esslöffel getrocknete Tomaten. Zerdrücken Sie die Knoblauchzehe. Vermischen Sie alles mit dem würzigen Käse und füllen Sie die Lendchen damit. Verschließen Sie diese mit Fleischnadeln. Würzen Sie das Fleisch mit Salz und Pfeffer.

– Garen Sie die Lendchen im Ofen bei 180 °C 30–40 Minuten lang.

– Schneiden Sie den Weißkohl sehr fein. Schneiden Sie 2 Esslöffel getrocknete Tomaten in Streifen.

– Rösten Sie die Pinienkerne in einer Pfanne, bis sie etwas Farbe annehmen. Mischen Sie den Weißkohl, die Tomaten und die Pinienkerne in einer Salatschüssel. Krümeln Sie den Feta darüber. Streuen Sie gehackte Petersilie darüber.

PRO PERSON HABEN SIE NUN:

1 Handvoll gefüllte Lendchen, 1–2 Hände voll Weißkohlsalat, 1 Esslöffel Pesto mit Meerrettich.

TIPP:

Sie können das selbst gemachte Pesto aus Meerrettich durch Paprikapesto ersetzen (siehe Rezept S. 60).

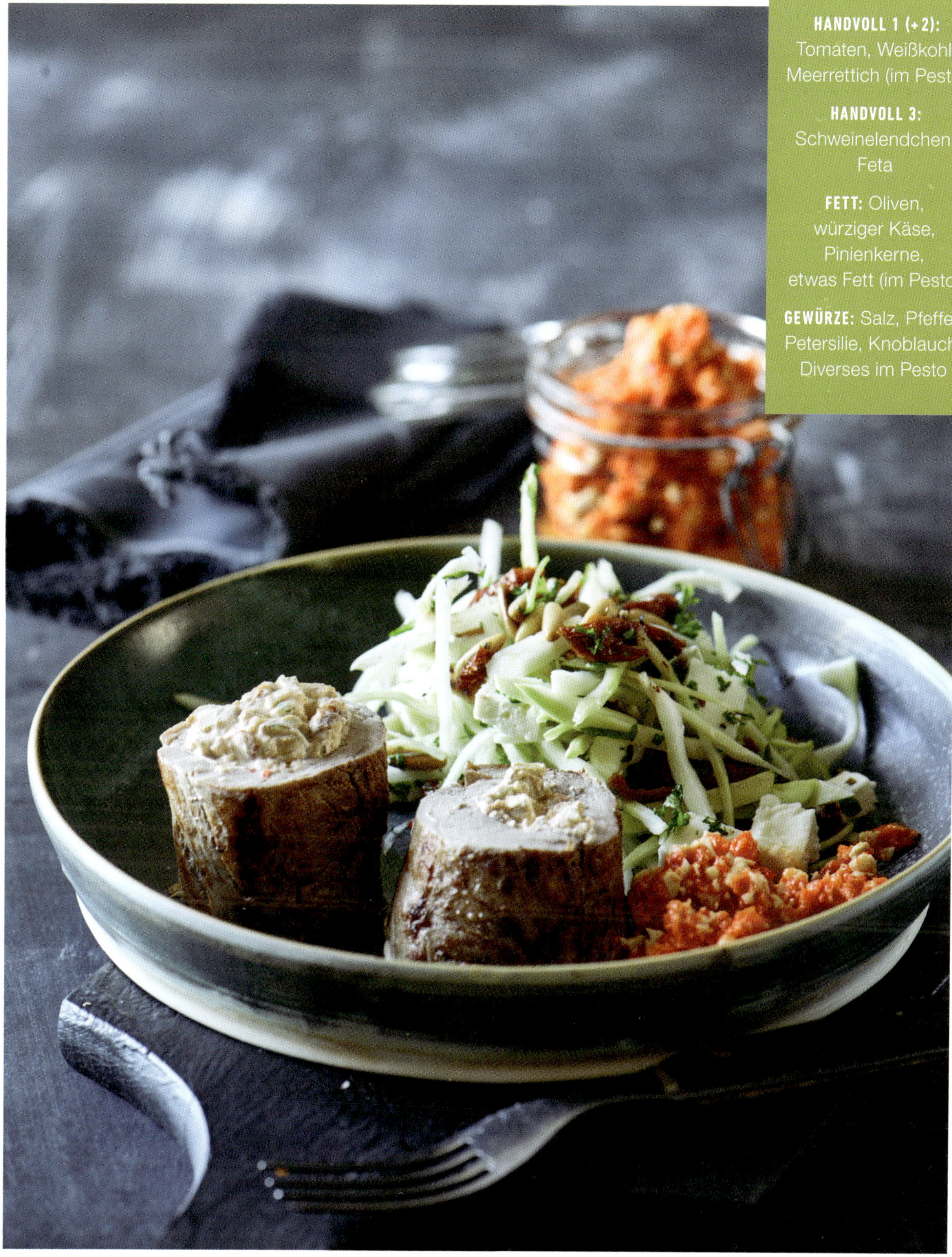

HANDVOLL 1 (+ 2):
Tomaten, Weißkohl,
Meerrettich (im Pesto)

HANDVOLL 3:
Schweinelendchen,
Feta

FETT: Oliven,
würziger Käse,
Pinienkerne,
etwas Fett (im Pesto)

GEWÜRZE: Salz, Pfeffer,
Petersilie, Knoblauch,
Diverses im Pesto

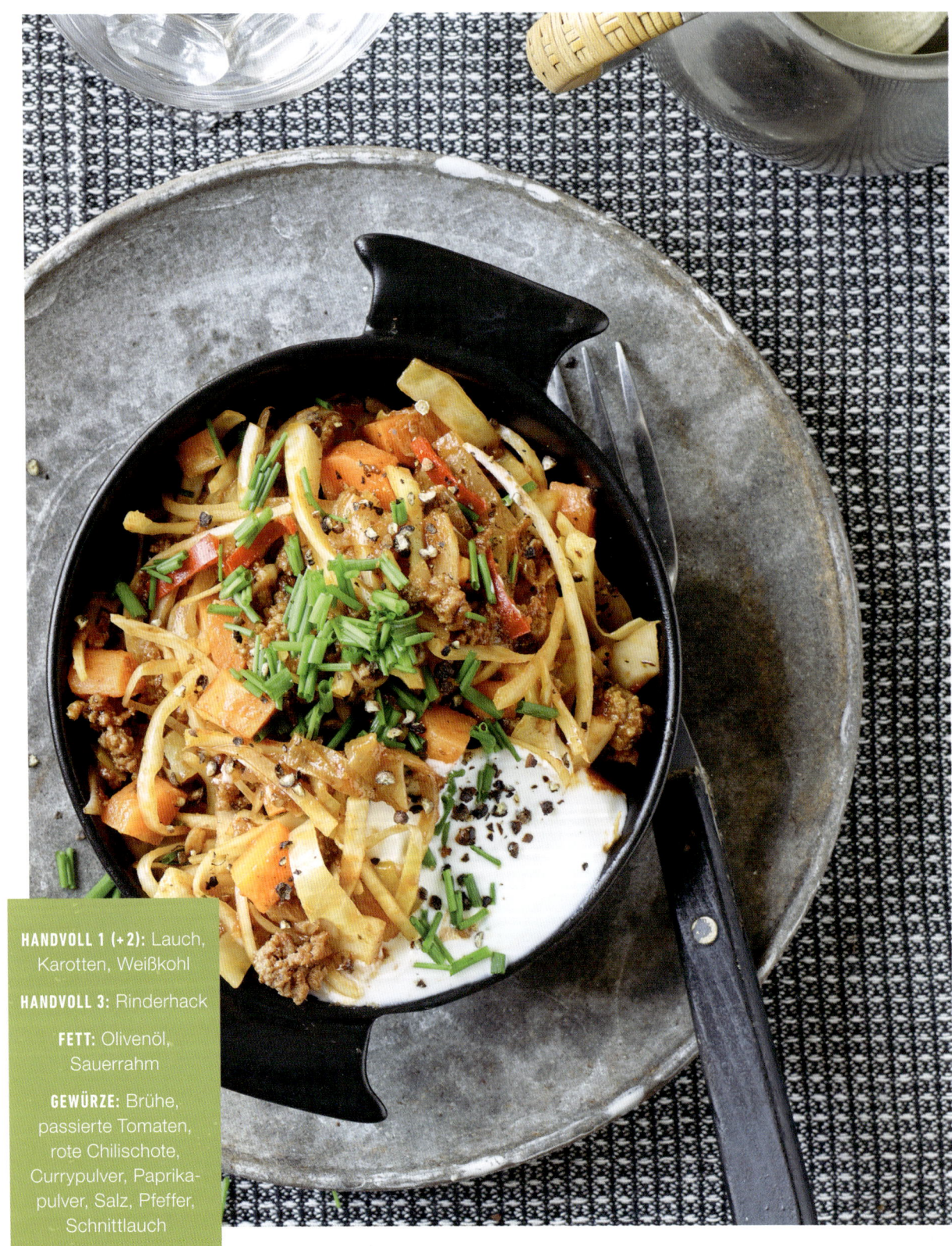

HANDVOLL 1 (+2): Lauch, Karotten, Weißkohl

HANDVOLL 3: Rinderhack

FETT: Olivenöl, Sauerrahm

GEWÜRZE: Brühe, passierte Tomaten, rote Chilischote, Currypulver, Paprikapulver, Salz, Pfeffer, Schnittlauch

GISOU

ZUBEREITUNGSZEIT:

einschließlich Kochen
ca. 60 Minuten

MENGE FÜR:

2 Personen

ZUTATEN:

100 g Lauch
1 EL Olivenöl
350 g Rinderhack
100 ml Rinder- oder
  Gemüsebrühe
200 g Karotten
300 g Weißkohl
100 ml passierte Tomaten
1 rote Chilischote
Currypulver
Paprikapulver
Salz
Pfeffer
2 EL Sauerrahm (18 % Fett)
Schnittlauchröllchen

Pro Person: 477 kcal
Protein: 45 g
Kohlenhydrate: 27 g
Ballaststoffe: 10 g
Fett: 19 g

ZUBEREITUNG:

— Schneiden Sie den Lauch in Scheiben. Schwitzen Sie diese in einem Topf mit Olivenöl an. Geben Sie das Rinderhack dazu und braten Sie es unter Rühren an, bis es gut gebräunt ist.

— Geben Sie die Rinder- oder Gemüsebrühe dazu und lassen Sie das Gericht einmal aufkochen.

— Schneiden Sie die Karotten und den Weißkohl fein und geben Sie beides zusammen mit den passierten Tomaten in den Topf.

— Schneiden Sie die Chilischote längs auf und entfernen Sie die Kerne. Schneiden Sie die Chilischote in dünne Scheiben und geben Sie sie dazu.

— Würzen Sie alles mit Curry- und Paprikapulver, Salz und Pfeffer und lassen Sie das Gericht etwa 45 Minuten köcheln, bis der Kohl gar ist.

— Servieren Sie das Gisou mit 1 Esslöffel Sauerrahm und bestreuen Sie das Ganze mit Schnittlauchröllchen.

PRO PERSON HABEN SIE NUN:

3 Hände voll Gisou mit 1 Esslöffel Sauerrahm und Schnittlauchröllchen darauf.

TIPPS:

Bereiten Sie die doppelte Portion zu – das Gericht schmeckt am nächsten Tag noch besser.

Wenn das Gericht schärfer sein soll, dann behalten Sie die Chilikerne bei.

INFO:

Gisou ist ein Weißkohleintopf mit Rindfleisch.

GRIECHISCHE FRIKADELLEN UND SALAT MIT ROGGENKÖRNERN

ZUBEREITUNGSZEIT:

30 Minuten

MENGE FÜR:

2 Personen

ZUTATEN:

Griechische Frikadellen:

1 Zwiebel

1 Knoblauchzehe

2 EL eingelegte getrock-
nete Tomaten

300 g Schweinehack

½ TL Rosmarin

50 g Feta

Salz

Pfeffer

1 EL Olivenöl

Salat mit Roggenkörnern:

100 g Roggenkörner

Salz

1 rote Paprikaschote

150 g grüne Erbsen

1 EL Olivenöl

1 EL Limettensaft

Pfeffer

2 EL Granatapfelkerne

Evtl. Koriander

Pro Person: 609 kcal
Protein: 46 g
Kohlenhydrate: 42 g
Ballaststoffe: 11,2 g
Fett: 26 g

ZUBEREITUNG:

- Reiben Sie die Zwiebel und den Knoblauch. Schneiden Sie die Tomaten in kleine Stücke. Vermischen Sie das Hackfleisch mit den Zwiebeln, dem Knoblauch, den Tomaten und dem Rosmarin. Zerbröseln Sie den Feta und arbeiten Sie ihn ebenfalls in das Fleisch ein. Würzen Sie es mit Salz und Pfeffer und formen Sie längliche Frikadellen daraus. Braten Sie die Frikadellen in Olivenöl. Wenden Sie sie, damit sie von allen Seiten knusprig werden.

- Kochen Sie die Roggenkörner 15 Minuten lang in leicht gesalzenem Wasser – sie sollen noch Biss haben. Gießen Sie sie in einem Sieb ab.

- Schneiden Sie die Paprikaschote in kleine Würfel und mischen sie diese mit den Erbsen.

- Vermischen Sie das Öl mit dem Limettensaft zu einem Dressing. Würzen Sie das Dressing mit Salz und Pfeffer.

- Vermischen Sie die Roggenkörner, das Gemüse und das Dressing. Streuen Sie die Granatapfelkerne darüber. Streuen Sie vor dem Servieren nach Belieben etwas gehackten Koriander über das Gericht.

PRO PERSON HABEN SIE NUN:

1 Handvoll griechische Frikadellen und 1–3 Hände voll Salat mit Roggenkörnern.

INFO:

Wenn Ihre Frikadellen vor allem aus Fleisch bestehen, zählen sie als Handvoll 3. Wenn Sie die Frikadellen hingegen mit zusätzlichem Fett herstellen wie Feta, dann zählt dieser zur Kategorie Fett, und wenn Sie sie vor allem aus Gemüse herstellen, dann zählt das Gemüse zu einer Handvoll 1 (+ 2).

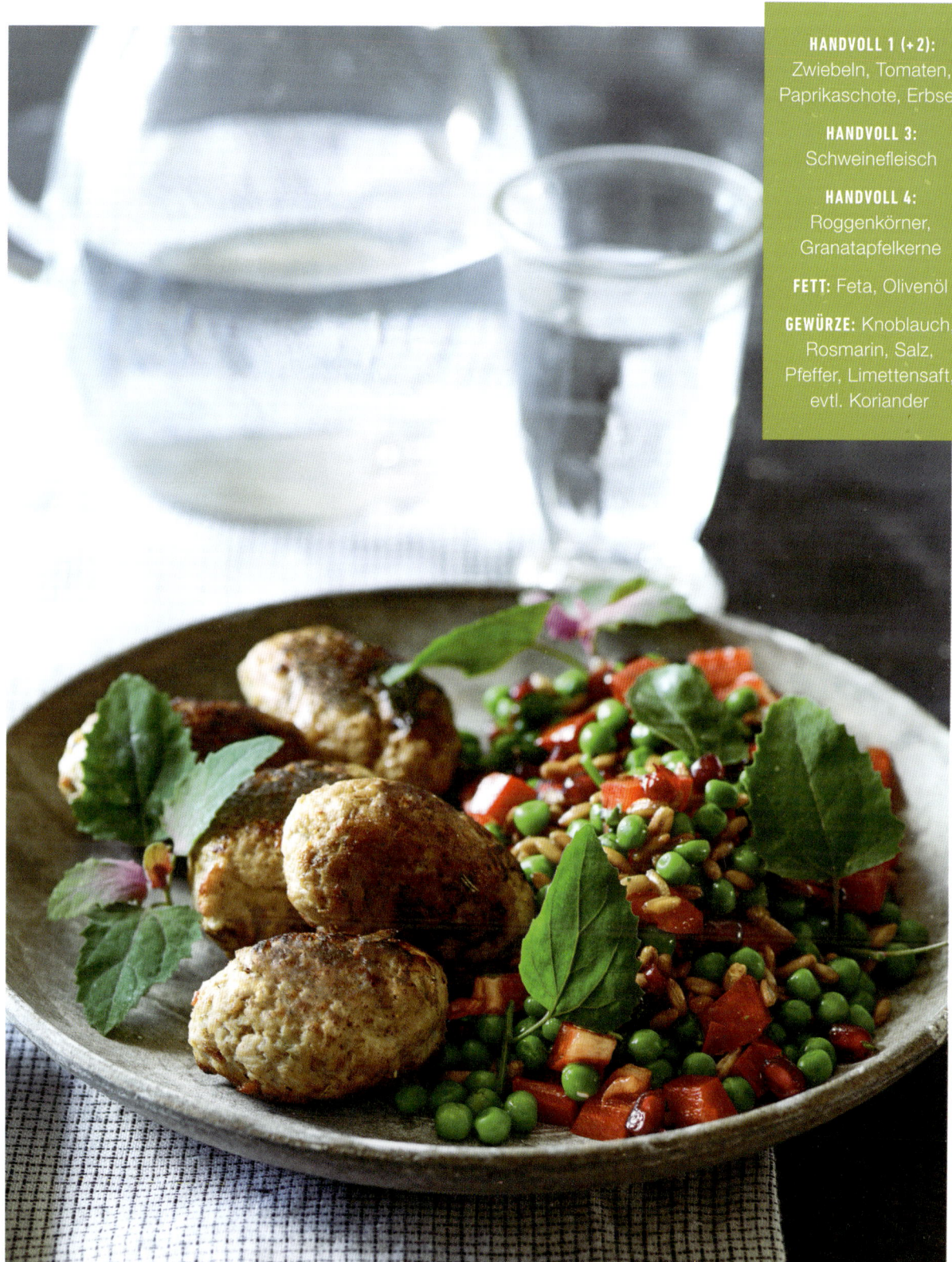

HANDVOLL 1 (+ 2):
Zwiebeln, Tomaten,
Paprikaschote, Erbsen

HANDVOLL 3:
Schweinefleisch

HANDVOLL 4:
Roggenkörner,
Granatapfelkerne

FETT: Feta, Olivenöl

GEWÜRZE: Knoblauch,
Rosmarin, Salz,
Pfeffer, Limettensaft,
evtl. Koriander

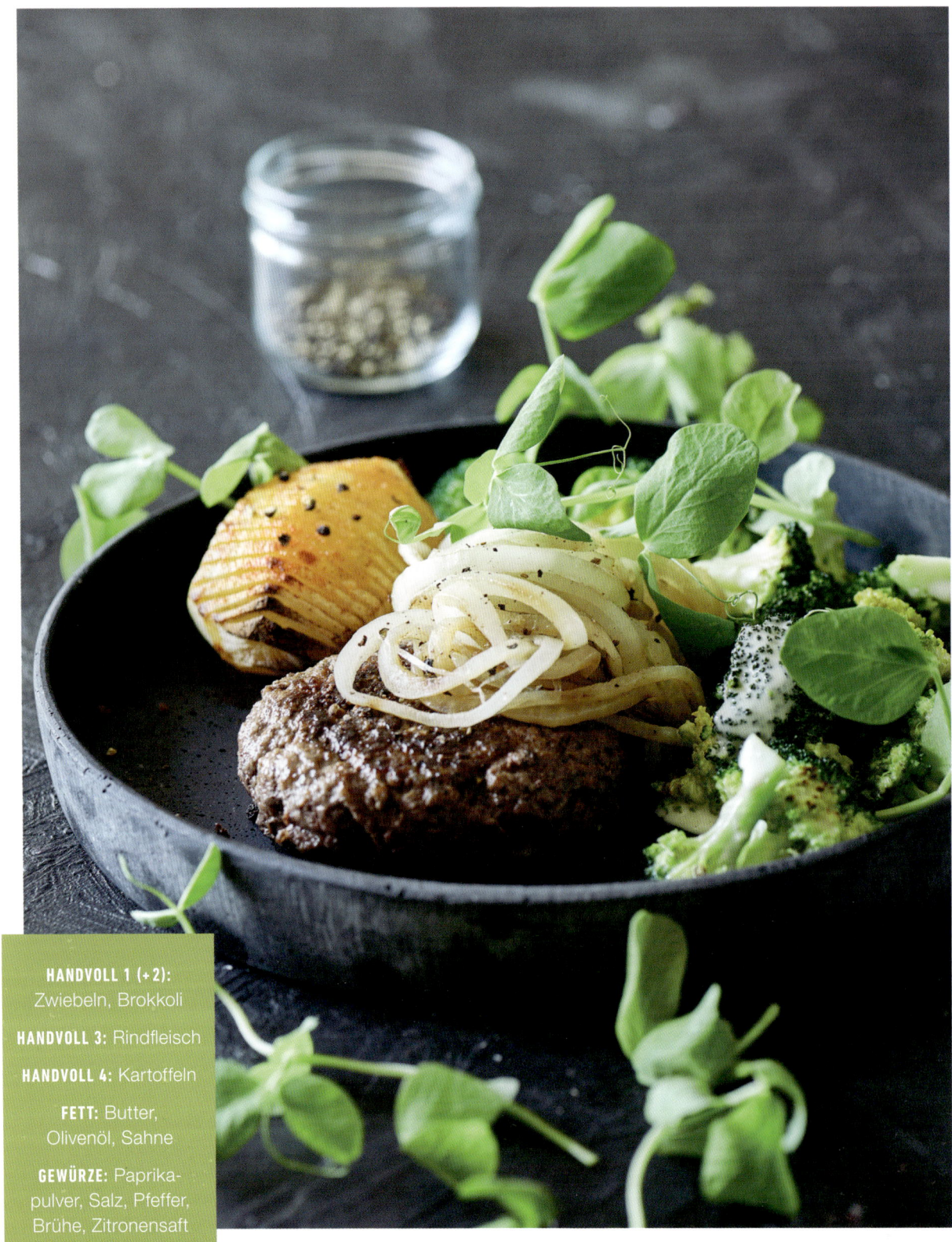

HANDVOLL 1 (+2): Zwiebeln, Brokkoli

HANDVOLL 3: Rindfleisch

HANDVOLL 4: Kartoffeln

FETT: Butter, Olivenöl, Sahne

GEWÜRZE: Paprikapulver, Salz, Pfeffer, Brühe, Zitronensaft

RINDERHACKSTEAKS MIT SAHNEBROKKOLI

ZUBEREITUNGSZEIT:

45 Minuten

MENGE FÜR:

2 Personen

ZUTATEN:

Hasselback-Kartoffeln:

2 mittelgroße Kartoffeln
1 TL Butter
Paprikapulver
Salz
Pfeffer

Rinderhacksteaks:

350 g Rinderhack
Salz
Pfeffer
1 EL Butter
2 Zwiebeln
100 ml Rinder- oder
    Gemüsebrühe

Sahnebrokkoli:

250 g Brokkoli
1 TL Olivenöl
4 EL Sahne (38 % Fett)
Salz
Pfeffer
1–2 TL Zitronensaft

Pro Person: 572 kcal
Protein: 49 g
Kohlenhydrate: 23 g
Ballaststoffe: 6,8 g
Fett: 30 g

ZUBEREITUNG:

– Schneiden Sie Rillen in die Kartoffeln, ohne diese ganz durchzuschneiden. Verteilen Sie 1 Teelöffel Butter auf die Rillen und würzen Sie mit Paprikapulver, Salz und Pfeffer. Legen Sie die Kartoffeln auf Backpapier in eine feuerfeste Form und backen Sie sie bei 200 °C 30–40 Minuten lang, bis sie gar sind.

– Formen Sie zwei große Steaks aus dem Hackfleisch. Machen Sie mithilfe der Rückseite eines Messers Kerben in die Oberfläche auf beiden Seiten. Würzen sie das Fleisch mit Salz und Pfeffer. Lassen Sie die Butter in einer Pfanne zergehen und bräunen Sie die Steaks ein paar Minuten lang von beiden Seiten.

– Schneiden Sie die Zwiebeln in etwas dickere Ringe und legen Sie sie neben die Steaks in die Pfanne. Gießen Sie die Brühe darüber, wenn die Zwiebeln braun sind. Reduzieren Sie die Hitze der Herdplatte und lassen Sie das Gericht köcheln, bis die Zwiebeln und die Steaks durch sind.

– Zerteilen Sie den Brokkoli und braten Sie die Röschen in etwas Öl an, ohne dass diese Farbe annehmen. Gießen Sie die Sahne darüber und würzen Sie das Gemüse mit Salz und Pfeffer. Kochen Sie die Sahne ein, bis sie eine cremige Konsistenz aufweist, und schmecken Sie die Sauce mit Zitronensaft ab.

PRO PERSON HABEN SIE NUN:

1 Handvoll Rinderhacksteak mit ½ Handvoll Zwiebeln, 1 guten Handvoll Sahnebrokkoli und 1 Handvoll Hasselback-Kartoffeln.

TIPPS:

Verfeinern Sie den Sahnebrokkoli durch 1 Handvoll Pilze.

GEBRATENES HÜHNCHEN MIT NORDSCHLESWIGSCHEM SCHNÜSCH

ZUBEREITUNGSZEIT:

einschließlich Backen
ca. 60 Minuten

MENGE FÜR:

2 Personen

ZUTATEN:

Gebratenes Hühnchen:

1 ganzes Huhn
1 TL Olivenöl
Salz
Pfeffer
1 Bund Petersilie

Nordschleswigscher Schnüsch:

200 g kleine neue Kartoffeln
200 ml Wasser
100 g Frühlingszwiebeln
100 g Karotten
100 g Bohnen
100 g grüner Spargel
100 g frisch enthülste
    Erbsen
2 EL Sahne (38 % Fett)
Petersilie nach Belieben
Dill nach Belieben
Salz, Pfeffer
Evtl. Gurkensalat

Pro Person: 532 kcal
Protein: 37 g
Kohlenhydrate: 30 g
Ballaststoffe: 10,2 g
Fett: 27 g

ZUBEREITUNG:

– Reiben Sie das Hühnchen mit Olivenöl ein und würzen Sie es mit Salz und Pfeffer. Füllen sie es mit Petersilie. Legen Sie das Huhn in eine feuerfeste Form und backen Sie es bei 200 °C 50–60 Minuten lang, bis es durch ist.

– Schneiden Sie die Kartoffeln in große Stücke und kochen Sie diese 5 Minuten im Wasser. Schneiden Sie die Frühlingszwiebeln, die Karotten und die Bohnen in Stücke und kochen Sie diese weitere 5 Minuten mit den Kartoffeln. Fügen Sie den Spargel, die Erbsen und die Sahne hinzu.

– Geben Sie die gehackte Petersilie und den Dill dazu. Lassen Sie das Gericht, das in Nordschleswig »Schnüsch« heißt, einmal aufkochen. Würzen Sie es mit Salz und Pfeffer.

PRO PERSON HABEN SIE NUN:

1 Handvoll Hühnerfleisch sowie 2–3 Hände voll Schnüsch. Dazu Gurkensalat nach Belieben.

TIPPS:

Wenn es Sommer ist, die Sonne scheint und Sie das Glück haben sollten, einen Gemüsegarten zu besitzen, dann können Sie den Schnüsch auf echte nordschleswigsche Weise zubereiten: Nehmen Sie jeweils 1 Handvoll von jedem Gemüse in Ihrem Garten!

Verwenden Sie außerhalb der Saison TK-Gemüse.

Sie können das Gericht mit Stärkemehl oder einem Stück Butter andicken.

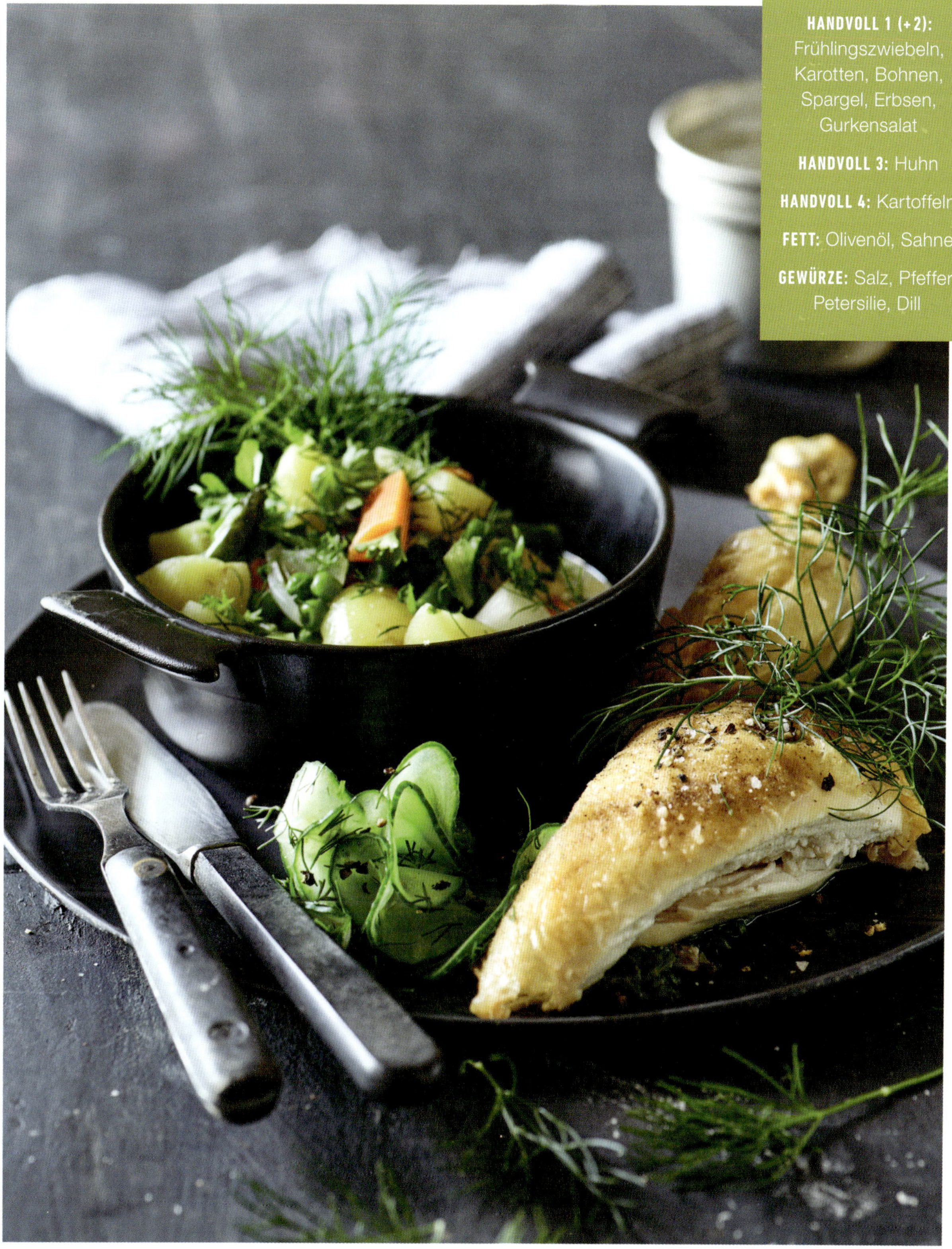

HANDVOLL 1 (+2): Frühlingszwiebeln, Karotten, Bohnen, Spargel, Erbsen, Gurkensalat

HANDVOLL 3: Huhn

HANDVOLL 4: Kartoffeln

FETT: Olivenöl, Sahne

GEWÜRZE: Salz, Pfeffer, Petersilie, Dill

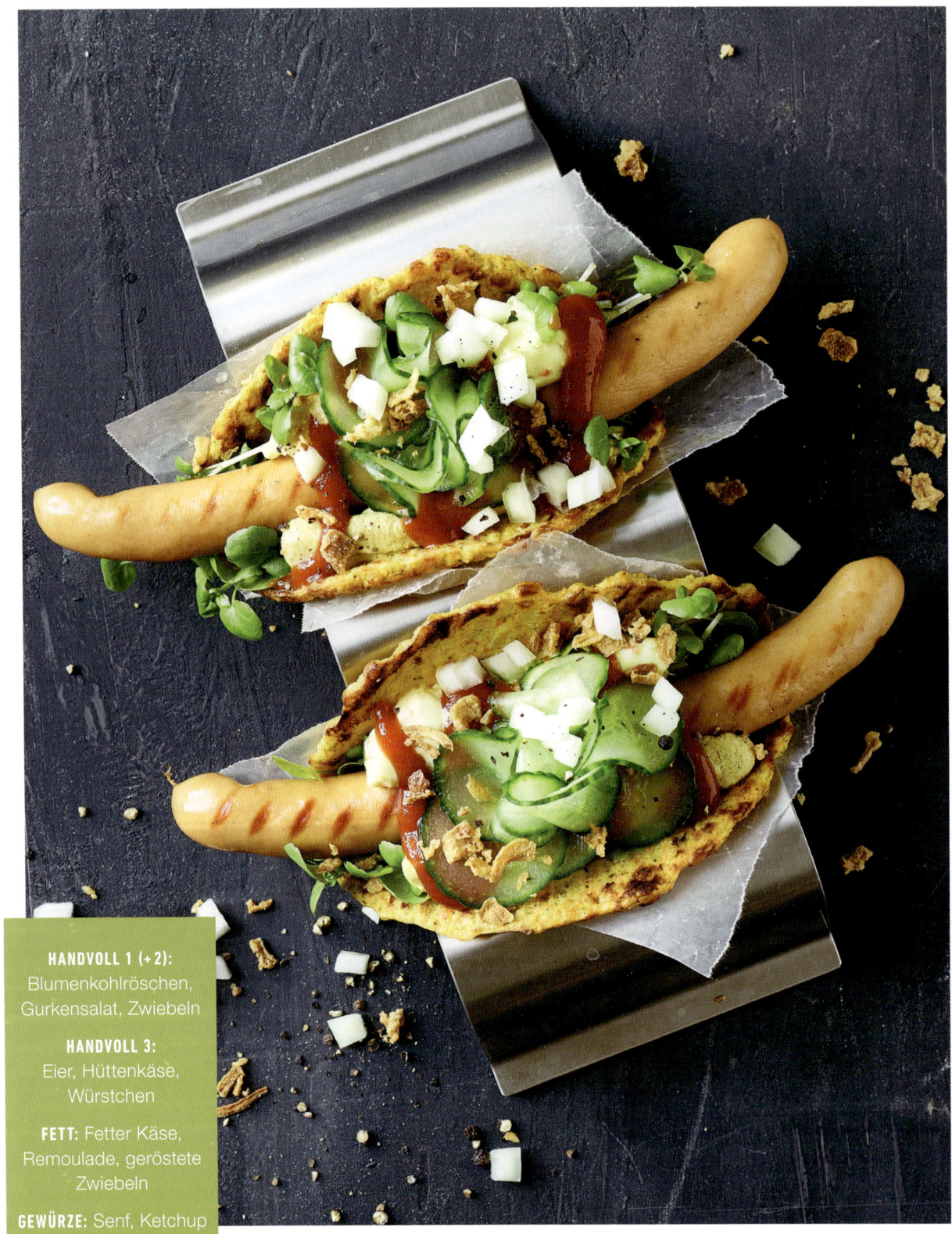

HANDVOLL 1 (+ 2):
Blumenkohlröschen,
Gurkensalat, Zwiebeln

HANDVOLL 3:
Eier, Hüttenkäse,
Würstchen

FETT: Fetter Käse,
Remoulade, geröstete
Zwiebeln

GEWÜRZE: Senf, Ketchup

HOTDOGS

ZUBEREITUNGSZEIT:

10 Minuten

MENGE FÜR:

2 Personen

ZUTATEN:

4 kleine Wiener Würstchen,
   60–65 g pro Stück
1 EL Senf
4 Blumenkohlwraps,
   siehe Rezept S. 55
4 EL Ketchup
2 EL Remoulade
2 EL geröstete Zwiebeln
3 EL Gurkensalat
1 EL rohe Zwiebeln

Pro Person: 666 kcal
Protein: 32 g
Kohlenhydrate: 23 g
Ballaststoffe: 3,8 g
Fett: 50 g

ZUBEREITUNG:

– Braten Sie die Würstchen in einer Grillpfanne.

– Geben Sie einen dünnen Streifen Senf auf jeden Wrap, darauf das Würstchen, Ketchup, Remoulade, geröstete Zwiebeln, Gurkensalat und gewürfelte rohe Zwiebeln.

PRO PERSON HABEN SIE NUN:

Ein bis zwei Hotdogs.

TIPPS:

Essen Sie 1 Frankfurter Würstchen anstelle von 2 Wiener Würstchen.

Nehmen Sie gewöhnliche Remoulade, Ketchup, Gurkensalat u. a. m. Es gibt keinen Grund, light- oder zuckerfreie Produkte zu kaufen, wenn Sie nicht unter Diabetes leiden.

WEISSER SPARGEL MIT SCHINKEN UND SAUCE HOLLANDAISE

ZUBEREITUNGSZEIT:

20 Minuten

MENGE FÜR:

2 Personen

ZUTATEN:

200 g kleine neue Kartoffeln
Salz
500 g Spargel
1 Ei
125 ml Wasser
1 EL Weizenmehl
60 g Butter
1 EL Zitronensaft
300 g gekochter Schinken
Dill

Pro Person: 567 kcal
Protein: 43 g
Kohlenhydrate: 25 g
Ballaststoffe: 6 g
Fett: 32 g

ZUBEREITUNG:

- Kochen Sie die Kartoffeln 15–20 Minuten lang in leicht gesalzenem Wasser, bis sie gar sind.

- Schälen Sie den Spargel, entfernen Sie die untersten Teile und kochen Sie den Spargel 6–10 Minuten lang in leicht gesalzenem Wasser, je nach Dicke.

- Schlagen Sie das Ei 2 Minuten lang, bis es schaumig wird.

- Geben Sie kaltes Wasser und Mehl in einen kleinen Topf und lassen Sie es unter kräftigem Rühren aufkochen. Das Mehl soll kräftig aufkochen. Nehmen Sie den Topf vom Herd und geben Sie das Ei dazu, während Sie die Sauce weiter kräftig rühren.

- Schlagen Sie die Butter unter die Sauce und schmecken Sie sie mit Zitronensaft und Salz ab. Halten Sie die Sauce warm, bis Sie sie servieren – diese darf kein weiteres Mal erwärmt werden, da das Ei ansonsten gerinnt.

PRO PERSON HABEN SIE NUN:

1 Handvoll Kartoffeln, 1–2 Hände voll Spargel, 1 Handvoll Schinken und 3 Esslöffel voll Sauce hollandaise, garniert mit frisch geerntetem Dill.

TIPPS:

Sie können, wenn Sie wenig Zeit haben, auch eine fertige Sauce hollandaise kaufen oder stattdessen kalte Butter dazu servieren.

Wenn Sie grünen Spargel verwenden, wird dieser nicht geschält.

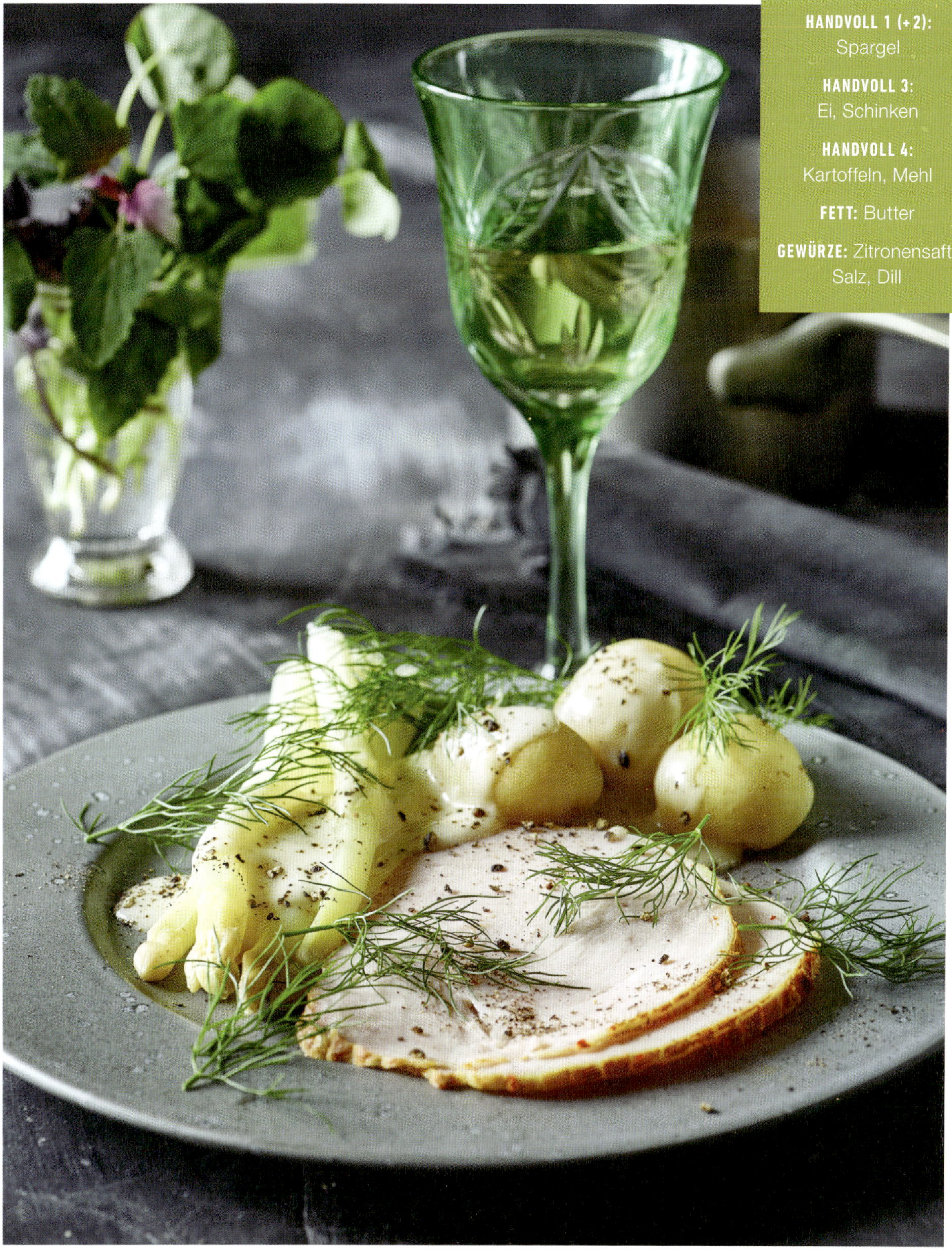

HANDVOLL 1 (+2):
Spargel

HANDVOLL 3:
Ei, Schinken

HANDVOLL 4:
Kartoffeln, Mehl

FETT: Butter

GEWÜRZE: Zitronensaft,
Salz, Dill

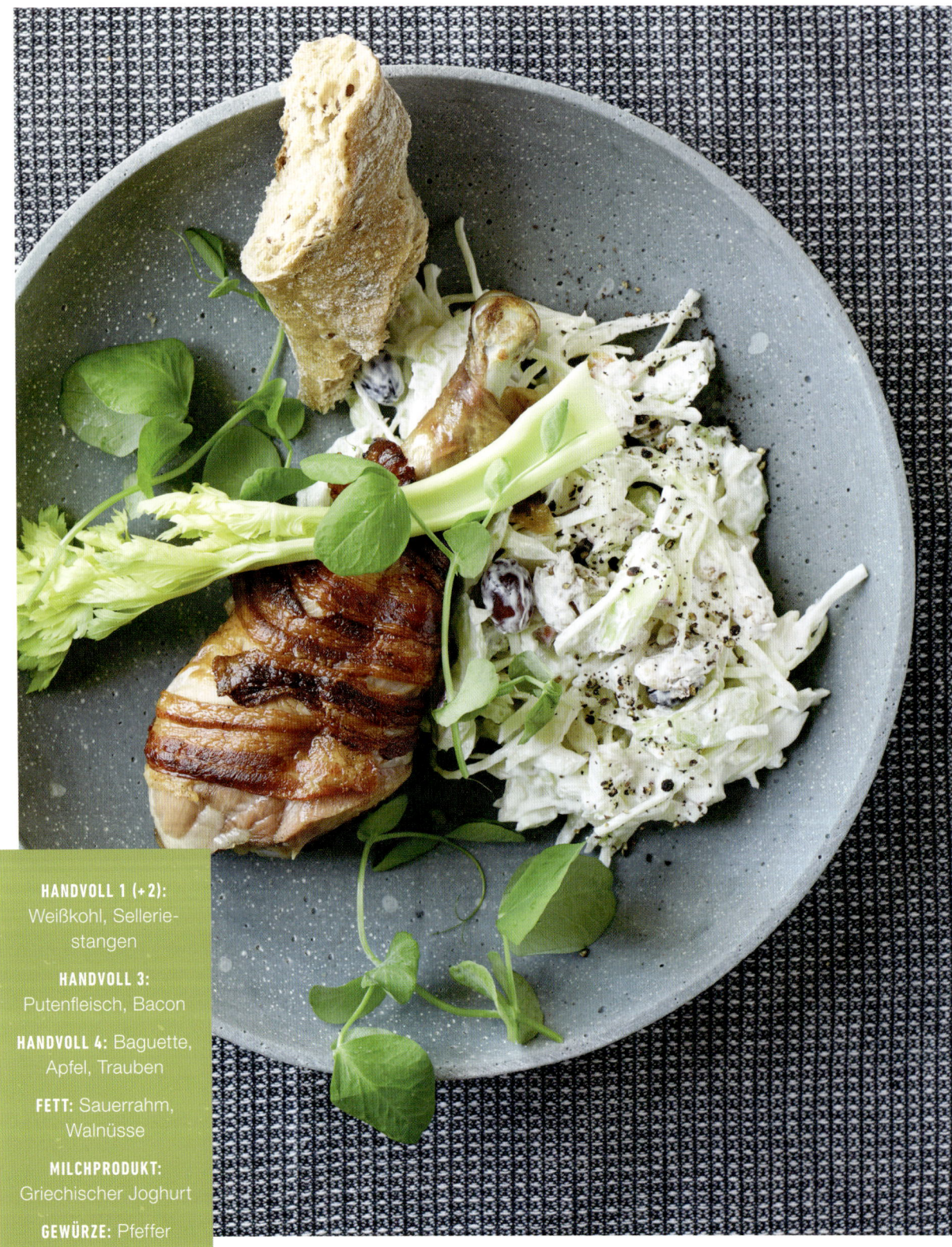

HANDVOLL 1 (+2):
Weißkohl, Sellerie-
stangen

HANDVOLL 3:
Putenfleisch, Bacon

HANDVOLL 4: Baguette,
Apfel, Trauben

FETT: Sauerrahm,
Walnüsse

MILCHPRODUKT:
Griechischer Joghurt

GEWÜRZE: Pfeffer

WALDORFSALAT AUS WEISSKOHL UND PUTENSCHENKEL

ZUBEREITUNGSZEIT:

einschließlich Backen
ca. 70 Minuten

MENGE FÜR:

2 Personen

ZUTATEN:

1–2 Putenschenkel,
    400–450 g Fleisch
Pfeffer
3 Scheiben Bacon
50 g Vollkornbaguette
200 g griechischer
    Joghurt (2 % Fett)
2 EL Sauerrahm (18 % Fett)
200 g Weißkohl
2 Selleriestangen
1 kleiner roter Apfel,
    z. B. Pigeon
50 g Trauben ohne Kerne
15 g Walnüsse

Pro Person: 604 kcal
Protein: 62 g
Kohlenhydrate: 31 g
Ballaststoffe: 5,3 g
Fett: 25 g

ZUBEREITUNG:

– Würzen Sie die Putenschenkel mit Pfeffer und wickeln Sie den Bacon darum. Legen Sie die Schenkel in einem Bratbeutel in eine feuerfeste Form und garen Sie sie etwa 1 Stunde lang bei 200 °C, bis sie gar sind. Beachten Sie, dass die Schenkel unterschiedlich groß sein können und daher unterschiedlich lang gegart werden müssen. Richten Sie sich auch nach der angegebenen Garzeit auf der Packung.

– Backen Sie das Baguette die letzten 10 Minuten mit, bis es warm und knusprig ist.

– Vermischen Sie den Joghurt mit dem Sauerrahm.

– Schneiden Sie den Weißkohl sehr fein, die Selleriestangen in schräge Streifen und den Apfel in Stücke. Halbieren Sie die Trauben, wenn diese sehr groß sind. Hacken Sie die Walnüsse grob.

– Vermischen Sie das Gemüse, das Obst und die Nüsse mit der Joghurtmischung.

PRO PERSON HABEN SIE NUN:

1 Handvoll Putenfleisch, 2 Hände voll Weißkohlsalat und ½ Handvoll Vollkornbaguette.

TIPPS:

Haben Sie wenig Zeit? Dann kaufen Sie bereits gebratene Putenschenkel.

Die Putenschenkel schmecken auch gut, wenn Sie sie in einem Topf anbraten.

LACHSFRIKADELLEN MIT KARTOFFEL-ECKEN UND GRÜNEM SALAT

ZUBEREITUNGSZEIT:
ca. 45 Minuten

MENGE FÜR:
2 Personen

ZUTATEN:

Ofenkartoffeln:
200 g Kartoffeln
1 TL Olivenöl
1 TL grobes Salz

Lachsfrikadellen:
250 g frischen Lachs
1 rote Zwiebel
2 Frühlingszwiebeln
⅓ Chilischote
1 Ei
1 EL Mehl
½ TL Salz
1 Messerspitze Pfeffer
1 EL Butter
1 EL Olivenöl

Dressing:
½ Handvoll Dill
½ Handvoll Schnittlauch
4 EL Creme Fine (5–6 % Fett)
20 g Kapern

Beilagen:
je 100 g Salat und Gurken
150 g Zuckererbsen

Pro Person: 504 kcal
Protein: 38 g
Kohlenhydrate: 36 g
Ballaststoffe: 7,1 g
Fett: 21 g

ZUBEREITUNG:

– Schrubben Sie die Kartoffeln und schneiden Sie sie in Ecken. Wenden Sie sie in Olivenöl und dem groben Salz, legen Sie sie auf ein mit Backpapier belegtes Blech und backen Sie sie etwa 35–40 Minuten lang bei 200 °C.

– Entfernen Sie die Haut auf den Lachsstücken und hacken Sie den Lachs, die rote Zwiebel, die Frühlingszwiebeln und die Chilischote fein. Vermischen Sie die gehackten Zutaten mit dem Ei, dem Mehl, dem Salz und dem Pfeffer zu einer Farce.

– Formen Sie Frikadellen aus der Farce und braten Sie diese von beiden Seiten in Butter und Olivenöl goldgelb und knusprig.

– Hacken Sie den Dill und den Schnittlauch. Vermischen Sie die Creme Fine, die Kapern, den Dill und den Schnittlauch zu einem Dressing. Schmecken Sie es mit Salz und Pfeffer ab.

– Schneiden Sie den Salat in Streifen und die Gurken sowie die Zuckererbsen in grobe Stücke. Mischen Sie den Salat.

PRO PERSON HABEN SIE NUN:
1 Handvoll Lachsfrikadellen sowie 1 Handvoll Kartoffelecken, 1–2 Hände voll Salat und 2 Esslöffel Dressing.

TIPPS:
Haben Sie wenig Zeit, dann kaufen Sie eine bereits fertig zubereitete Farce oder fertige Frikadellen.

Servieren Sie die Frikadellen mit ein wenig süßer Chilisauce.

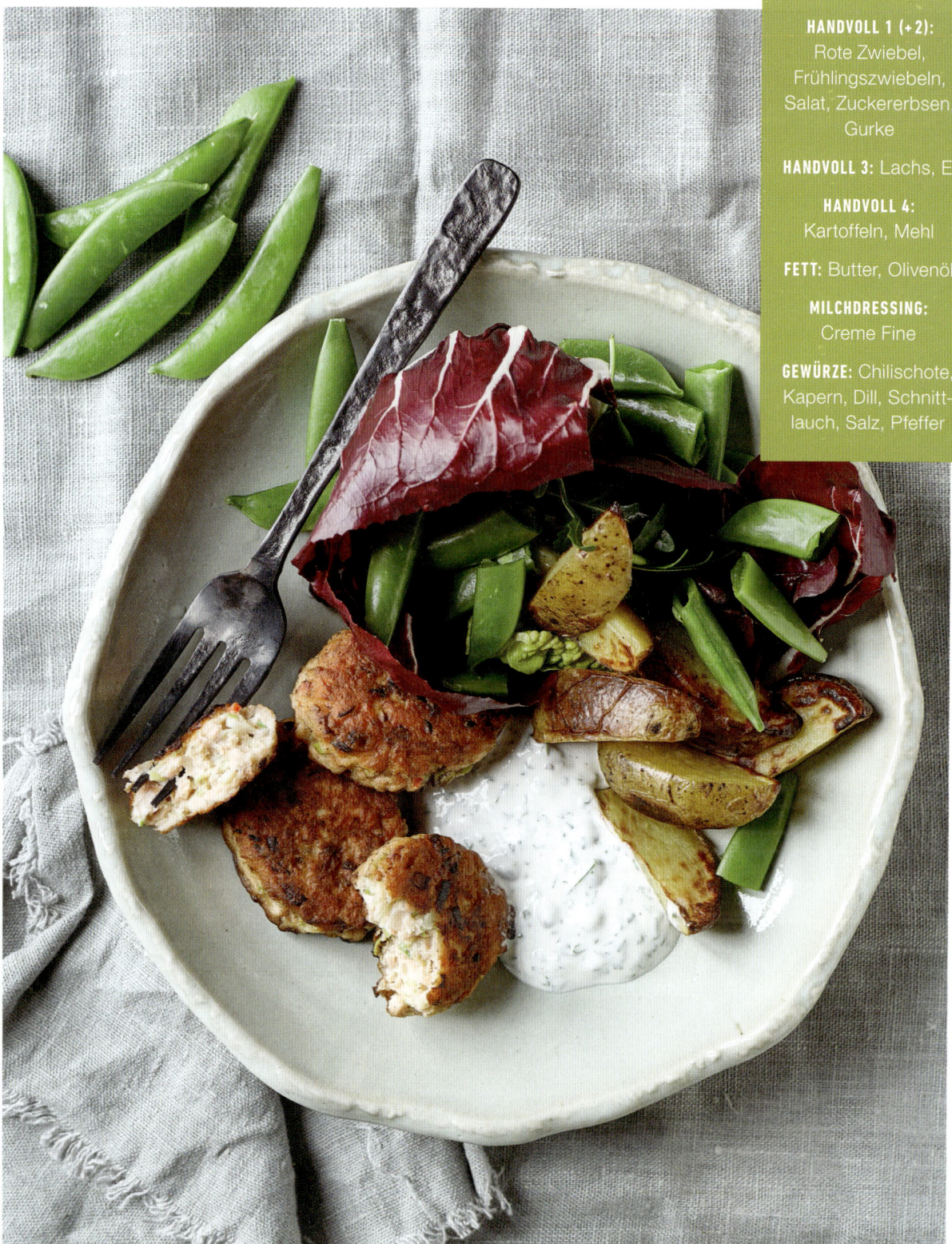

HANDVOLL 1 (+2):
Rote Zwiebel,
Frühlingszwiebeln,
Salat, Zuckererbsen,
Gurke

HANDVOLL 3: Lachs, Ei

HANDVOLL 4:
Kartoffeln, Mehl

FETT: Butter, Olivenöl

MILCHDRESSING:
Creme Fine

GEWÜRZE: Chilischote,
Kapern, Dill, Schnitt-
lauch, Salz, Pfeffer

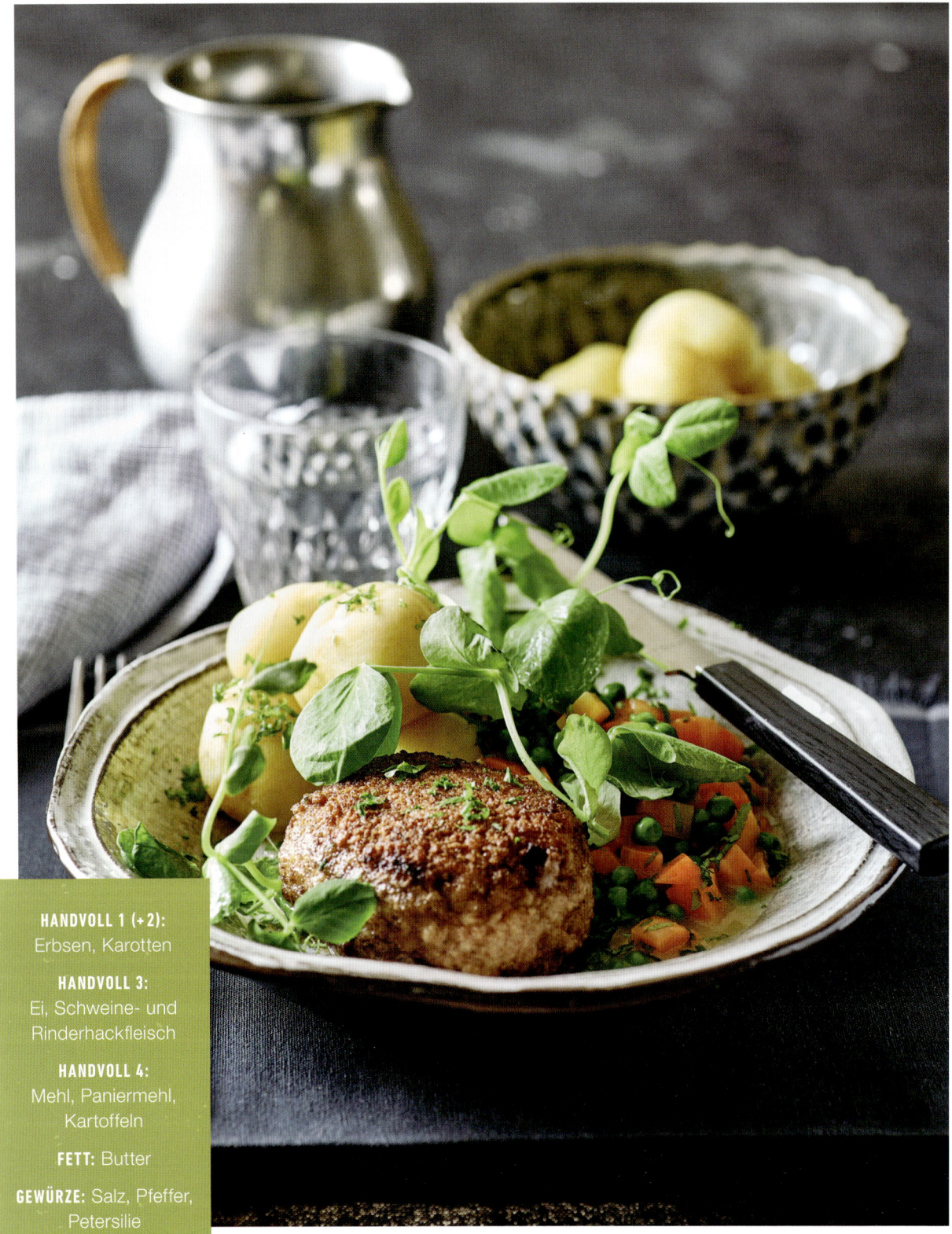

196

HANDVOLL 1 (+2):
Erbsen, Karotten

HANDVOLL 3:
Ei, Schweine- und
Rinderhackfleisch

HANDVOLL 4:
Mehl, Paniermehl,
Kartoffeln

FETT: Butter

GEWÜRZE: Salz, Pfeffer,
Petersilie

HACKSTEAKS MIT GRÜNEN ERBSEN

ZUBEREITUNGSZEIT:

35 Minuten

MENGE FÜR:

2 Personen

ZUTATEN:

1 Ei

300 g gemischtes
    Hackfleisch

1 EL Weizenmehl

1 EL Paniermehl

Salz

Pfeffer

25 g Butter

200 g Kartoffeln

150 ml Wasser

400 g TK-Erbsen und
    -Karotten

1 TL weiche Butter

1 gehäufter TL Weizenmehl

1 Handvoll Petersilie

Pro Person: 649 kcal
Protein: 44 g
Kohlenhydrate: 36 g
Ballaststoffe: 12,4 g
Fett: 35 g

ZUBEREITUNG:

− Schlagen Sie das Ei auf einem tiefen Teller auf und verrühren Sie es. Vermischen Sie die Hälfte mit dem Fleisch und formen Sie zwei große oder vier kleine Steaks daraus.

− Vermischen Sie das Weizenmehl in einem tiefen Teller mit dem Paniermehl, ein wenig Salz und Pfeffer. Panieren Sie die Steaks zuerst mit dem Ei und danach mit der Paniermehlmischung. Drücken Sie die Panade gut fest.

− Lassen Sie die Butter in einer Pfanne zergehen und braten Sie die Steaks von beiden Seiten goldgelb. Wenden Sie sie etwa alle 2 Minuten, bis sie durch sind.

− Kochen Sie die Kartoffeln in leicht gesalzenem Wasser.

− Bringen Sie 150 Milliliter Wasser zum Kochen und geben Sie die gefrorenen Erbsen und Karotten hinein. Lassen Sie sie aufkochen.

− Verarbeiten Sie die weiche Butter und das Mehl zu einem Mehlklumpen und lassen Sie diesen mit dem Gemüse leicht köcheln, bis der Mehlklumpen sich aufgelöst hat. Rühren Sie das Gemüse mehrmals um. Geben Sie 1 Handvoll gehackte Petersilie dazu, lassen Sie alles nochmals kurz aufkochen und schmecken Sie es mit Salz ab.

PRO PERSON HABEN SIE NUN:

1 Handvoll Hacksteaks, 1 Handvoll Kartoffeln und 1–2 Hände voll Gemüse.

TIPP:

Anstelle einer Hackfleischmischung können Sie auch reines Schweine- oder Rindfleisch verwenden.

ÜBERBACKENE KOTELETTS

ZUBEREITUNGSZEIT:
einschließlich Backen
ca. 45 Minuten

MENGE FÜR:
2 Personen

ZUTATEN:
2 Koteletts, 400–450 g
   Fleisch
1 TL Butter
½ TL Paprikapulver
Salz
Pfeffer
1 Zwiebel in Scheiben
100 g Champignons
½ Dose gehackte Tomaten
60 ml Sahne (38 % Fett)
250 g Chinaradieschen
1 Brühwürfel
Petersilie

Pro Person: 583 kcal
Protein: 46 g
Kohlenhydrate: 15 g
Ballaststoffe: 6,2 g
Fett: 37 g

ZUBEREITUNG:

− Bräunen Sie die Koteletts in einer Pfanne mit Butter. Würzen Sie sie mit Paprikapulver, Salz und Pfeffer.

− Nehmen Sie die Koteletts heraus und bräunen Sie die Zwiebeln und die Champignons in der Pfanne. Geben Sie die gehackten Tomaten sowie die Sahne dazu und lassen Sie alles kurz aufkochen. Würzen Sie eventuell mit Paprikapulver, Salz und Pfeffer nach.

− Schneiden Sie die Chinaradieschen in dünne Scheiben und kochen Sie sie einige Minuten mit dem Brühwürfel in Wasser. Legen Sie die Radieschen in eine feuerfeste Form. Geben Sie die Koteletts und das Champignongemisch darauf. Überbacken Sie das Gericht 30 Minuten lang bei 200 °C, bis die Koteletts gar sind.

− Garnieren Sie mit gehackter Petersilie.

PRO PERSON HABEN SIE NUN:
1 Kotelett und 1–2 Hände voll Gemüsesauce.

TIPP:
Ersetzen Sie die Chinaradieschen durch Kohlrabi, Hokkaidokürbis oder Kartoffeln.

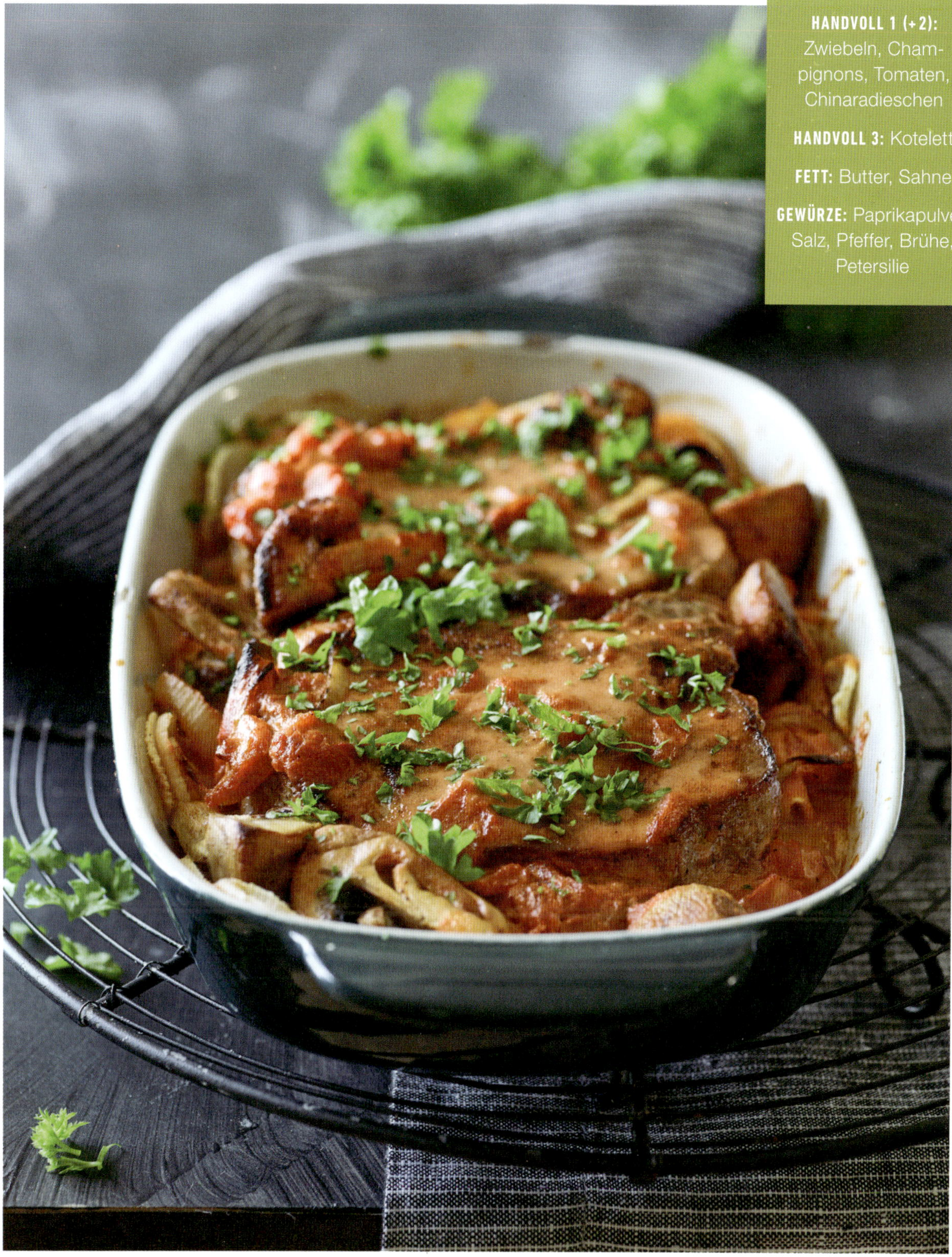

HANDVOLL 1 (+ 2): Zwiebeln, Champignons, Tomaten, Chinaradieschen

HANDVOLL 3: Kotelett

FETT: Butter, Sahne

GEWÜRZE: Paprikapulver, Salz, Pfeffer, Brühe, Petersilie

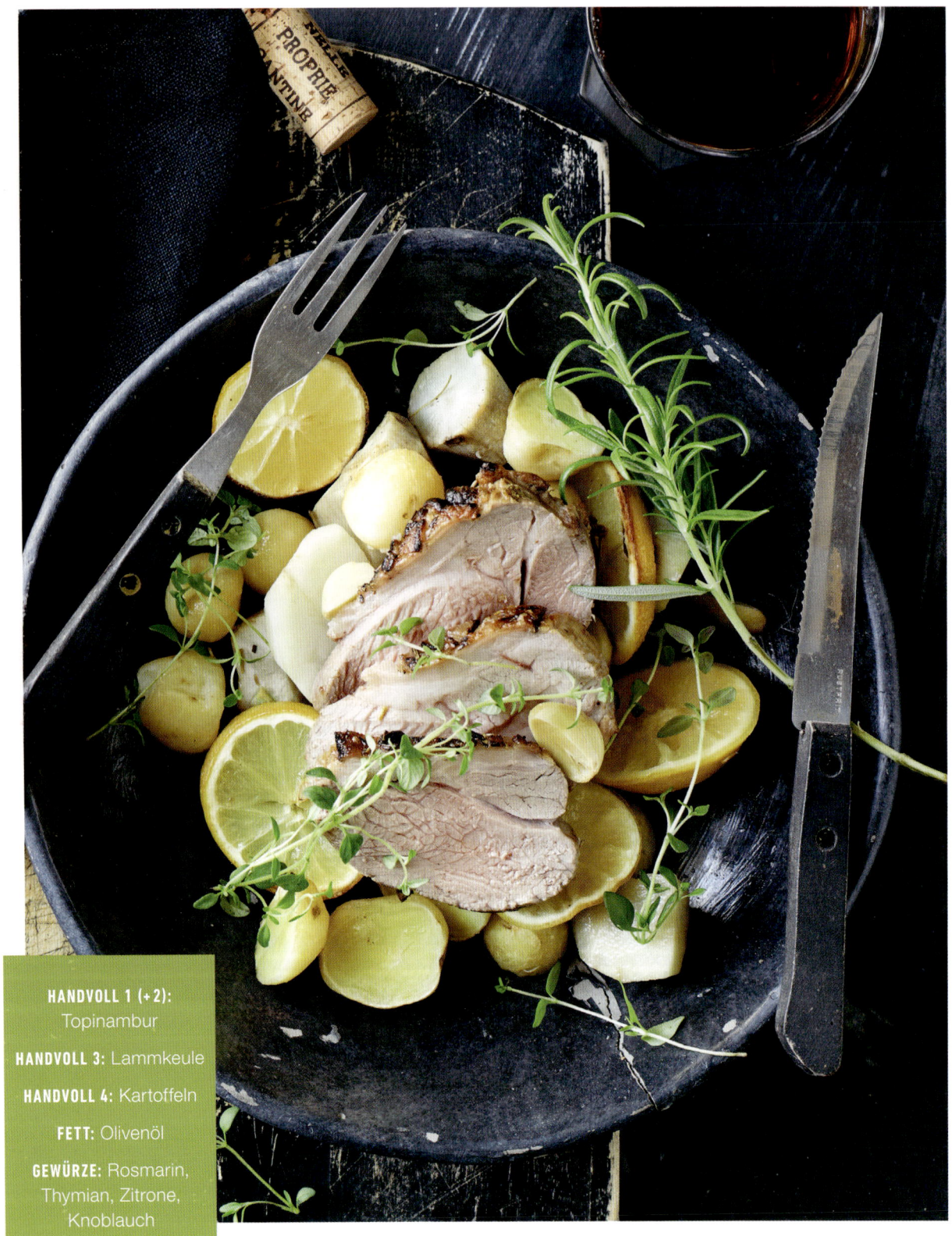

HANDVOLL 1 (+2): Topinambur

HANDVOLL 3: Lammkeule

HANDVOLL 4: Kartoffeln

FETT: Olivenöl

GEWÜRZE: Rosmarin, Thymian, Zitrone, Knoblauch

LAMMKEULE MIT KNOBLAUCH

ZUBEREITUNGSZEIT:

einschließlich Backen
ca. 60 Minuten

MENGE FÜR:

2 Personen

ZUTATEN:

1 Lammkeule
1 Zweig Rosmarin
1 Zweig Thymian
Geriebene Schale und
  Saft von ½ unbehan-
  delten Zitrone
1 EL Olivenöl
2–3 Knoblauchzehen
300 g Topinambur
200 g kleine Kartoffeln
2 ungespritzte Zitronen

Pro Person: 643 kcal
Protein: 44 g
Kohlenhydrate: 48 g
Ballaststoffe: 7,9 g
Fett: 28 g

ZUBEREITUNG:

– Schneiden Sie Keule an der Seite mit dem Fett ein und reiben Sie sie gut mit etwas gehacktem Rosmarin, Thymian, der Zitronenschale und ein wenig zerdrücktem Knoblauch ein. Gießen Sie den Zitronensaft und das Öl über das Fleisch und lassen Sie die Keule 30 Minuten lang in der Marinade ziehen.

– Halbieren Sie die Knoblauchzehen. Schneiden Sie die Topinamburen, Kartoffeln und Zitronen in dicke Scheiben. Legen Sie alles mit den Rosmarin- und Thymianzweigen in eine feuerfeste Form.

– Braten Sie die Keule gut von beiden Seiten in einer heißen Pfanne an und legen Sie sie auf das Gemüse. Garen Sie das Gericht 30–40 Minuten bei 200 °C im Ofen. Nehmen Sie die Keule heraus und stellen Sie sie beiseite. Garen Sie das Gemüse weitere 10 Minuten im Ofen.

PRO PERSON HABEN SIE NUN:

1 Handvoll Keule und 2–3 Hände voll Kartoffeln mit Gemüsemischung.

TIPP:

Die Kartoffeln und Topinamburen können Sie durch anderes Wurzelgemüse ersetzen.

ÜBERBACKENER LAUCH MIT HUHN

ZUBEREITUNGSZEIT:

einschließlich Backen
ca. 50 Minuten

MENGE FÜR:

2 Personen

ZUTATEN:

½ großes Huhn
1 TL Olivenöl
Currypulver
Salz
3 Lauchstangen
½ Brühwürfel
3 Scheiben Bacon
75 ml Magermilch
1 Eigelb
1 EL Mandeln
2 EL geriebener Cheddar
1 EL Butter
100 g Cherrytomaten
Glatte Petersilie nach
　Belieben

Pro Person: 646 kcal
Protein: 45 g
Kohlenhydrate: 23 g
Ballaststoffe: 7,9 g
Fett: 40 g

ZUBEREITUNG:

– Legen Sie das Huhn in eine feuerfeste Form und bestreichen Sie die Haut mit Öl. Würzen Sie es mit Currypulver und Salz. Braten Sie das Huhn 30–35 Minuten im Ofen bei 200 °C, bis es gar ist.

– Säubern Sie den Lauch und halbieren Sie ihn. Kochen Sie ihn 8 Minuten lang in Wasser mit dem Brühwürfel. Wickeln Sie eine halbe Scheibe Bacon um jedes Stück und legen Sie diese dicht aneinander in eine feuerfeste Form.

– Vermischen Sie die Magermilch mit dem Eigelb und gießen Sie die Mischung über den Lauch. Hacken Sie die Mandeln grob und streuen Sie sie zusammen mit dem geriebenen Käse über das Gericht.

– Setzen Sie kleine Butterflöckchen obendrauf und überbacken Sie das Gericht 25 Minuten lang bei 200 °C zusammen mit dem Huhn.

– Garnieren Sie das Gericht mit den halbierten Cherrytomaten und der grob gehackten Petersilie, bevor Sie es servieren.

PRO PERSON HABEN SIE NUN:

2 Hände voll Lauch und 1 Handvoll Huhn.

TIPPS:

Ersetzen Sie das Currypulver durch geräuchertes Paprikapulver.

Der Lauch passt auch gut zu Fischgerichten.

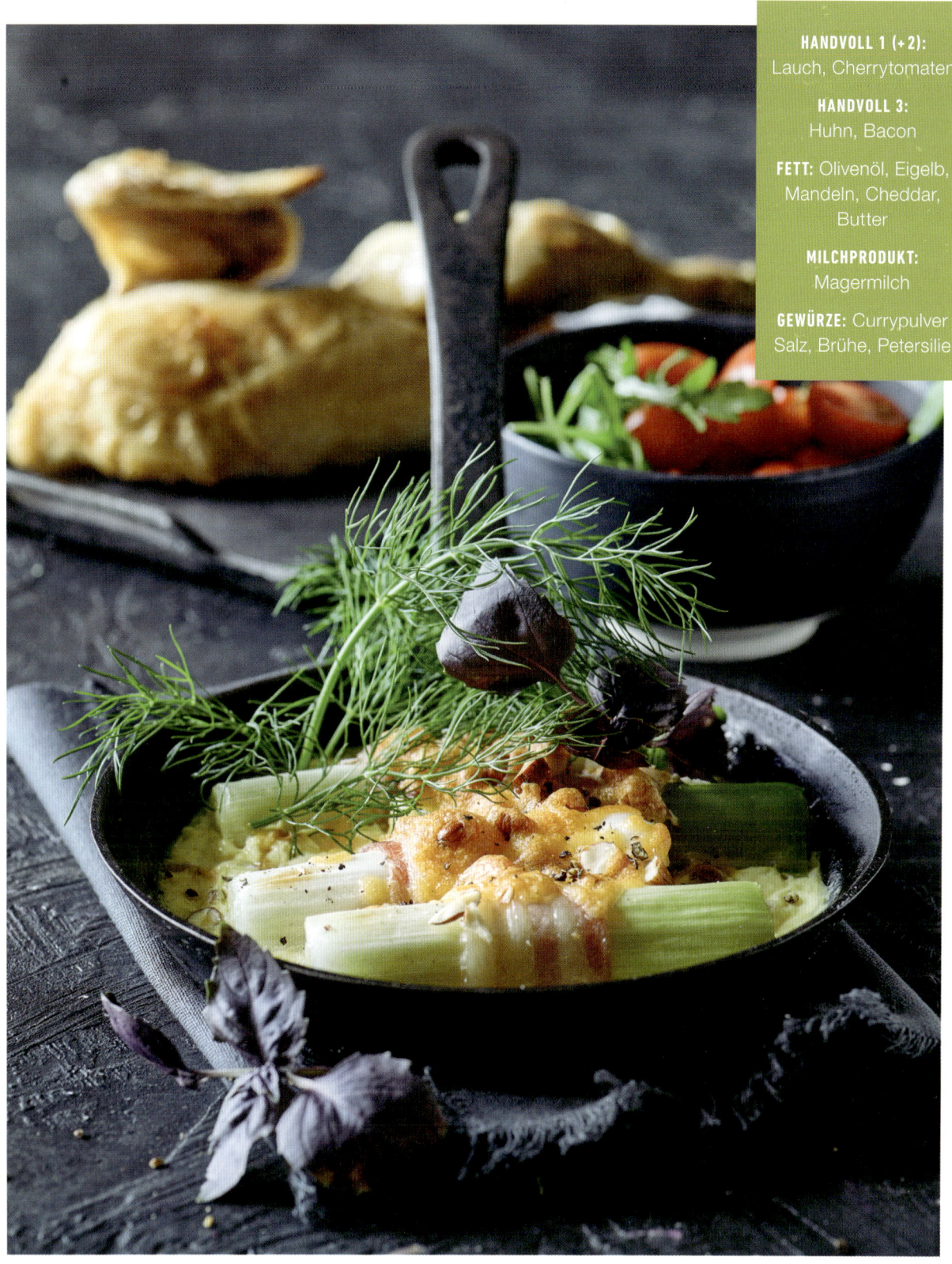

HANDVOLL 1 (+2):
Lauch, Cherrytomaten

HANDVOLL 3:
Huhn, Bacon

FETT: Olivenöl, Eigelb,
Mandeln, Cheddar,
Butter

MILCHPRODUKT:
Magermilch

GEWÜRZE: Currypulver
Salz, Brühe, Petersilie

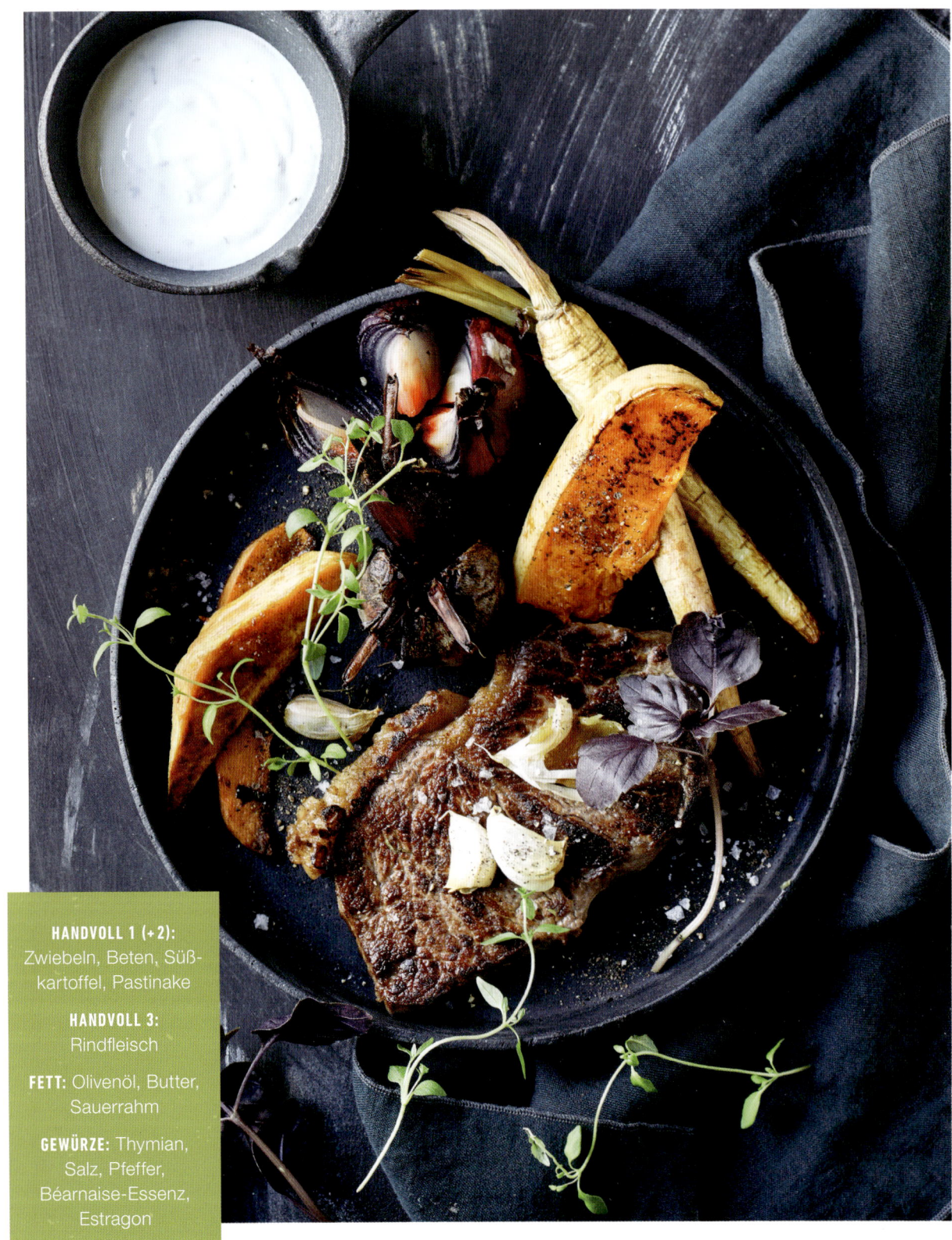

HANDVOLL 1 (+2):
Zwiebeln, Beten, Süß-
kartoffel, Pastinake

HANDVOLL 3:
Rindfleisch

FETT: Olivenöl, Butter,
Sauerrahm

GEWÜRZE: Thymian,
Salz, Pfeffer,
Béarnaise-Essenz,
Estragon

STEAK MIT RÜBEN, OFENFRITTEN UND SAUCE BÉARNAISE

ZUBEREITUNGSZEIT:
einschließlich Backen
ca. 60 Minuten

MENGE FÜR:
2 Personen

ZUTATEN:

Rüben und Fritten
aus dem Ofen:
2 rote Zwiebeln
1 Rote Bete
1 Gelbe Bete
1 EL Olivenöl
Salz
Thymian
1 Süßkartoffel
1 Pastinake

Steak:
2 Rindersteaks, 250–300 g
1 EL Butter
Salz
Pfeffer

Kalte Sauce béarnaise:
4 EL Sauerrahm (18 % Fett)
2–3 TL Béarnaise-Essenz
1 EL Estragon
Salz
Pfeffer

Pro Person: 668 kcal
Protein: 34 g
Kohlenhydrate: 42 g
Ballaststoffe: 12 g
Fett: 38 g

ZUBEREITUNG:

- Schneiden Sie ein Kreuz in die Zwiebeln, ohne diese ganz zu durchtrennen, und schneiden Sie die Beten in große Würfel. Legen Sie das Gemüse in eine gefettete, feuerfeste Form. Verteilen Sie ½ Esslöffel Öl darüber und würzen Sie das Gemüse mit Salz. Geben Sie einige Zweige Thymian dazu. Garen Sie das Gericht 45 Minuten lang bei 200 °C im Ofen, bis das Gemüse gar ist.

- Halbieren Sie die Süßkartoffel und die Pastinake der Länge nach, schneiden Sie sie zu Fritten und wenden Sie sie in ½ Esslöffel Öl und 1 Prise Salz. Garen Sie sie in einer feuerfesten Form oder auf Backpapier zusammen mit den Beten und den Zwiebeln ebenfalls 45 Minuten. Wenden Sie das Gemüse ab und zu.

- Braten Sie das Fleisch auf beiden Seiten in einer Pfanne mit Butter an. Würzen Sie es mit Salz und Pfeffer und braten Sie es weitere 2–4 Minuten auf jeder Seite.

- Vermischen Sie den Sauerrahm mit der Béarnaise-Essenz und dem Estragon. Schmecken Sie die Mischung mit Salz und Pfeffer ab.

PRO PERSON HABEN SIE NUN:

1 Steak mit 1 Handvoll Zwiebeln, Beten und Fritten und 2 Esslöffeln kalter Sauce béarnaise.

TIPPS:

Zerdrücken Sie eine Knoblauchzehe und braten Sie diese in einer Pfanne zusammen mit den Steaks an.

Essen Sie nicht den Fettrand des Fleisches.

WOKGERICHT MIT TIGERGARNELEN UND WEISSEN BOHNEN

ZUBEREITUNGSZEIT:

20 Minuten

MENGE FÜR:

2 Personen

ZUTATEN:

200 g Tigergarnelen
ohne Schale

2 EL Kokosöl

1 EL rote Chilischote

1 EL Ingwer

1 Knoblauchzehe

½ Dose weiße Bohnen

1 Mango

2 Hände voll frische
Spinatblätter

4 EL Creme Fine (5 % Fett)

Salz

Pfeffer

Pro Person: 473 kcal
Protein: 27 g
Kohlenhydrate: 40 g
Ballaststoffe: 3 g
Fett: 20 g

ZUBEREITUNG:

– Braten Sie die Tigergarnelen etwa 1 Minute in heißem Kokosöl. Nehmen Sie sie heraus.

– Schneiden Sie Chilischote, Ingwer und Knoblauch fein. Schwitzen Sie die Mischung in der Pfanne an, die Sie bereits für die Garnelen verwendet haben, und geben Sie die weißen Bohnen dazu.

– Schälen Sie die Mango, halbieren Sie sie und geben Sie sie zusammen mit dem Spinat zu dem Gericht. Wenn der Spinat zusammengefallen ist, fügen Sie die Creme Fine hinzu.

– Geben Sie die Garnelen dazu und erhitzen Sie das Gericht nochmals. Schmecken Sie es mit Salz und Pfeffer ab.

PRO PERSON HABEN SIE NUN:

3–4 Hände voll Wok-Gericht mit Garnelen und weißen Bohnen.

TIPP:

Ersetzen Sie den Spinat durch grüne Bohnen.

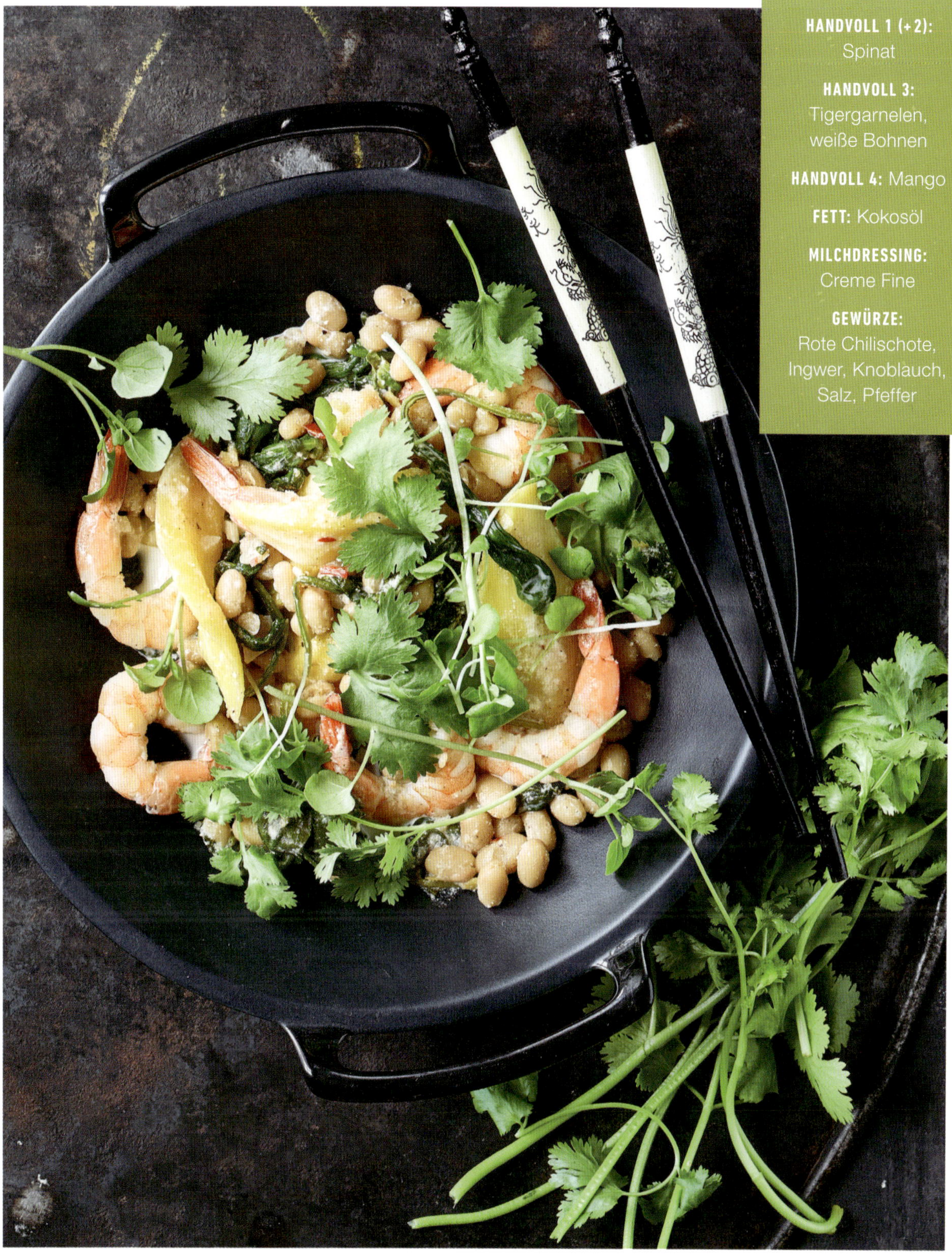

HANDVOLL 1 (+2):
Spinat

HANDVOLL 3:
Tigergarnelen,
weiße Bohnen

HANDVOLL 4: Mango

FETT: Kokosöl

MILCHDRESSING:
Creme Fine

GEWÜRZE:
Rote Chilischote,
Ingwer, Knoblauch,
Salz, Pfeffer

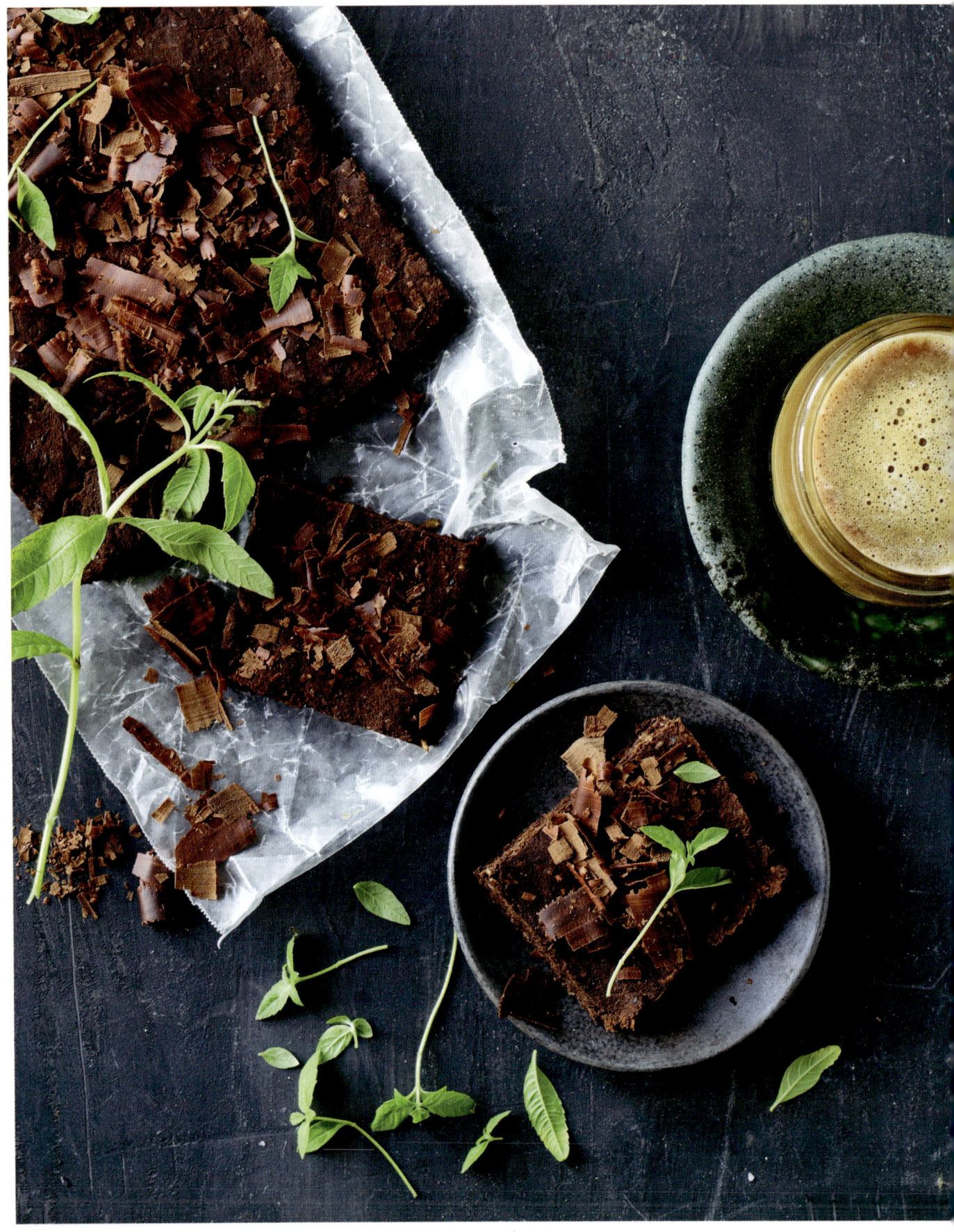

6

KUCHEN UND DESSERTS

KAROTTENKUCHEN MIT INGWER

ZUBEREITUNGSZEIT:

60 Minuten

MENGE FÜR:

6 Personen

ZUTATEN:

50 g weiche Butter

100 g Rohrzucker

60 g Ahornsirup

3 Eier

2 EL Fiber Husk (oder
  4 EL Flohsamenschalen)

75 g Vollkornmehl

3 TL Zimtpulver

1 gehäufter TL Backpulver

300 g fein geriebene
  Karotten

2–3 TL fein geriebener
  Ingwer

Puderzucker

Pro Person: 323 kcal
Protein: 8 g
Kohlenhydrate: 46 g
Ballaststoffe: 4,7 g
Fett: 10 g

ZUBEREITUNG:

– Verquirlen Sie die Butter, den Zucker und den Ahornsirup.
  Fügen Sie nacheinander die Eier dazu.

– Vermengen Sie den Fiber Husk, das Mehl, das Zimt- und das
  Backpulver und kneten Sie aus allem einen Teig.

– Vermischen Sie die Karotten mit dem Ingwer und arbeiten
  Sie beide Zutaten in den Teig ein. Legen Sie ein paar Karottenraspeln für die Dekoration beiseite.

– Gießen Sie den Teig in eine mit Backpapier ausgekleidete
  Form und backen Sie den Kuchen 35–40 Minuten bei 180 °C.

– Garnieren Sie den Kuchen nach Belieben mit gesiebtem
  Puderzucker und Karottenraspeln.

PRO PERSON HABEN SIE NUN:

Ein Sechstel des Kuchens.

TIPPS:

Sie können das Vollkornmehl durch Mandelmehl ersetzen,
wenn der Kuchen glutenfrei sein soll.

Sie können anstelle des Rohrzuckers und Ahornsirups auch
ein anderes Süßungsmittel ohne Kalorien verwenden. Auf
diese Weise reduzieren Sie die Kalorien im Kuchen und Ihr
Blutzuckerspiegel wird weniger beeinträchtigt.

INFO:

Ein Stück Kuchen entspricht in etwa einer halben Esskiste. Sie
können den Kuchen auf zwei Arten kompensieren: Sie können
sich damit begnügen, nur ½ Portion eines Gerichts zu essen
und ein Stück Kuchen – dies entspricht einer vollen Esskiste.
Sie können auch bei drei Ihrer täglichen Mahlzeiten darauf
verzichten, etwas zu essen, das 1 Handvoll 4 entspricht.

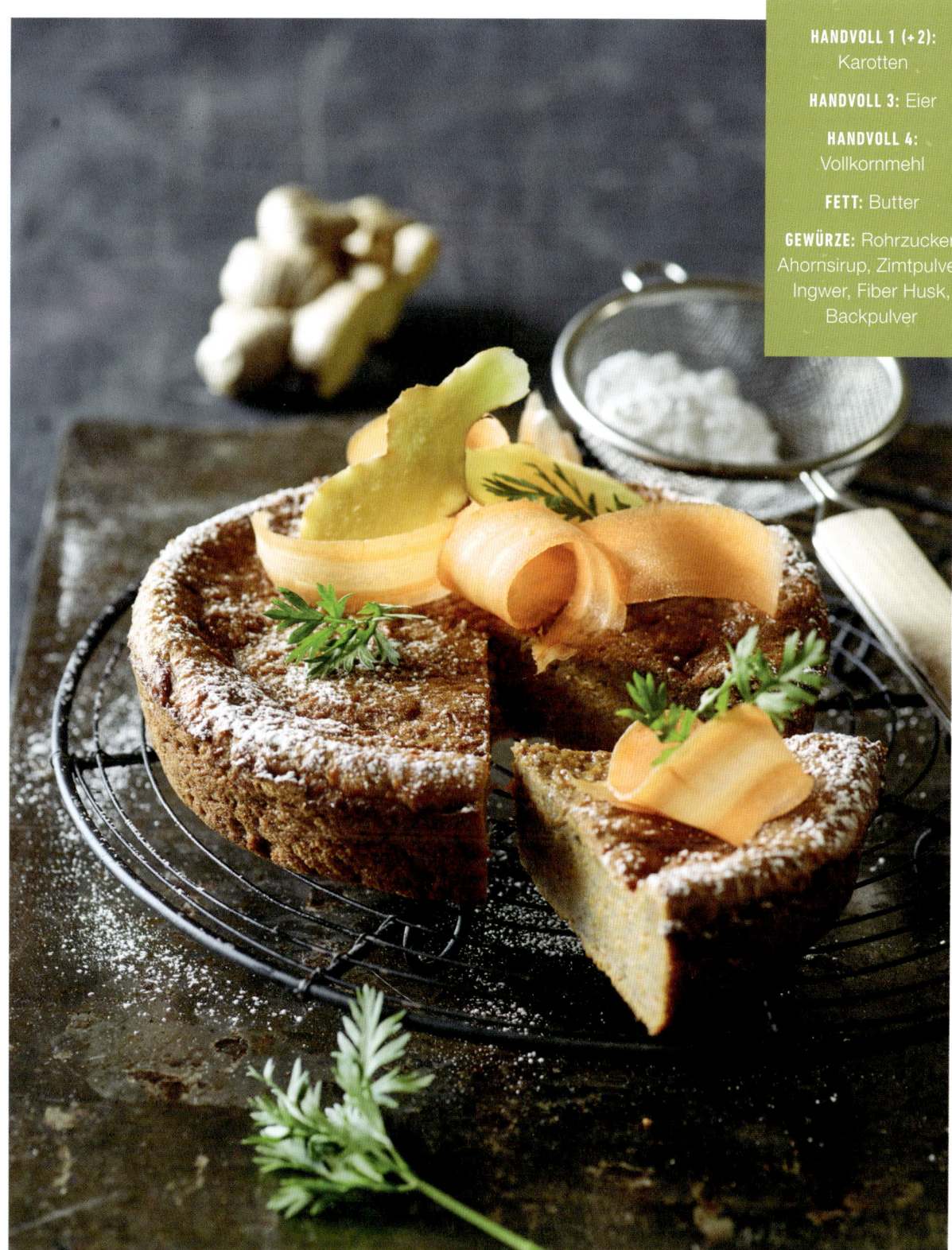

HANDVOLL 1 (+2): Karotten

HANDVOLL 3: Eier

HANDVOLL 4: Vollkornmehl

FETT: Butter

GEWÜRZE: Rohrzucker, Ahornsirup, Zimtpulver, Ingwer, Fiber Husk, Backpulver

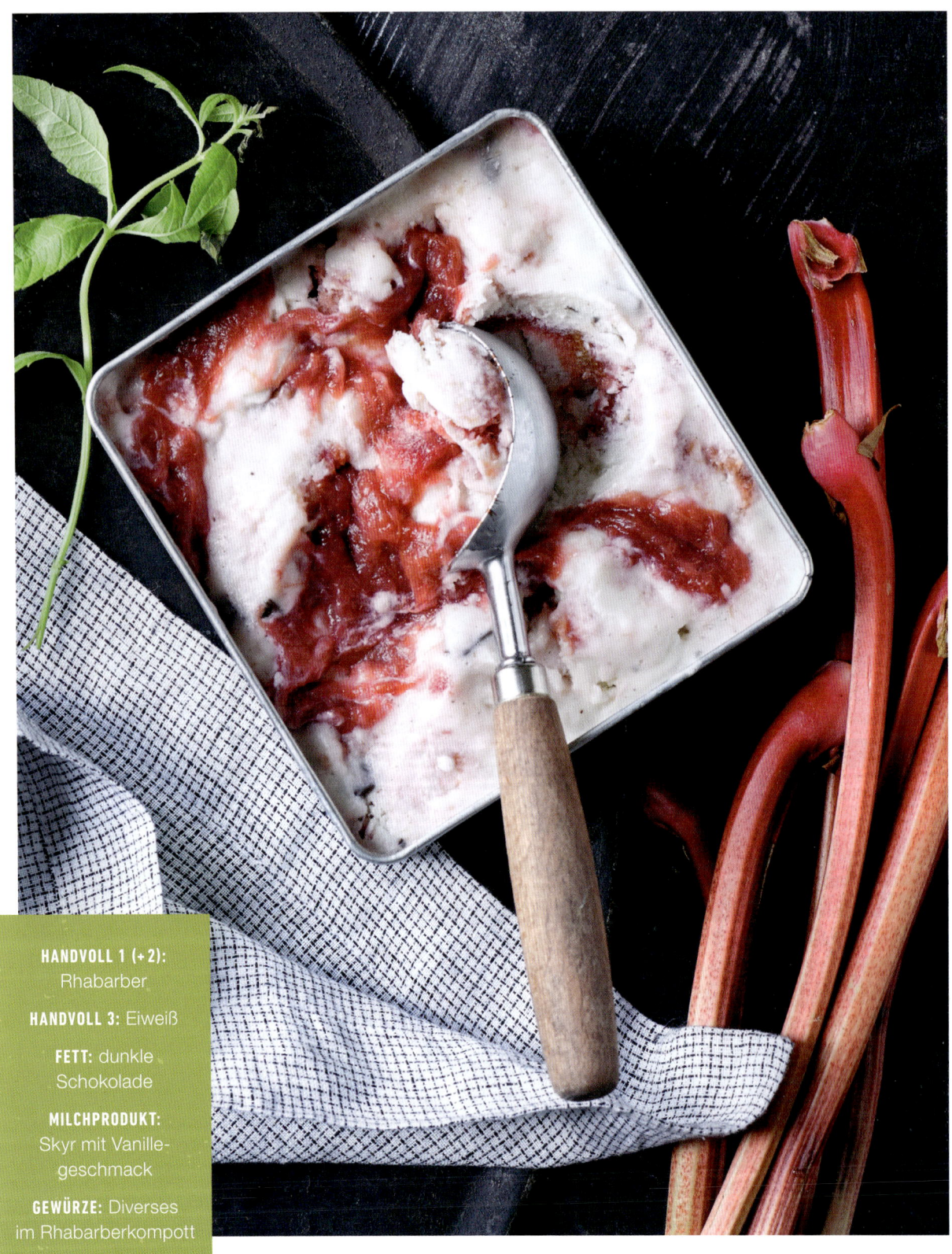

HANDVOLL 1 (+2):
Rhabarber

HANDVOLL 3: Eiweiß

FETT: dunkle
Schokolade

MILCHPRODUKT:
Skyr mit Vanille-
geschmack

GEWÜRZE: Diverses
im Rhabarberkompott

SKYR-EIS MIT ÜBERBACKENEM RHABARBERKOMPOTT

ZUBEREITUNGSZEIT:

einschließlich Gefrieren
ca. 3 Stunden

MENGE FÜR:

2 Personen

ZUTATEN:

2 Becher pasteuri-
   siertes Eiweiß
300 g Skyr mit Vanille-
   geschmack
30 g dunkle Schokolade
   (70 % Kakao)
100 g Rhabarberkompott
   (siehe S. 89)

Pro Person: 208 kcal
Protein: 19 g
Kohlenhydrate: 20 g
Ballaststoffe: 1,5 g
Fett: 5 g

ZUBEREITUNG:

– Verquirlen Sie das Eiweiß mit dem Handrührgerät, bis es steif ist, und mischen Sie es unter den Skyr. Füllen Sie die Masse in eine Form und frieren Sie diese ein. Rühren Sie die Masse alle 20 Minuten um. Stattdessen können Sie auch eine Eismaschine verwenden.

– Wenn die Eismasse fester wird, hacken Sie die Schokolade und mischen sie darunter. Frieren Sie das Eis nochmals ein und mischen Sie zum Schluss das Rhabarberkompott vorsichtig darunter. Frieren Sie alles nochmals ein.

PRO PERSON HABEN SIE NUN:

1–2 Hände voll Eis. Aufgrund seiner Zusammensetzung kann das Eis gut Bestandteil einer Mahlzeit sein.

TIPP:

Sie können das Rhabarberkompott durch eine der Marmeladen, siehe S. 59 oder 63, ersetzen.

SCHWARZE-BOHNEN-BROWNIE

ZUBEREITUNGSZEIT:

einschließlich Backen
45 Minuten

MENGE FÜR:

8 Personen

ZUTATEN:

250 g schwarze, gekochte
  Bohnen

6 Datteln ohne Stein

50 g Kokosöl

2 EL Milch

2 TL flüssiges Süßungs-
  mittel oder ein anderes
  geeignetes Süßungsmittel

2 EL ungesüßtes
  Kakaopulver

30 g Haferflocken

1 TL Vanillepulver

1 Prise Salz

25 g dunkle Schokolade
  (80 % Kakao)

Pro Person: 143 kcal
Protein: 3 g
Kohlenhydrate: 12 g
Ballaststoffe: 3,5 g
Fett: 8 g

ZUBEREITUNG:

- Verarbeiten Sie die Bohnen und die klein geschnittenen Datteln zu einer homogenen Masse. Mischen Sie das Kokosöl, die Milch und das Süßungsmittel darunter.

- Vermischen Sie das Kakaopulver mit den Haferflocken, dem Vanillepulver und dem Salz und mengen Sie es unter den Teig. Geben Sie etwas mehr Milch dazu, falls der Teig zu trocken sein sollte.

- Gießen Sie den Teig in eine kleine, mit Kokosöl eingefettete oder mit Backpapier ausgekleidete Form. Backen Sie den Kuchen etwa 20 Minuten lang bei 175 °C.

- Lassen Sie ihn vollständig abkühlen, bevor Sie ihn in acht Stücke schneiden. Garnieren Sie die Kuchenstücke mit geraspelter Schokolade.

PRO PERSON HABEN SIE NUN:

1 Stück Bohnen-Brownie garniert mit Schokolade.

TIPP:

Mischen Sie 100 Gramm gehackte Schokolade unter den Teig, kurz bevor Sie ihn backen.

INFO:

1 Stück Kuchen füllt etwa ein Drittel einer Ihrer täglichen Esskisten. Sie können den Kuchen auf zwei Arten kompensieren: Sie können sich damit begnügen, nur zwei Drittel eines Gerichts zu essen und 1 Stück Kuchen – das entspricht einer vollen Esskiste. Sie können auch bei zwei Ihrer täglichen Mahlzeiten darauf verzichten, etwas zu essen, das einer Handvoll 4 entspricht. Der Kuchen besteht aus Datteln, die zu einer Handvoll 4 gehören. Beachten Sie, dass Datteln sehr süß sind und einen hohen Kaloriengehalt aufweisen. Deswegen zählen 2 bis 3 Datteln als eine ganze Handvoll 4.

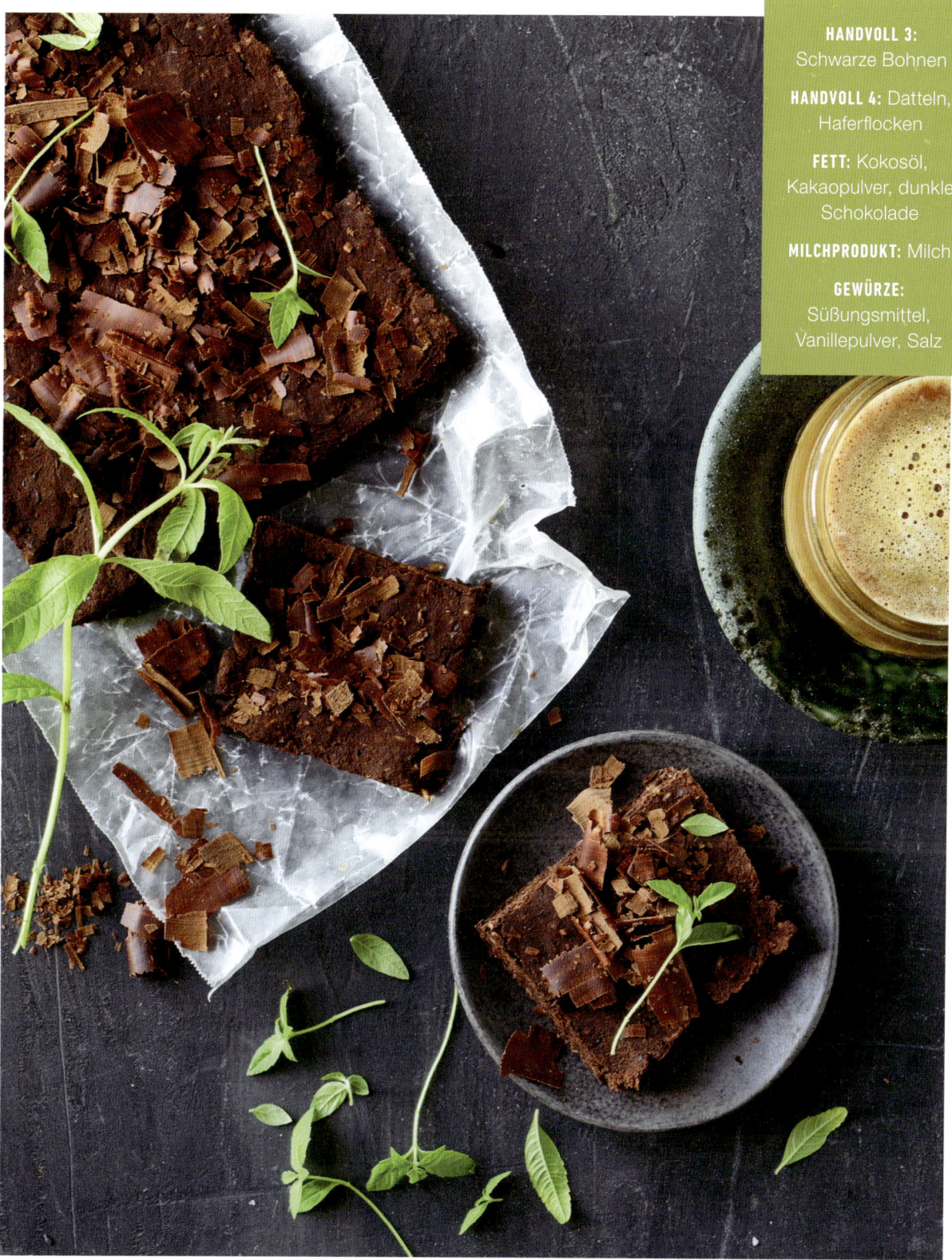

HANDVOLL 3: Schwarze Bohnen

HANDVOLL 4: Datteln, Haferflocken

FETT: Kokosöl, Kakaopulver, dunkle Schokolade

MILCHPRODUKT: Milch

GEWÜRZE: Süßungsmittel, Vanillepulver, Salz

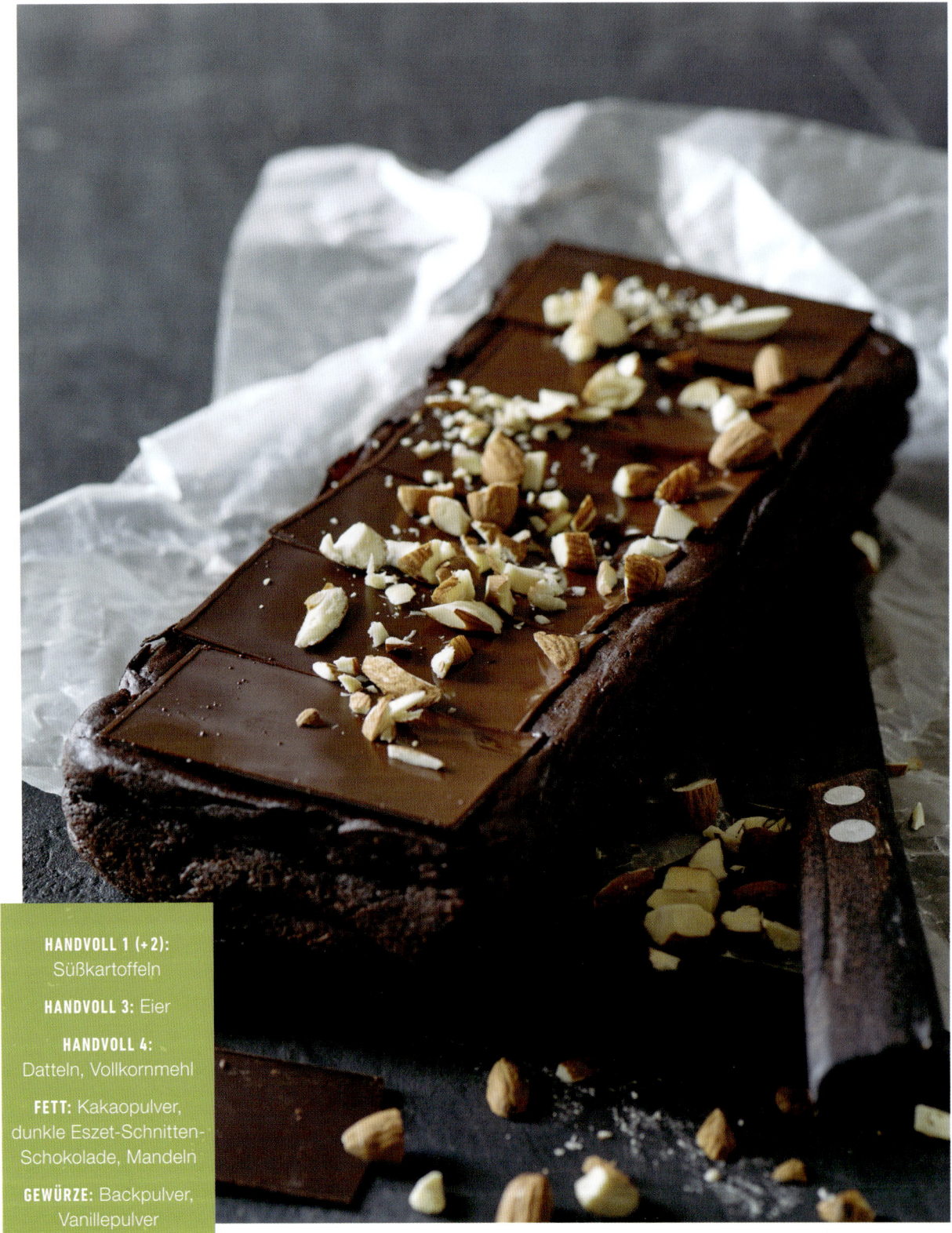

216

SÜSSKARTOFFELKUCHEN

ZUBEREITUNGSZEIT:

einschließlich Backen
ca. 50 Minuten

MENGE FÜR:

6 Personen

ZUTATEN:

600 g geschälte Süßkar-
toffeln
10 Datteln ohne Stein
1 TL flüssiges Süßungs-
mittel oder ein anderes
geeignetes Süßungsmittel
2 Eier
2 EL Vollkornmehl
1 TL Backpulver
1 TL Vanillepulver
5 EL ungesüßtes
Kakaopulver
5 Stück Eszet-Schnitten-
Schokolade (70 % Kakao)
2 EL gehackte Mandeln

Pro Person: 205 kcal
Protein: 6 g
Kohlenhydrate: 29 g
Ballaststoffe: 5,5 g
Fett: 5,7 g

ZUBEREITUNG:

- Schneiden Sie die Süßkartoffeln in Würfel und kochen Sie sie
weich. Verarbeiten Sie sie zusammen mit den klein geschnittenen Datteln und dem Süßungsmittel zu einer homogenen
Masse. Arbeiten Sie das Ei, das Mehl, das Back-, Vanille-
und Kakaopulver in den Teig ein.

- Legen Sie den Boden einer länglichen Form mit Backpapier
aus. Geben Sie den Teig darauf und backen Sie ihn 30 Minuten lang bei 200 °C.

- Nehmen Sie den Kuchen aus dem Ofen und legen Sie sofort
die Eszet-Schnitten und gehackten Mandeln darauf.

PRO PERSON HABEN SIE NUN:

Ein Sechstel des Kuchens.

TIPPS:

Ersetzen Sie das Vollkornmehl durch Mandelmehl, dann ist
der Kuchen glutenfrei.

Backen Sie Süßkartoffelchips 3 Stunden lang bei mäßiger
Hitze und garnieren Sie den Kuchen damit.

INFO:

Ein Sechstel des Kuchens füllt etwa ein Drittel einer Esskiste.
Sie können Ihre Esskiste entsprechend reduzieren oder Sie
rechnen das Stück als 1 Handvoll 1 (+ 2), 1 Handvoll 4 und
1 Esslöffel Fett.

KAROTTENMUFFINS

ZUBEREITUNGSZEIT:

einschließlich Backen
ca. 40 Minuten

MENGE FÜR: 6 Personen

ZUTATEN:

175 g geriebene Karotten
15 g Mandeln
10 g geschmolzene Butter
2 getrennte Eier
40 g Haferflocken
1 EL Graham-Mehl
1 TL Backpulver
1 Messerspitze Kardamom
1 Messerspitze Vanillepulver
1 Messerspitze Salz
1 Eiweiß
½ TL flüssiges Süßungs-
mittel

Frosting:

60 g Frischkäse (11 % Fett)
1 TL Zitronensaft
Etwas flüssiges
Süßungsmittel

Zum Garnieren:

Dunkle Schokolade
Gehackte Mandeln
Minzblätter

2 Muffins enthalten: 230 kcal
Protein: 12 g
Kohlenhydrate: 16 g
Ballaststoffe: 4 g
Fett: 13 g

ZUBEREITUNG:

– Verarbeiten Sie die Karotten, die grob gehackten Mandeln, die Butter und das Eigelb zu einer homogenen Masse.

– Mischen Sie die trockenen Zutaten: Haferflocken, Mehl, Backpulver, Kardamom und Vanillepulver.

– Arbeiten Sie die trockenen Zutaten gut in die Karottenmasse ein.

– Schlagen Sie das Eiweiß mit 1 Prise Salz in einer sauberen Schüssel steif.

– Mischen Sie etwa ⅓ des Eischnees unter die Karottenmasse.

– Mischen Sie die Hälfte des restlichen Eischnees darunter – es spielt keine Rolle, wenn die Masse nicht ganz homogen ist. Mischen Sie schließlich den restlichen Eischnee darunter.

– Geben Sie den Teig in Silikonformen. Diese dürfen gerne gut gefüllt sein.

– Backen Sie die Muffins 25 Minuten lang bei 180 °C. Lassen Sie sie 10 Minuten abkühlen. Lösen Sie die Muffins anschließend vorsichtig aus ihrer Form und lassen Sie sie auf einem Gitterrost vollständig abkühlen.

– Vermischen Sie den Frischkäse mit dem Zitronensaft und dem Süßungsmittel zum Frosting.

– Garnieren Sie die Muffins mit dem Frosting, den Schokoladenraspeln, den gehackten Mandeln und der Minze.

PRO PERSON HABEN SIE NUN:

2 Karottenmuffins mit Frosting und Garnierung.

INFO:

2 Karottenmuffins füllen etwa eine halbe Ihrer täglichen Esskisten. Um eine ganze Esskiste zu füllen, können Sie 2 Muffins essen und einen Salat dazu – beispielsweise den Rosenkohlsalat mit Äpfeln, siehe S. 132.

HANDVOLL 1 (+2): Karotten

HANDVOLL 3: Eier, Eiweiß, Frischkäse

HANDVOLL 4: Haferflocken, Mehl

FETT: Mandeln, Butter, dunkle Schokolade

GEWÜRZE: Backpulver, Kardamom, Vanillepulver, Salz, Süßungsmittel, Zitronensaft, Minze

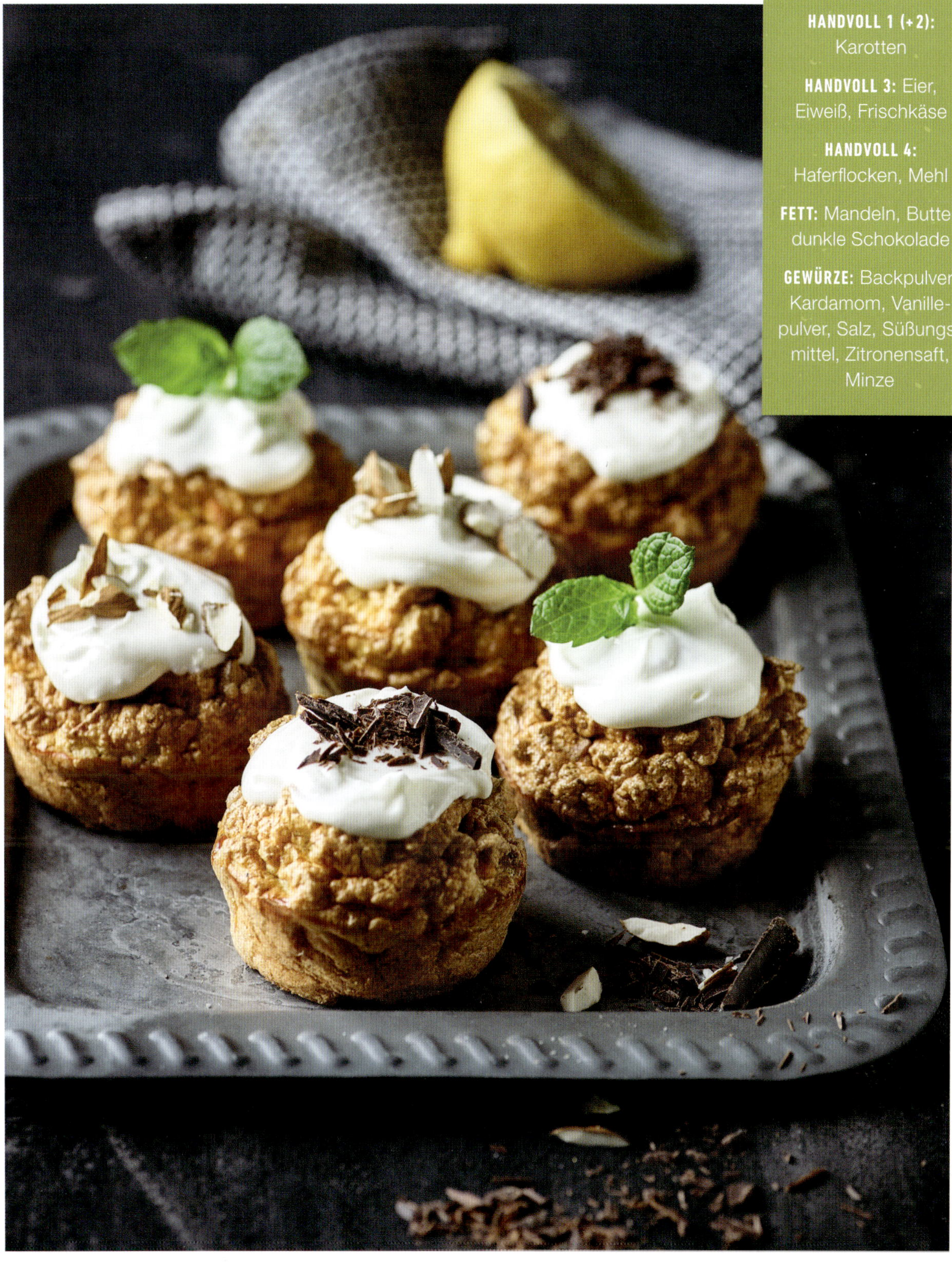

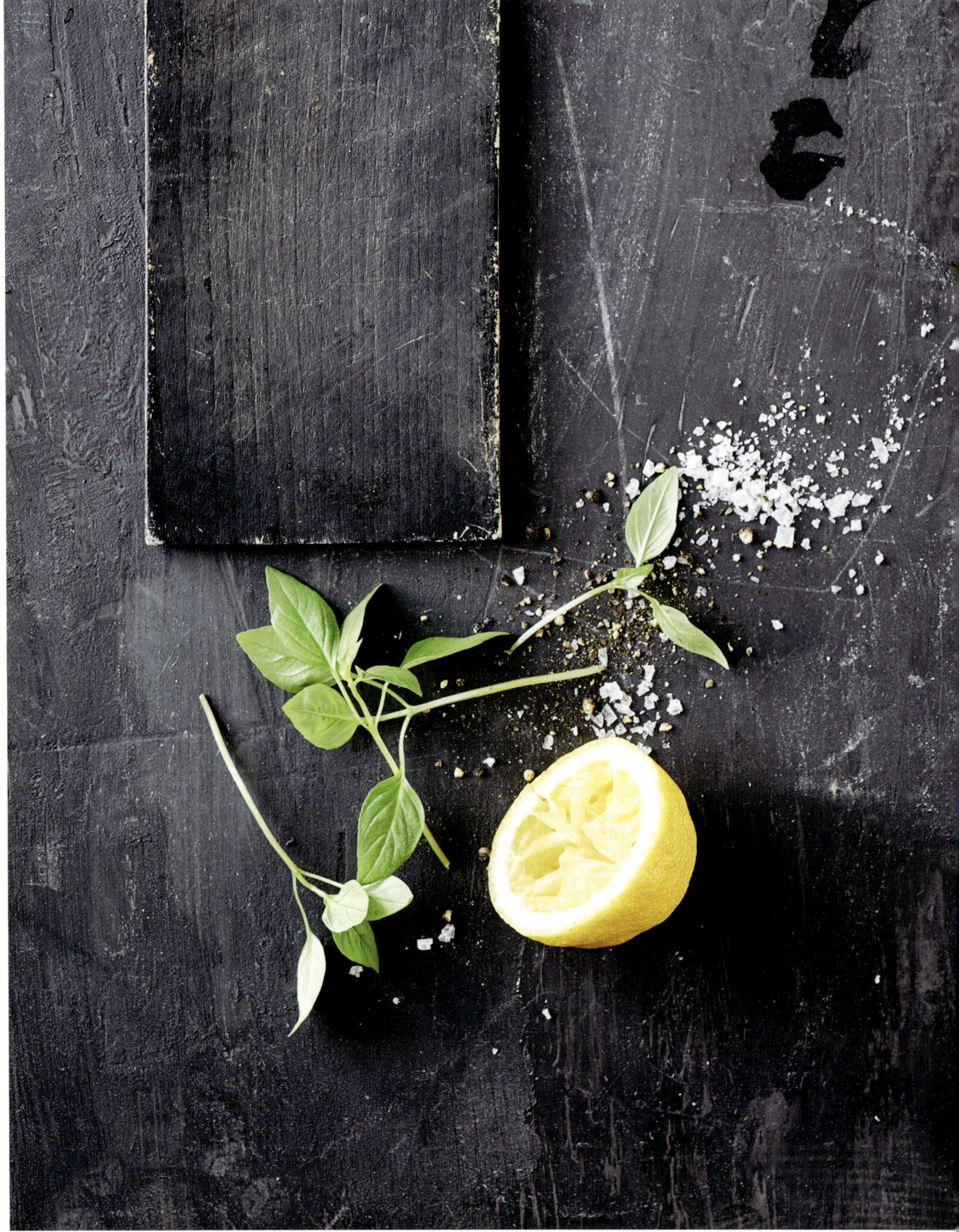

7

ANHANG

ERNÄHRUNGSPLÄNE FÜR EINE WOCHE

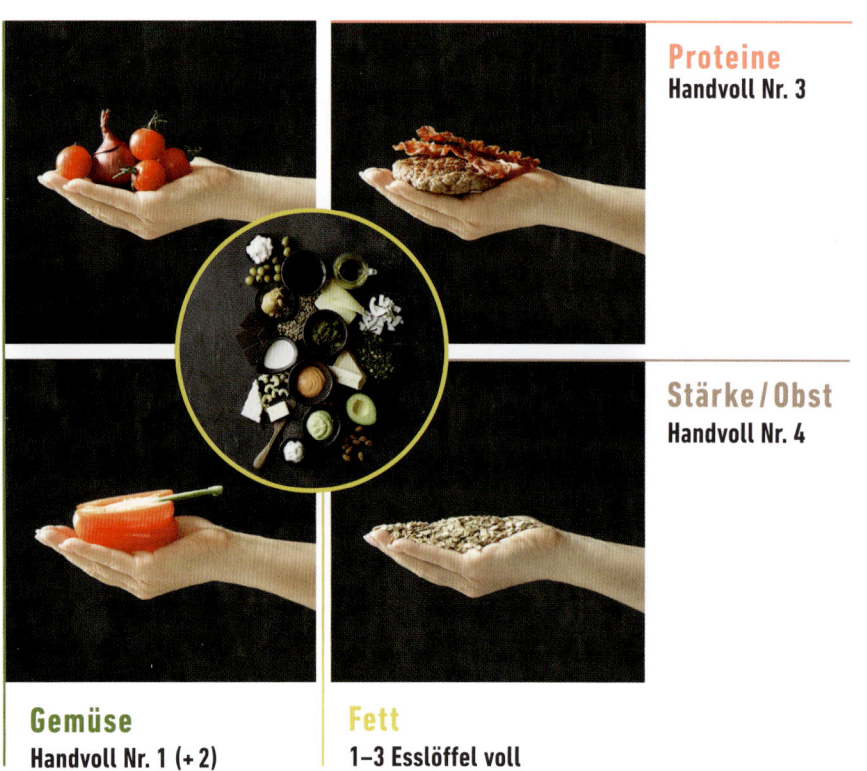

Proteine
Handvoll Nr. 3

Stärke / Obst
Handvoll Nr. 4

Gemüse
Handvoll Nr. 1 (+ 2)

Fett
1–3 Esslöffel voll

Handvoll 1 (+ 2): Gemüse
Die Klammer (+ 2) bedeutet, dass Sie 2 Hände voll Gemüse essen können, 1 Handvoll jedoch ausreichend ist.

Handvoll 3: Proteine durch Fleisch, Fisch, Eier, Geflügel, Hülsenfrüchte u. a. m.

Handvoll 4: Kohlenhydrate/Stärke durch Brot, Nudeln, Reis, Kartoffeln u. a. m. sowie Obst

Fett: 1 Esslöffel Fett variiert zwischen 10 Gramm (Butter) bis 30 Gramm (Avocado), je nachdem wie kalorienreich das entsprechende Nahrungsmittel ist.

BEACHTEN SIE: Zweimal am Tag soll sich auf Ihrem Teller eine Kombination aus den drei wichtigsten Nahrungsbestandteilen befinden: Gemüse, Proteine, Fett!

1. Tag – insgesamt 1.549 kcal

Die wichtigsten Nahrungsbestandteile	Esskiste 1: 474 kcal Komplettes Frühstück	Esskiste 2: 464 kcal Leichtes Hühnchensandwich	Esskiste 3: 605 kcal Schnitzel mit Gemüsebeilage	Gemüse/ Proteine/ Fett
	Handvoll 1 (+2): Gurken, Paprikaschote, Spargel	Handvoll 1 (+2): Zwiebeln, Tomaten, Spitzkohl	Handvoll 1 (+2): Erbsen, Salat	
	Handvoll 3: 1 Ei 2 Scheiben Schinken	Handvoll 3: 150 g Huhn	Handvoll 3: 200 g Schinkenschnitzel 1 kleines Ei	
	Fett: 1 Scheibe Käse = 1 EL	Fett: Ein wenig Butter ½ Avocado = 2 EL	Fett: 5 g Butter = ½ EL 5 g Olivenöl = ½ EL	
Freie Wahl	Handvoll 4: 15 g Müsli 1 Scheibe Knäckebrot	Handvoll 4: 1 Scheibe Brot	Handvoll 4: Paniermehl, Mehl – 1 Handvoll entsprechend	Stärke/ Obst/ Milch
	Milchprodukt: 200 g Joghurt	Milchprodukt: –	Milchprodukt: –	
	Milchdressing: –	Milchdressing: 2 EL Creme Fine	Milchdressing: 2 EL Creme Fine (5–6 %)	

Zwischenmahlzeit: 1 Tasse heiße Brühe, 6 kcal

2. Tag – insgesamt 1.547 kcal

Die wichtigsten Nahrungsbestandteile	Esskiste 1: 553 kcal Käsegericht und weich gekochtes Ei	Esskiste 2: 434 kcal Grünkohlpie	Esskiste 3: 554 kcal Hühnchen Masala	Gemüse/ Proteine/ Fett
	Handvoll 1 (+2):	Handvoll 1 (+2): Grünkohl	Handvoll 1 (+2): Zwiebeln, Spitzkohl	
	Handvoll 3: 1 Ei 3 Scheiben magerer Käse	Handvoll 3: 25 g Quark ½ Ei	Handvoll 3: 150 g Huhn	
	Fett: 5 g Butter = ½ EL ½ Avocado = 2 EL 15 g Haselnüsse = 1 EL	Fett: 25 g Butter = 2½ EL Käse = ½ EL	Fett: 1 EL Olivenöl	
Freie Wahl	Handvoll 4: 1 Scheibe Knäckebrot ½ Orange	Handvoll 4: Vollkornmehl – 1 Handvoll entsprechend	Handvoll 4: –	Stärke/ Obst/ Milch
	Milchprodukt: –	Milchprodukt: –	Milchprodukt: 200 ml Kokosmilch light	
	Milchdressing: –	Milchdressing: –	Milchdressing: –	

Zwischenmahlzeit: 1 Tasse heiße Brühe, 6 kcal

3. Tag – insgesamt 1.631 kcal

Die wichtigsten Nahrungsbestandteile	Esskiste 1: 587 kcal Frühstücksburger	Esskiste 2: 434 kcal Grünkohlpie	Esskiste 3: 604 kcal Waldorfsalat aus Weißkohl und Putenschenkel	Gemüse/ Proteine/ Fett
	Handvoll 1 (+2): Tomaten	Handvoll 1 (+2): Grünkohl	Handvoll 1 (+2): Weißkohl, Selleriestangen	
	Handvoll 3: 2 Eier 25 g Rahmkäse light	Handvoll 3: 25 g Quark ½ Ei	Handvoll 3: 200 g Pute 1 ½ Scheiben Bacon	
	Fett: 5 g Butter = ½ EL ½ Avocado = 2 EL	Fett: 25 g Butter = 2½ EL Käse = ½ EL	Fett: 1 EL Sauerrahm (18 %) 7–8 g Walnüsse = ½ EL	
Freie Wahl	Handvoll 4: 1 Burger	Handvoll 4: Vollkornmehl – 1 Handvoll entsprechend	Handvoll 4: Vollkornbaguette, Äpfel, Trauben – 1 Handvoll entsprechend	Stärke/ Obst/ Milch
	Milchprodukt: –	Milchprodukt: –	Milchprodukt: 100 g griechischer Joghurt	
	Milchdressing: –	Milchdressing: –	Milchdressing: –	

Zwischenmahlzeit: 1 Tasse heiße Brühe, 6 kcal

4. Tag – insgesamt 1.501 kcal

Die wichtigsten Nahrungsbestandteile	Esskiste 1: 474 kcal Komplettes Frühstück	Esskiste 2: 552 kcal Caesar-Salat mit Huhn	Esskiste 3: 469 kcal Lachs mit Zitrone	Gemüse/ Proteine/ Fett
	Handvoll 1 (+2): Gurken, Paprikaschote, Spargel	Handvoll 1 (+2): Salatherzen	Handvoll 1 (+2): Frühlingszwiebeln, Spargel	
	Handvoll 3: 1 Ei 2 Scheiben Schinken	Handvoll 3: 140 g Hühnchenbrustfilet Evtl. Anchovisfilet	Handvoll 3: 150 g Lachs	
	Fett: 1 Scheibe Käse = 1 EL	Fett: 1½ EL Olivenöl ½ Eigelb = ½ EL 12–13 g Parmesan = ½ EL	Fett: ½ EL Olivenöl 10 g Butter = 1 EL	
Freie Wahl	Handvoll 4: 15 g Müsli 1 Scheibe Knäckebrot	Handvoll 4: 1 Scheibe Vollkornbaguette	Handvoll 4: –	Stärke/ Obst/ Milch
	Milchprodukt: 200 g Joghurt	Milchprodukt: –	Milchprodukt: –	
	Milchdressing: –	Milchdressing: –	Milchdressing: –	

Zwischenmahlzeit: 1 Tasse heiße Brühe, 6 kcal

5. Tag – insgesamt 1.501 kcal

Die wich-tigsten Nahrungs-bestandteile	Esskiste 1: 357 kcal Hüttenkäse mit Rhabarberkompott und Crunchies	Esskiste 2: 489 kcal Clubtortilla	Esskiste 3: 649 kcal Hacksteaks mit grünen Erbsen	Gemüse/ Proteine/ Fett
	Handvoll 1 (+ 2): Rhabarber	Handvoll 1 (+ 2): Salat, Tomaten, Gurken	Handvoll 1 (+ 2): Erbsen, Karotten	
	Handvoll 3: 150 g Hüttenkäse	Handvoll 3: 100 g Huhn 2 Scheiben Parma-schinken	Handvoll 3: 1 kleines Ei 150 g Schweine- und Kalbfleisch	
	Fett: Ein wenig Butter 15 g Haselnüsse = 1 EL	Fett: ½ EL Olivenöl 10 g Mayonnaise = 1 EL	Fett: 15 g Butter = 1½ EL	
Freie Wahl	Handvoll 4: 15 g Haferflocken	Handvoll 4: 1 Tortilla	Handvoll 4: Mehl, Paniermehl, 100 g Kartoffeln – 1 Hand-voll entsprechend	Stärke/ Obst/ Milch
	Milchprodukt: –	Milchprodukt: 50 g Joghurt (3,5 %)	Milchprodukt: –	
	Milchdressing: –	Milchdressing: –	Milchdressing: –	

Zwischenmahlzeit: 1 Tasse heiße Brühe, 6 kcal

6. Tag – insgesamt 1.557 kcal

Die wich-tigsten Nahrungs-bestandteile	Esskiste 1: 483 kcal Limabohnen in heller Sauce	Esskiste 2: 400 kcal Gemüsecarbonara	Esskiste 3: 668 kcal Steak mit Rüben, Ofenfritten und Sauce béarnaise	Gemüse/ Proteine/ Fett
	Handvoll 1 (+ 2): Zwiebeln, Champignons	Handvoll 1 (+ 2): Zucchini, Karotten, Zwiebeln	Handvoll 1 (+ 2): Zwiebeln, Beten, Süß-kartoffel, Pastinake	
	Handvoll 3: ½ Dose Limabohnen	Handvoll 3: 50 g luftgetrockneter Speck ½ Ei	Handvoll 3: 125–150 g Rinder-steak	
	Fett: Ein wenig Olivenöl 50 ml Sahne = 3 EL	Fett: ½ Eigelb = ½ EL 10 g Parmesan = ½ EL 40 ml Sahne = 2½ EL	Fett: ½ EL Olivenöl ½ EL Butter 2 EL Sauerrahm (18 %)	
Freie Wahl	Handvoll 4: 1 Scheibe Vollkornbrot	Handvoll 4: –	Handvoll 4: –	Stärke/ Obst/ Milch
	Milchprodukt: –	Milchprodukt: –	Milchprodukt: –	
	Milchdressing: –	Milchdressing: –	Milchdressing: –	

Zwischenmahlzeit: 1 Tasse heiße Brühe, 6 kcal

7. Tag – insgesamt 1.555 kcal

Die wichtigsten Nahrungsbestandteile	Esskiste 1: 463 kcal Rühreier mit Kassler	Esskiste 2: 273 kcal Rosenkohlsalat mit Äpfeln	Esskiste 3: 583 kcal Überbackene Koteletts	Gemüse/ Proteine/ Fett
	Handvoll 1 (+2): Spargel	**Handvoll 1 (+2):** Rosenkohl, Romanasalat	**Handvoll 1 (+2):** Zwiebeln, Champignons, Tomaten, Chinaradieschen	
	Handvoll 3: 1½ Eier 1 Eiweiß 2 Scheiben Kassler	**Handvoll 3:** –	**Handvoll 3:** 200–225 g Kotelett	
	Fett: 1 Esslöffel Butter 30 ml Sahne = 1½ EL	**Fett:** ½ Esslöffel Olivenöl 15 g Erdnüsse = 1 EL	**Fett:** Ein wenig Butter 30 ml Sahne = 1½ EL	
Freie Wahl	**Handvoll 4:** 1 Scheibe Vollkornbrot	**Handvoll 4:** ½ Apfel	**Handvoll 4:** –	Stärke/ Obst/ Milch
	Milchprodukt: –	**Milchprodukt:** –	**Milchprodukt:** –	
	Milchdressing: –	**Milchdressing:** –	**Milchdressing:** –	

Zwischenmahlzeit: 2 Karottenmuffins, 1 Tasse heiße Brühe, insgesamt 236 kcal

NAHRUNGSMITTELLISTEN

HANDVOLL 1 (+ 2) – GEMÜSE

1–2 Hände voll Gemüse entsprechen 100–250 Gramm.

Artischocken*	Getrocknete Tomaten	Petersilienwurzeln*	Schwarzwurzeln*
Auberginen*	Grüne Bohnen*	Pfifferlinge*	Seetang*
Bambussprossen, roh	Grünkohl*	Pilze – aller Art	Selleriestangen
Blumenkohl*	Gurken	Lauch*	Spargel grün/weiß
Bohnenkeime	Hokkaido	Radieschen	Spinat*
Brokkoli*	Jalapeños	Rettich	Spitzkohl*
Butternut-Kürbis	Karotten	Rhabarber*	Süßkartoffeln*
Champignons	Knoblauch*	Romanasalat*	Tomaten – aller Art, auch gehackte Tomaten aus der Dose
Chicorée	Knollensellerie*	Rosenkohl*	
Chili – aller Art	Kohlrabi*	Rote Bete*	Topinambur*
Chinakohl	Kürbisse – aller Art	Rotkohl*	Weißkohl*
Chinaradieschen	Mairüben*	Rucola*	Wirsing*
Erbsen, grün*	Mungobohnen	Salat – aller Art z. B. Eisberg- oder Kopfsalat	Zucchini (Courgette)
Fenchel*	Paprika – aller Art		Zuckererbsen*
Frühlingszwiebeln*	Pastinaken*	Salatherzen	Zwiebeln* – aller Art

TIPP:

Essen Sie anstelle von Gemüse wie Gurken und Tomaten Gemüsesorten, die mehr Ballaststoffe beinhalten (markiert mit *).

TIPPS:

Wurzelgemüse können Sie ohne Bedenken in einer Abnehmperiode zu sich nehmen.

Essen Sie rohes Gemüse, aber achten Sie auf die Menge. Zu viel kann zu Bauchschmerzen führen. Garen Sie auch etwas von Ihrem Gemüse.

HANDVOLL 3 – PROTEINE

1 Handvoll Fleisch oder Fisch entspricht 100–200 Gramm.

FLEISCH VON VIERBEINERN UND GEFLÜGEL

Huhn, Truthahn und anderes Geflügel

Rindfleisch, Schweinefleisch, Lammfleisch u. Ä.

Wild, Fasan, Kaninchen, Wildenten u. Ä.

FISCH UND SCHALENTIERE

Alle Arten von Fisch

Austern

Fischrogen

Garnelen

Hummer

Kaviar und Fischeier

Krabben

Muscheln

FETTE FISCHSORTEN

Heilbutt

Hering

Lachs

Makrele

WEITERES

Bückling

Fisch aus der Dose – aller Art

Fischfilet

Fischfrikadellen

Fisch-Hack

Fischrogen, geräuchert oder aus der Dose

Makrele in Tomaten

Pfeffermakrele in Wasser und Öl

Sardinen

Schnecken

Thunfisch in Wasser und Öl

EIER

1 Handvoll Eier entsprechen 2–3 Eiern.

MAGERER KÄSE BIS ZU 30 % FETT I. TR.

1 Handvoll magerer Käse entspricht 80–100 Gramm.

Alle Arten von Schnittkäse

Brie

Feta

Frischkäse

Geriebener Käse

Hüttenkäse (1,5–4,5 % Fett)

Quark

Räucherkäse (1–10 % Fett)

Ricotta

Streichkäse

FAUSTREGELN ZUM FETTGEHALT VON KÄSE

60+ Käse (% Fett i. Tr.) = 32–34 % Fett absolut

45+ Käse (% Fett i. Tr.) = 26–27 % Fett absolut

30+ Käse (% Fett i. Tr.) = 16–17 % Fett absolut

20+ Käse (% Fett i. Tr.) = 11 % Fett absolut

10+ Käse (% Fett i. Tr.) = 6 % Fett absolut

HÜLSENFRÜCHTE

1 Handvoll Hülsenfrüchte entspricht 150–250 Gramm.

Baked Beans in Tomatensauce	Linsen – aller Art
Bohnenmix	Rote Kidneybohnen
Butterbeans (Ackerbohnen)	Sojabohnen (Edamame-Bohnen), Tofu
Gelbe Erbsen	Weiße Bohnen, braune Bohnen
Kichererbsen	

INFO:
Hülsenfrüchte enthalten pflanzliches Protein und ähneln daher Gemüse, weil sie auch einen Teil Kohlenhydrate in Form von Stärke beinhalten. Wenn Sie sich vegetarisch ernähren, sollten Sie darauf achten, eine breite Auswahl an Gemüse und Hülsenfrüchten zu essen, die Sie am besten durch Milchprodukte ergänzen. Pflanzliche Proteine sind nicht ganz so wertvoll für den Körper wie tierische Proteine, doch sie sind eine sehr gute Ergänzung. Verwenden Sie gefrorene Hülsenfrüchte, Hülsenfrüchte aus der Dose oder getrocknete. Letztere müssen häufig über Nacht eingeweicht und danach gekocht werden. Edamame-Bohnen gibt es tiefgekühlt und benötigen nur wenige Minuten, bis sie fertig sind. Es gibt sie mit Schale oder geschält. Es schadet nicht, wenn Sie ihren Salat mit ½ Handvoll Hülsenfrüchte verfeinern, um den Proteingehalt Ihrer Mahlzeit zu erhöhen – essen Sie dazu 1 Handvoll Fleisch oder Fisch.

VERARBEITETES FLEISCH WIE WÜRSTCHEN, PATÉ UND AUFSCHNITT

Aufschnitt wie Salami oder Bacon
Blutwurst
Frikadellen
Geräucherte Lende
(Leber-)Pastete
Leberwurst
Schweinswürste
Wurst – alle Sorten

INFO:
Diese Nahrungsmittel sind verarbeitet und Sie sollten sie daher nicht allzu häufig pro Woche essen, beispielsweise 1–2 Würstchen, 1–3 Scheiben Aufschnitt oder Bacon. Sie können diese Nahrungsmittel gut durch andere ersetzen, beispielsweise durch ½ Handvoll Fisch oder Fleisch.

HANDVOLL 4 – STÄRKE UND/ODER OBST

FRÜHSTÜCKSFLOCKEN

1 Handvoll Frühstücksflocken entspricht 35 Gramm für eine Frau und 50 Gramm für einen Mann.

(Kernige) Haferflocken
Dinkelflocken
Gemischte Flocken (beispielsweise Drei- oder Fünfkornmischungen)
Graupen
Roggenflocken
Weizenflocken

INFO:
Kaufen Sie Produkte ohne Zuckerzusatz. Bereiten Sie Ihr Müsli lieber mit Honig und getrockneten Früchten zu, nehmen Sie jedoch auch davon nicht zu viel.

BROT

1 Handvoll entspricht 1 Scheibe Brot, 1 kleinen Brötchen oder ½ großen Brötchen oder 2–3 Scheiben Knäckebrot (weil sie so dünn/leicht sind).

Baguette
Brötchen
Knäckebrot
Pitabrot
Pizzateig
Roggenbrot
Tacos o. Ä. (aus Maismehl); in Maßen
Tarte
Toastbrot
Tortilla

INFO:
Es empfiehlt sich, kalte anstelle von warmen Kartoffeln, Nudeln, Reis usw. zu essen, da sich die Stärke beim Abkühlen verändert und Ballaststoffen ähnelt. Man spricht von resistenter Stärke. Daher sind kalte Salate gut für die Gesundheit und helfen beim Abnehmen.

TIPP:
Schauen Sie sich die Inhaltsstoffe an und richten Sie sich nach Folgendem:

Fett: höchstens 7 g pro 100 g

Reiner Zucker: höchstens 10 g pro 100 g

Zuckergehalt insgesamt: höchstens 13 g pro 100 g

Natrium: höchstens 0,5 g pro 100 g

Ballaststoffe: mindestens 6 g pro 100 g

INFO:

Brot enthält große Mengen an Stärke und Stärke besteht aus Zuckermolekülen. Mit anderen Worten: Wenn Sie Brot essen, nehmen Sie im Grunde genommen auch Zucker zu sich! Greifen Sie immer zu Vollkornprodukten, aber bedenken Sie, dass Brot immer Brot bleibt. Sie sollten es nicht in unbegrenzten Mengen zu sich nehmen, auch wenn Sie Vollkornprodukte wählen. Jede Brotsorte beeinflusst Ihren Blutzucker, unabhängig davon, wie das Getreide verarbeitet wurde. Vollkornprodukte enthalten genauso viele Kalorien wie Misch- oder Weißbrot, die Zusammensetzung des Vollkorns sorgt jedoch dafür, dass Sie durch geringere Mengen schneller satt werden und dass der Blutzucker ein wenig stabilisiert wird. Vollkorn besteht aus ganzen Körnern, geschroteten Körnern und Vollkornmehl, beispielsweise Grahammehl. Das Mehl muss aus mindestens 6 Gramm Ballaststoffen pro 100 Gramm bestehen, damit es als Vollkornmehl bezeichnet werden darf. Beachten Sie: Skandinavisches Steinzeit-Brot wird ohne Mehl gebacken, besteht jedoch aus Körnern, Nüssen, Eiern und Olivenöl. Das Brot enthält daher weniger Kohlenhydrate als Brot, das aus Mehl gebacken wird. Stattdessen besteht es aber aus viel Fett und Proteinen. Eine dünne Scheibe zählt aufgrund seines Fettgehalts wie 2 Esslöffel Fett. Sie können gern mal 1 Scheibe skandinavisches Steinzeitbrot essen, aber achten Sie unbedingt auf die Menge, da dieses Nahrungsmittel viele Kalorien enthält.

ANDERE STÄRKEPRODUKTE

Brauner Reis (und Vollkornreis)	Kartoffeln
Bulgur	Mais
Couscous	Quinoa
Dinkelkörner	Vollkornnudeln (Penne, Lasagneplatten, Spiralnudeln, Spaghetti etc.)
Emmer, Kamut und Einkorn	
Graupen, Roggen und Dinkel	Weizenkorn (auch geschrotet)
Hartweizen	Wilder Reis

OBST

1 Handvoll Obst entspricht 100–150 Gramm.

GERINGER ZUCKERGEHALT

Brombeeren

Himbeeren

Limonen

Preiselbeeren

Stachelbeeren

Zitronen

GERINGER BIS MITTLERER ZUCKERGEHALT

Zitronen

Äpfel

Aprikosen

Blaubeeren

Erdbeeren

Grapefruit

Melonen – alle Sorten

Nektarinen

Papaya

Pfirsiche

Pomelo

HOHER ZUCKERGEHALT

Ananas

Birnen

Kiwis

Orangen

Pflaumen

SEHR HOHER ZUCKERGEHALT

Backpflaumen

Bananen

Clementinen

Datteln (frische)

Feigen (frische)

Getrocknete Früchte wie Datteln, Feigen, Rosinen, Preiselbeeren, Blaubeeren und Moltebeeren

Granatäpfel

Kirschen

Mandarinen

Mangos

Trauben

INFO:

Essen Sie das Obst, anstatt es zu trinken, dann nehmen Sie auch die Ballaststoffe zu sich. Wenn Sie sehr gerne Saft trinken, können Sie ihn mit Gemüsesaft mischen. Essen Sie pro Esskiste 1 Handvoll, das entspricht:

• 1 großen Frucht
• 1–2 kleinen Früchten wie Mandarinen, Pflaumen u. Ä.
• 100 g Obst oder Beeren
• 1–2 frischen Datteln, Feigen, Backpflaumen u. Ä.

Sie sollten pro Tag nicht mehr als 1 Esslöffel getrocknetes Obst essen, da der Zuckeranteil fast genauso hoch wie bei Süßigkeiten ist.

1–3 ESSLÖFFEL FETT

1 Esslöffel Öl oder Fett entspricht ca. 10 Gramm für eine Frau und 15 Gramm für einen Mann.

BUTTER, KOKOSÖL UND MISCHPRODUKTE

Butter
Kakaobutter
Kokosöl
Palmkernöl
Pflaumen

MISCHPRODUKTE

Aioli
Bakkedal
Kærgården
Mayonnaise

ÖL MIT GUTER FETTSÄUREZUSAMMENSETZUNG

Avocado	Mandelöl
Haselnussöl	Natives Olivenöl extra
Leinöl	Rapsöl

ÖL MIT HOHEM OMEGA-6-FETTSÄURE-GEHALT

Distelöl
Erdnussöl
Maisöl
Sesamöl
Sojaöl
Sonnenblumenöl
Traubenkernöl

FETT ZUM BRATEN

Butter
Entenfett
Gänsefett
Ghee (geklärte Butter)
Kokosöl
Olivenöl
Schweinefett

INFO:
Verwenden Sie die oben aufgeführten Öle für kalte Gerichte. Wir nehmen generell zu viel Omega-6-Fettsäure durch die Nahrung zu uns, u.a. weil viele verarbeitete Nahrungsmittel wie Kekse, Kuchen und Fast Food viel Omega-6 beinhalten. Wenn Sie weniger verarbeitete Lebensmittel essen, reduzieren Sie automatisch den Omega-6-Fettsäure-Gehalt in Ihrer Ernährung. Wenn Sie zu viele Omega-6-Fettsäuren zu sich nehmen, kann dies die natürlichen Prozesse Ihres Körpers beeinträchtigen. Nehmen Sie daher ein Öl mit einer guten Fettzusammensetzung.

INFO:
Bratfette zählen zu den 1–3 Esslöffeln Fett pro Esskiste. Schätzen Sie ab, wie viel Sie zum Braten benötigen und wie viel weiteres Fett Sie danach für Ihre Esskiste noch übrig haben.

FETT

SAUCE, DRESSING, DIP UND FETTE SALATE
Fette Saucen, z. B. Béarnaise, Hollandaise, Sahne- und Buttersaucen
Fettes Dressing
Hummus
Pesto
Remoulade
Tapenade

236

INFO:
Beachten Sie, dass gekaufte Saucen und Dressings häufig Zucker und zahlreiche Zusatzstoffe beinhalten.

SALATE MIT HOHEM FETTANTEIL

Es gibt zahlreiche »Salate«, die mit verschiedenem Gemüse, Fleisch, Fisch oder Geflügel gemischt sind, z. B.:

Hühnersalat
Italienischer Salat
Krabbensalat
Makrelensalat
Meerrettichsalat
Sommersalat
Thunfischsalat

INFO:
Diese Salate beinhalten alle zwischen 65–90 Prozent Fett und müssen daher aufgrund ihres Kaloriengehalts zu den Fetten gezählt werden. Es handelt sich um verarbeitete Produkte, die lange haltbar sind. Alternativ können Sie frische, unverarbeitete Lebensmittel mit einem Schuss echter Mayonnaise und Gewürzen zubereiten.

SAHNE, CRÈME FRAÎCHE UND KÄSE MIT HOHEM FETTANTEIL
MILCHPRODUKTE MIT HOHEM FETTANTEIL

Crème Fraîche 36 %	Sahne
Griechischer Joghurt 10 %	Sauerrahm 18 %

KÄSESORTEN MIT HOHEM FETTANTEIL (30–70 + % FETT I. TR.)

1 Esslöffel fetter Käse entspricht ca. 20–25 Gramm.

Alle Sorten fetter Schnittkäse	Philadelphia
Braunkäse	Rahmkäse
Brie	Roquefort
Camembert	Streichkäse
Cheddar	
Danish Blue	
Emmentaler	
Feta	
Gorgonzola	
Gouda (in Maßen)	
Halloumi	
Havarti	
Heukäse	
Käsehäppchen	
Mascarpone	
Mozzarella	
Parmesan	

INFO:
Richten Sie sich nach der Faustregel »wenig, aber gut!«. Verbessern Sie den Geschmack Ihres Gemüses oder einer leckeren Sauce mithilfe von Sahne. Verwenden Sie Sauerrahm für Suppen oder als Basis für ein schmackhaftes Dressing. Verbessern Sie Ihren Salat durch fetten Käse oder nehmen Sie diesen zum Überbacken von Fleischgerichten. 1 dünne Scheibe fetter Käse entspricht 1 Esslöffel voll.

NÜSSE, KÖRNER UND SAMEN

1 Esslöffel Nüsse entspricht 15 Gramm für eine Frau und 20 Gramm für einen Mann.

Blauer und weißer Mohnsamen
Cashewnüsse
Chiasamen
Erdnussbutter
Erdnüsse
Fenchelsamen
Haselnüsse
Kürbiskerne
Macadamia
Mandeln
Paranüsse
Pekannüsse
Pinienkerne
Pistazien
Schwarzkümmelsamen
Sesam
Sonnenblumenkerne
Tahin (Sesambutter)
Walnüsse

INFO:
Nüsse und Körner enthalten einen gewissen Anteil an Fett. Nüsse sind sehr gut geeignet für Menschen, die zunehmen möchten, da sie auch in kleinen Mengen schnell viel Energie liefern. Nüsse, Körner und Samen verbessern den Geschmack von beispielsweise Salat und verleihen ihm Biss.

OBST MIT HOHEM FETTANTEIL

1 Esslöffel Obst mit hohem Fettanteil entspricht 25–40 Gramm.

Avocados	Oliven
Kokosnüsse (frische)	

INFO:

Avocado ist eine Obstsorte, wird aber häufig als Gemüse serviert, weil sie nicht süß ist. Sie ist sehr nahrhaft, hat einen hohen Fettanteil und enthält viele Ballaststoffe. 3 Esslöffel Avocado mit Garnierung entsprechen ½ großen Avocado.

Oliven sind Früchte vom Olivenbaum und schmecken bitter. Sie können nicht direkt vom Baum gegessen werden, sondern müssen zuerst fermentiert werden. Kokosnüsse zu knacken macht Spaß und ist eine leckere Alternative für Kinder anstelle von Süßigkeiten oder als Zwischenmahlzeit. Sie enthalten auch sehr viele Ballaststoffe.

DUNKLE SCHOKOLADENPRODUKTE

1 Esslöffel dunkle Schokolade entspricht 10 Gramm – was einem Stückchen

1 Tafel Schokolade entspricht.

Dunkle Schokolade	Kakaopulver (zum Backen)
Kakao-Nibs (Stückchen von rohen Kakaobohnen)	

INFO:

Schokolade enthält eine Reihe an Stoffen, die sowohl dem Körper als auch der Seele guttun können. Nehmen Sie dunkle Schokolade mit mindestens 70 Prozent Kakaoanteil. Je höher der Kakaogehalt ist, umso weniger Zucker ist in der Schokolade enthalten. Es gibt auch 100-Prozent-Schokolade. Diese ist sehr bitter, schmeckt zu einer Tasse Kaffee jedoch gut.

Kakao-Nibs sind ebenfalls bitter, schmecken im Müsli jedoch gut oder im Obstsalat. Verwenden Sie dunkle Schokolade, um Ihre Lust auf Süßes zu stillen. Denken Sie jedoch daran, sie nur in geringen Mengen zu genießen.

MILCHDRESSING

2 Esslöffel pro Esskiste. Verwenden Sie ein Produkt mit einem Fettanteil von 9 Prozent oder weniger.

> Saure Milchprodukte, z. B. Skyr oder Creme Fine 5–9 %

MILCHPRODUKTE

300 Milliliter pro Tag

Buttermilch	Griechischer Joghurt mit bis zu 2 % Fettanteil
Dickmilch	Magermilch 0,5 %
Entrahmte Milch 0,05 %	Skyr natur
Fettarme Milch 1,5 %	Skyr-Produkte (Trink-Skyr, Skyr mit Frucht usw.) mit einem Zuckeranteil von unter 5 g pro 100 g
Fettarmer Joghurt 1,5 %	
Fruchtjoghurt mit einem Zuckergehalt von unter 5 g pro 100 g	Vollmilch 3,5 %

ALTERNATIVE »MILCHPRODUKTE«

Dinkeldrink	Mandeldrink und andere Nussgetränke
Haferdrink	Reisdrink
Kokosmilch	Sojadrink

> **INFO:**
> Vermeiden Sie Milchgetränke mit Zuckerzusatz. Wenn Sie gerne alternative Milchprodukte zum Kochen verwenden möchten oder Sojamilch für den Kaffee nehmen wollen, dann müssen Sie sich bezüglich der Menge vortasten. Alternative Milchgetränke, meist Drinks genannt, enthalten in der Regel mehr Kalorien als herkömmliche Kuhmilch. Kokosmilch enthält dreimal mehr Kalorien als herkömmliche Milch, sie ist jedoch unverarbeitet und daher gesund. Nehmen Sie beispielsweise nur 100–200 Milliliter pro Tag anstelle von herkömmlicher Milch.

GETRÄNKE

KALTE GETRÄNKE

Mineralwasser

Wasser

NULL-KALORIEN-GETRÄNKE

Coca-Cola light

Coca-Cola Zero

Pepsi Max

Säfte mit null Kalorien

Softgetränke mit null Kalorien

INFO:
Achten Sie darauf, dass Sie nicht betrogen werden! Viele Lightprodukte beinhalten Kalorien und Zucker. Lesen Sie die Inhaltsstoffe auf dem Etikett nach. Das Produkt darf nur wenige Kalorien pro 100 Milliliter enthalten.

WARME GETRÄNKE

Kaffee

Lösliches Kaffeepulver

Tee

INFO:
Wenn Sie zu viel Kaffee und Tee trinken, können Sie Schlafschwierigkeiten und Hormonprobleme bekommen. Kaufen Sie stattdessen verschiedene Kräutertees, die beruhigend wirken und deswegen gut vor dem Schlafengehen getrunken werden können.

GENUSSMITTEL

Wird in kleinen Mengen nach Bedarf verwendet.

VERSCHIEDENE ZUCKERARTEN

Alle Arten von Honig	Muscovado-Zucker
Alle Arten von Sirup (gilt auch für Agavensirup)	Perlzucker
Brauner Zucker	Puderzucker
Fruchtzucker/Fruktose	Rohrzucker
Gelierzucker	Süßungsmittel mit Kalorien
Kandiszucker	Traubenzucker
Kokosblütenzucker	Vanillezucker
Melasse	Zucker

SÜSSIGKEITEN UND KUCHEN

Baiser	Marzipan
Bonbons	Müsliriegel
Cookies	Nougat
Donuts	Nussaufstrich
Eis (inklusive Wassereis)	Nutella
Fruchtaufstriche und -riegel	Plätzchen
Gelee	Popcorn
Kaffeeteilchen	Pudding, Cremes und Mousse
Kaugummi	Reiskekse
Kekse – aller Art	Schokolade mit weniger als 70 % Kakaoanteil
Kuchen – aller Art	Schokoriegel (u. a. Snickers, Mars etc.)
Lollis und Lutscher	Tortencremes
Makronen (Makronenstreusel)	Waffeln
Marmelade (mit hohem und geringem Fruchtanteil)	Windbeutel

FRÜHSTÜCKSFLOCKEN

All-Bran	Müsli (gilt für Müsliprodukte mit über 13 g Zucker pro 100 g)
Branflakes	Smacks
Cheerios	Special K
Cocopops	Rice Krispies
Cruesli	Toppas
Frosties	
Haferflakes	

BROT

Blätterteig	Croissant

FAST FOOD UND TAKE-AWAY

Burger-Menüs mit Pommes frites, Dipp und Softgetränk	Pizza (besonders Tiefkühlprodukte)
Dürüm	Pommes frites
Frühlingsrollen	Reisgerichte mit z. B. fetter Fleischsauce
Hotdogs	Sandwich mit viel Brot

GETRÄNKE MIT ZUCKER UND/ODER ALKOHOL

Apfelmost und Cider

Bier

Breezer, Cult, Mokai, Shakes, Somersby, Smirnoff Ice, Tempt u. Ä.

Dessertweine, z. B. Portwein, Sherry, Asti Spumante, Madeira und Sauternes

Eistee

Energydrinks – sämtliche Sorten

Fruchtsäfte – sämtliche Sorten

Fruchtsaftgetränke

TIPP:
Wenn Sie ein Glas Wein zu ihrer Mahlzeit trinken, brauchen Sie keine Ihrer drei täglichen Esskisten zu reduzieren. Aber seien Sie vernünftig und sparen Sie sich Alkohol für spezielle Gelegenheiten auf.

Fruchtsmoothies

Getränke mit Sirup, Limonaden und Säfte

Holundersaft

Kakao (z. B. Cocio)

Kakaopulver (fertig gemischt zum Anrühren)

Kondensierte und süße Milch

Nesquik

Softgetränke (darunter Coca-Cola life)

Spirituosen (rein oder gemischt mit Null-Kalorien-Getränken)

Süße Schnäpse, z. B. Cuba Caramel, Ga-Jol und Små Grå

Wein und trockener Champagner

Wermut und Liköre

INFO:
Das dänische Gesundheitsministerium empfiehlt bezüglich Alkohol:
• Frauen insgesamt maximal 7 Gläser pro Woche
• Männer insgesamt maximal 14 Gläser pro Woche

Bedenken Sie, dass Sie effektiver abnehmen, wenn Sie keinen Alkohol trinken.

DIVERSES

Chips – aller Art

Fruchtjoghurt (betrifft Joghurt, Skyr-Produkte etc. mit 5 g Zuckerzusatz pro 100 g)

Getrocknete Früchte

Kaffeeweißer

Kandierte Nüsse (und süße Nussmischungen)

Käsepops

Ketchup

Knödel

Kuchenmischungen

Mehl (fein gemahlen ohne Schalenteile, z. B. Weizenmehl)

Nudeln (aus Weizen)

Reis – sämtliche Typen von weißem Reis inklusive Risottoreis

WÜRZSTOFFE

TIPP:
Darunter finden sich auch Gewürze, die Sie nach Belieben verwenden können, z. B. Back- und Verdickungsmittel.

GEWÜRZE UND KRÄUTER

Basilikum

Brunnenkresse

Cayennepfeffer

Chiliflocken

Currypulver

Dill

Estragon

Garam Masala

Gewürzmischungen (z. B. Barbecue)

Honig

Ingwer

Kapern

Kardamom

Knoblauch (auch Pulver und Salz)

Koriander

Kräuter der Provence

Kresse

Kreuzkümmel (Cumin)

Kurkuma

Lakritzpulver

Lorbeerblätter

Majoran

Meerrettich

Minze

Muskatnuss

Nelken

Oregano

Paprikapulver

Petersilie

Pfeffer – aller Art

Piri-Piri

Rosmarin

Safran

Salbei

Salz – aller Art

Schnittlauch

Senfpulver

Sternanis

Süßungsmittel ohne Kalorien

Thymian

Tandoori Spice

Vanillepulver (ohne Zucker)

Vanilleschoten

Wacholderbeeren

Wasabi

Zimt

Zitronenmelisse

Zucker

INFO:
Ein Gewürz ist eine pulverisierte oder getrocknete Pflanze oder ein Pflanzenbestandteil, der der Nahrung beigefügt wird, um einen bestimmten Geschmack hervorzuheben oder um ihm Geschmack zu verleihen. Viele Kräuter haben den positiven Nebeneffekt, Bakterien abzutöten, einige sind auch förderlich für die Verdauung. Menschen, die schlecht schlafen oder stark schwitzen, sollten ihr Essen nicht zu stark würzen, da dies Unruhe und Schweißausbrüche hervorrufen kann. Das Essen soll gut schmecken und nach Bedarf gesalzen werden.

BACK- UND VERDICKUNGSMITTEL

Backpulver	Maizena (in geringen Mengen)
Fiber Husk (gemahlene Flohsamenschalen)	Natron
Fibrex	Pofiber (getrocknete Kartoffelfasern, geschmacksneutral und in der Lage, viel Wasser zu binden)
Gelatine	
Hefe	Psyllium Husk (indische Flohsamenschalen)

TIPP:
Fibrex, Husk und Pofiber können nach Belieben als Mehlersatz verwendet werden.

DIVERSES

Balsamicoessig	Lebensmittelfarbe
Brühe – aller Art	Sambal Oelek
Chili-Sauce	Senf
Currypaste	Soja
Dressing-Mix	Tabasco
Englische Sauce	Teriyaki
Essenzen und Extrakte	Tomatenmark
Essig	Weißweinessig
Fischsauce	Worcestersauce
HP-Sauce	Zitronensaft
Ketchup (in geringen Mengen)	

MEHLERSATZ

Amaranthmehl (Handvoll 4)
Erbsenmehl (Handvoll 3)
Erdnussmehl (Handvoll 3)
Fettreduziertes Mandelmehl (hoher Protein-gehalt >40 %) (Handvoll 3)

INFO:
Essen Sie Brot und Kuchen mit Mehlersatz anstelle von herkömmlichem Brot, aber halten Sie sich dabei an das Tellermodell.

INFO:
Fibrex, Husk und Pofiber können Sie nach Belieben verwenden.

Kichererbsenmehl (Handvoll 3)

Kokosmehl (fein), auch Kokosfiber genannt (bis zu 61 % Ballaststoffe und sehr gut Wasser bindend) (Handvoll 3)

Kokosmehl (herkömmliches) – kann zu feinem Mehl gemahlen werden (Fett)

Mandelmehl (Fett)

Quinoamehl (Handvoll 4)

Sesammehl (salziger Geschmack, hoher Proteingehalt > 40 %) (Handvoll 3)

Tapiokastärke (Handvoll 4)

Weizenkleie (Handvoll 4)

INFO:
Es handelt sich um Produkte, die für zahlreiche zucker- und/oder glutenfreie Backwaren benötigt werden, einschließlich Low-Carb-High-Fat-(LCHF)Backwaren. Einige Produkte haben auch einen erhöhten Proteingehalt. Diesbezüglich können Sie nur ausprobieren und sich an Ihre Lieblingsprodukte herantasten. Weizenkleie ist die Schale der Weizenkörner. Sie ist ein guter Lieferant von Ballaststoffen und kein Backmittel und wird daher meist als Zusatz für Brot und Brötchen verwendet, wenn der Ballaststoffgehalt erhöht werden soll. Weizenkleie verleiht Brot Geschmack und macht es saftiger.

NAHRUNGSERSATZ- UND PROTEINPRODUKTE

Diätprodukte

Molkeproteinpulver

Nupo

Nutrilett

Proteinriegel

Proteinshakes

INFO:
Diese Produkte benötigen Sie im Grunde genommen nicht – nehmen Sie stattdessen richtige Nahrung zu sich! Proteinriegel enthalten viele Kalorien und werden, wenn überhaupt, dann nur von Spitzensportlern benötigt. Der Proteingehalt liefert Ihnen lediglich zusätzliche Kalorien und wird mit dem Urin ausgeschieden.

Wenn Sie ein Nahrungsersatzprodukt wie beispielsweise Nupo zu sich nehmen, dann essen Sie bei der nächsten Mahlzeit unbedingt wieder nach dem Tellermodell. Es ist wichtig, dass Sie vernünftig sind und zwei bis drei Mahlzeiten pro Tag zu sich nehmen. Eine Mahlzeit kann dann hin und wieder auch ein Nahrungsersatzprodukt sein.

MASS- UND GEWICHTSTABELLE

Durchschnittsmenge in Gramm

1 Handvoll 1 (+2): Gemüse

1 Handvoll 3: Fleisch, Geflügel, Fisch, Hüttenkäse und Eier

1 Handvoll 3: magerer Schnittkäse (30 % Fett i. Tr./16–17 % Fett absolut)

1 Handvoll 3: Hülsenfrüchte und Schalentiere

1 Handvoll 3: fettarmer Brotbelag

1 Handvoll 3: fetter Brotbelag, z. B. Bacon, Leberpastete und Dauerwurst
TIPP! Nehmen Sie ½ Handvoll und ergänzen Sie diese mit anderen Proteinen.

1 Handvoll 4: Roggenbrot, Tortillas, Brötchen u. Ä.

1 Handvoll 4: Knäckebrot

1 Handvoll 4: Kartoffeln

1 Handvoll 4: Haferflocken, Müsli und andere Frühstücksflocken

1 Handvoll 4: andere stärkehaltige Produkte (in verarbeiteter Form)

1 Handvoll 4: Obst

1 Handvoll 4: getrocknete Früchte wie Rosinen, Backpflaumen und Feigen

Durchschnittsmenge in Gramm pro Esslöffel

Fett: konzentriert, z. B. Butter, Öl, dunkle Schokolade und Mayonnaise

Fett: weniger konzentriert, z. B. Nüsse, Remoulade, Pesto

Fett: weniger konzentriert, z. B. fetter Käse, fette Saucen, fette Salate und Sahne

Fett: weniger konzentriert, z. B. Avocado, Oliven, Creme Fine und griechischer Joghurt (10 % Fett)

Milchprodukte: bis zu 3,5 % Fett und bis zu 5 g Zuckerzusätze bis 100 g

Milchprodukte: alternativ, z. B. Kokosmilch light, Reis- und Nussmilch

Milchdressing: bis zu 9 % Fett (höchstens 2 Esslöffel pro Esskiste) – kann mit Ketchup, Senf und anderen Würzstoffen gemischt werden

	Pro Frauenhand*	Pro Männerhand**
	~ 100 g	~ 120 g
	~ 140 g	~ 180 g
	~ 80 g	~ 100 g
	~ 160 g	~ 200 g
	~ 80 g	~ 100 g
	~ 40 g	~ 50 g
	~ 50 g	~ 75 g
	2–3 Stück	3–4 Stück
	~ 100 g	~ 150 g
	~ 1 dl = ~ 35 g	~ 1,5 dl = ~ 50 g
	~ 75 g	~ 100 g
	~ 100 g	~ 150 g
	~ 20 g	~ 25 g

	Für eine Frau	Für einen Mann
	~ 10 g	~ 15 g
	~ 15 g	~ 20 g
	~ 20 g	~ 25 g
	~ 30 g	~ 40 g
	300 ml pro Tag	400 ml pro Tag
	300 ml pro Tag	400 ml pro Tag
	1 EL = ~ 15 g	1 EL = ~ 15 g

Die Mengen sind lediglich eine Richtschnur.

Umrechnungsfaktor für Gemüse, Proteine, Stärke/Obst und Fett für Frauen und Männer, die kleiner oder größer als der Durchschnitt sind:

Kleine Hand x 0,8

Große Hand x 1,3

*   basierend auf Frauen, die 164–167 cm groß sind

** basierend auf Männern, die 176–181 cm groß sind

ÜBER DIE AUTORIN

Suzy Wengel (geb. 1978) entwickelte das »Handvoll-Prinzip« (dän. »Sense – Slank med fornuft«), da sie ihrem Übergewicht zu Leibe rücken wollte. Nachdem sie 9 Monate lang ihren eigenen Ernährungsprinzipien folgte, hatte sie 40 Kilogramm abgenommen, und der Grundstein für das »Handvoll-Prinzip« war gelegt. Suzy Wengel ist ursprünglich gelernte Forschungslaborantin für organische Chemie, doch ihr Lebenslauf umfasst weit mehr. Seit 2006 ist sie die Leiterin der Biotechfirma RiboTask ApS, die sie zusammen mit ihrem Mann Prof. Dr. Jesper Wengel gegründet hat. Außerdem ist sie ausgebildete Ernährungsberaterin und Coach. Sie hat mehrere Bücher über das von ihr entwickelte Ernährungsprinzip geschrieben und reist durch ganz Dänemark, um Vorträge zu halten. Weitere Informationen finden Sie unter www.sensekost.dk

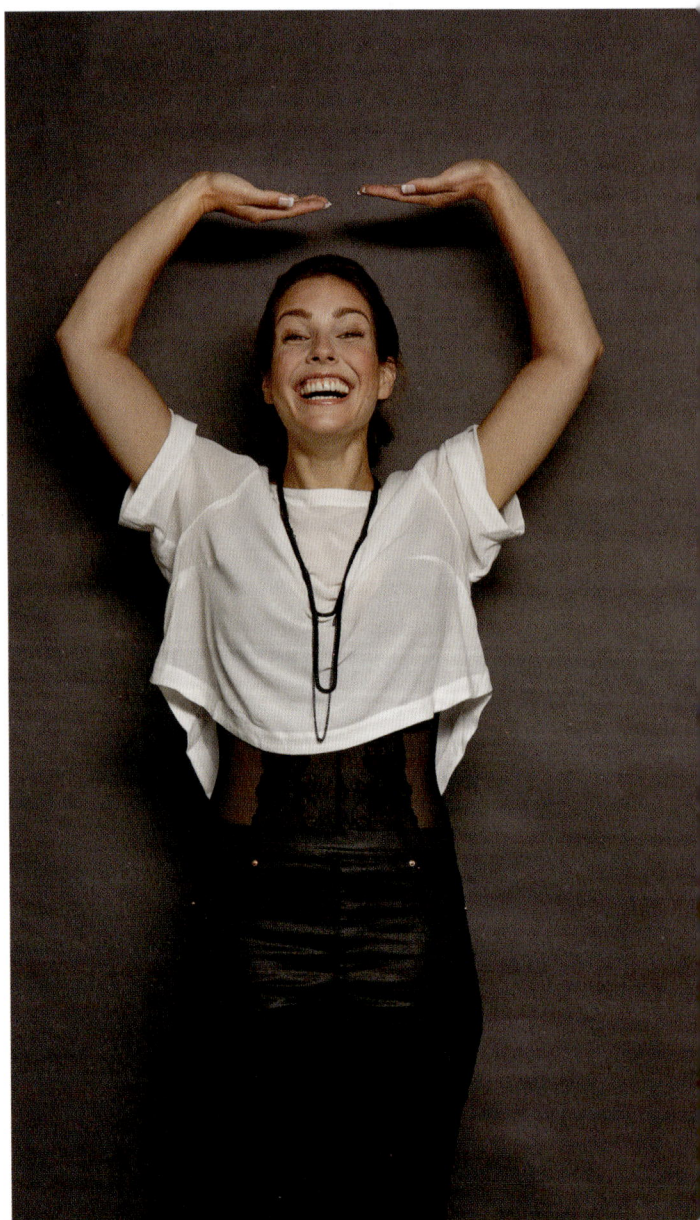

REZEPTREGISTER

ABENDESSEN

KUCHEN UND DESSERT

IMPRESSUM

1. Auflage
© der deutschsprachigen Ausgabe 2018
by Südwest Verlag, einem Unternehmen
der Verlagsgruppe Random House GmbH,
Neumarkter Straße 28, 81673 München

Copyright © 2016 by Suzy Wengel

Die Originalausgabe erschien 2017 unter
dem Titel »Sense. Slank med fornuft«
bei Forlaget Wengel, Langeskov.

Bildnachweis:
S. 9, 17, 40, 250, Coverfoto oben links:
Steffen Stamp
S. 4, 18, 37, 42: Les Kaner
S. 10, 14, 44, 45, 47: privat
Alle anderen Fotos: Skovdal Nordic

Redaktionsleitung: Dr. Harald Kämmerer
Projektleitung: Ann-Kathrin Kunz
Übersetzung: Dr. Annette Elisabeth Doll
Redaktion: Werner Wahls
Satz: Nadine Thiel, kreativsatz, Baldham
**Umschlag- und Layoutgestaltung
für die deutschsprachige Ausgabe:**
OH, JA!, München
Reproduktion: Regg Media GmbH, München
Druck und Verarbeitung:
DZS Grafik, Ljubljana

Printed in Slovenia

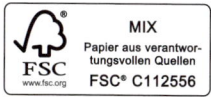

MIX
Papier aus verantwor-
tungsvollen Quellen
FSC® C112556

Verlagsgruppe Random House FSC® N001967

ISBN 978-3-517-09635-3
www.suedwest-verlag.de